智慧健康老年照护技术
——新形态一体化训导教程

赵 静 李秀梅 主 编
郭 鑫 林思思 刘思源 副主编

U0360708

清华大学出版社
北京

内 容 简 介

本书是以真实情景为导向的智慧化新形态教材,以"孝老爱亲,家国情怀"素养目标为主导,以"立德树人,铸成精益"高素质技能型养老人才的培养为宗旨,构建了"工学结合,岗、课、赛、证融通"的教材体系。针对高校学生以技能为中心的特点,以工作应用型知识为亮点,实现碎片化学习。全书内容从基本照护认知、照护需求评估、饮食照护、排泄照护、清洁照护、睡眠照护、用药照护、皮肤照护、康复照护、应急照护、感染防控、安宁疗护、技能竞赛 13 个项目出发,围绕情境案例,利用旁白嫁接移动教学平台,实现互动式教学,融入职业素养教育相关内容。

本书对照最新的养老护理员的职业标准要求,对接"1+X"老年照护考证内容,以高校学生为中心,突出对学生职业操作能力的培养,将岗课赛证、赛证融合全面对接养老照护技术新业态、新模式和新技术,突出新形态教材建设核心元素,体现教材建设的科学性、系统性和可操作性。

本书可以作为高校智慧养老等相关专业的教材,也可以作为其他层次读者的学习用书或参考资料。

图书在版编目(CIP)数据

智慧健康老年照护技术: 新形态一体化训导教程 /
赵静,李秀梅主编 . -- 北京: 清华大学出版社, 2025. 2.
ISBN 978-7-302-68164-9

Ⅰ. R473.59

中国国家版本馆 CIP 数据核字第 2025EY5045 号

责任编辑: 张龙卿
封面设计: 刘代书　陈昊靓
责任校对: 袁　芳
责任印制: 丛怀宇

出版发行: 清华大学出版社
　　　　网　　　址: https://www.tup.com.cn, https://www.wqxuetang.com
　　　　地　　　址: 北京清华大学学研大厦 A 座　　邮　　编: 100084
　　　　社 总 机: 010-83470000　　　　　　　　邮　　购: 010-62786544
　　　　投稿与读者服务: 010-62776969, c-service@tup.tsinghua.edu.cn
　　　　质量反馈: 010-62772015, zhiliang@tup.tsinghua.edu.cn
　　　　课件下载: https://www.tup.com.cn, 010-83470410
印 装 者: 三河市君旺印务有限公司
经　　销: 全国新华书店
开　　本: 185mm×260mm　　　印　　张: 14.75　　　字　　数: 320 千字
版　　次: 2025 年 2 月第 1 版　　　　　　　印　　次: 2025 年 2 月第 1 次印刷
定　　价: 59.80 元

产品编号: 108146-01

前 言

随着我国人口老龄化趋势的日益加剧,老年人口数量迅速增长,养老服务需求呈现出多样化、多层次的特点。为了适应新时代养老服务发展的需求,满足养老人才培养专业化和规范化要求,加强高校康养领域人才队伍建设,推动高校专业建设与人才培养质量全面提升,不断推进高等教育高质量可持续发展。

本书为浙江省高职院校"十四五"重点立项建设教材,温州市职业教育区域特色教材。本书严格依据《养老护理员国家职业技能标准(2019年版)》,对接养老照护实际,满足个性化、多样化养老照护需求,本着实用、有用、够用的原则进行编写,是一本兼具实用性和规范性的教材。在本书编写过程中,力求突出以下特点。

一、实践性与适用性

本书编写围绕养老照护岗位胜任力,紧密贴合养老照护工作实际,以老年人生活照护、基础照护、康复指导中所需的常用操作为主线,以基本照护认知、照护需求评估、饮食照护、排泄照护、清洁照护、睡眠照护、用药照护、皮肤照护、康复照护、应急照护、感染防控、安宁疗护、技能竞赛为核心内容。还原真实工作场景,把握工作过程中的关键步骤与关键技能,突出教材编写的针对性、实践性和适用性。

二、专业性与可操作性

本书的编写采用的全部案例均来自养老机构的真实采集,对标《养老护理员国家职业技能标准(2019年版)》中的养老照护典型工作任务,通过理论和实践操作相结合的教学方法,以及视频、图文"观摩、讲解、练习、思考、体验"等学习手段,帮助学习者更好地掌握养老照护理论知识与实践操作技能,实现知识转化迁移的培养目标,体现养老照护人才培养的专业性和可操作性。

三、创新性和前瞻性

本书在编写过程中融入智能智慧元素,运用技术产品集成,呈现虚拟仿真技术,促进了跨专业、跨领域照护模式的有效利用,提升了健康养老照护的质量和效率。本书在编写过程中关注国内外最前沿、最有价值的文献资料,以新时代养老事业发展为引领,密切结合行业发展实际,融合行业新标准、新规范,补充更新学科理论与实践发展的新成果,体现了与时俱进的创新性与前瞻性。

　　本书由赵静、李秀梅担任主编,郭鑫、林思思、刘思源担任副主编,参编人员有卢若若、冯戴豪、冯曼、吴如如、刘隽、崔志文、董文瑾。在本书编写过程中,各位编者辛勤劳动、通力合作,在此对各位编者表示诚挚的谢意! 由于本书的相关内容还需要进一步完善优化,可能还存在一些不足,希望各位专家和朋友在使用过程中及时提出宝贵意见和建议,以便我们在教材修订时更新完善,更好地促进人才培养与社会服务高质量、可持续的发展。

编　者

2025 年 1 月

目　录

项目 1　基本照护认知

素养目标

"老吾老以及人之老"，尊老、敬老、爱老是中华民族的优秀传统美德，更是新时代构建和谐社会的要求，也是每一位公民义不容辞的责任。

任务 1.1　老年照护基本认知

1.1.1　任务导入

自1999年我国步入老龄化社会以来，人口老龄化问题日益加剧。当前，60岁及以上人口已达2.67亿人，占总人口的18.9%。据预测，2050年左右，我国老年人口将攀升至4.87亿人，占总人口的1/3，其中近4000万人为失能老年人。依据国际通行标准，每3名失能老年人需对应1名护理人员，据此计算，我国至少需配备1300多万名护理人员。然而，目前我国老年护理人才的培养规模远未能满足社会对老年人照护的现实需求。

1.1.2　任务目标

- 知识目标：掌握老年照护的定义及主要任务；熟悉我国人口老龄化现状及特点；了解人口老龄化带来的问题。
- 技能目标：能熟练运用老年照护技术。

1.1.3　相关知识

1.1.3.1　人口老龄化

人体老化是指人类全身细胞、组织、器官的形态结构及生理功能的逐步退化，这一过程随着年龄的增长而加剧，且无法逆转，体现了生命进程中必经的生物规律。从胚胎发育、出生、成长、成熟，到衰老，直至终局，这是一个涵盖全过程的生命周期，其中衰老环节占据重要地位。世界卫生组织（WHO）最新制定的长者年龄划分标准为：60～74岁为年轻老年人，75～89岁为老年人，90岁以上为长寿老年人。而在我国，当前的长者年龄划分标准为：

45～59 岁为中老年人，60～89 岁为老年人，90 岁以上为长寿老年人。

人口老龄化是指社会人口年龄结构中某一年龄段老年人所占比例较高的一种发展趋势，简称人口老化。在发达国家，当 65 岁以上人口占总人口比例超过 7%，或在发展中国家，60 岁以上人口占总人口比例超过 10%，即可视为老龄化社会。

人口老龄化所引发的问题日益凸显，其中包括社会负担的加重、社会文化福利事业发展与人口老龄化需求的失衡、家庭养老功能的式微，以及老年人对医疗、保健、护理及生活照护的庞大需求。我国传统的赡养模式以子女赡养为主，因此，当前我国大部分老年人依赖于家庭成员照顾，这使得家庭负担较重。无论是对于老年人本身还是照顾者，都需要医疗、社区等服务机构提供有力支持。因此，为老年人提供更加全面、系统、规范的照护服务，是我国民生保障的核心任务。

1.1.3.2　老年照护的概念及任务

老年照护课程旨在研究应对老年人现有及潜在健康生活问题，同时适应我国老龄化社会及健康观念转变的需求。课程核心任务包括从生理、心理、社会、文化等多方面评估老年人健康状况，针对其健康问题实施照护，满足老年人口健康需求，并提供优质老年健康照护服务，以提升老年人的生活质量。

1.1.3.3　研究内容

研究内容如下：照护基本认知，照护需求评估，饮食照护，排泄照护，清洁照护，给药照护，失能照护，危急应对，认知功能促进，老年常见慢性病照护，临终关怀。

1.1.3.4　职业素质要求

1. 基本素质

热衷于老年健康照护事业；具备优秀的职业道德和素养；诚实正直，品德高尚；保持健康的心理、热情开朗的性格、稳定的情绪、宽容豁达的胸怀以及健康的体魄；言行举止文明礼貌，态度和蔼可亲，稳重端庄，服装整洁，仪态优雅；在工作中充满爱心、细心、耐心、热情，诚实守信并具备高度责任心。

2. 业务素质

养老护理员需通过包括学校教育、在职教育、继续教育和岗前培训等多种途径，系统学习并掌握相关专业知识与技能，以便全面了解老年健康照护的基本理念，并具备高效熟练的健康照护操作技巧。

3. 能力素质

养老护理员需具备精确敏锐的观察力、明智的判断力以及深厚的人文关怀和沟通能力。这样,他们才能及时察觉老年人的健康问题及病情变化,对老年人的健康问题做出正确判断,从而尽早实施干预和处理。

1.1.4 任务分析

影响人口老龄化的要素:出生率和死亡率的降低,平均预期寿命的提高,青年人口迁移幅度加大。

我国人口老龄化的现状与特征:我国是全球老年人口总数最多的国家,我国是人口老龄化速度最快的国家之一,我国老年人口性别比例失衡、年龄结构年轻,我国老年人口受教育程度较低,老年人口中农业人口占比较大。

练习巩固

1. 我国人口老龄化的现状与特征不包括（　　）。
    A. 我国是全球老年人口总数最多的国家
    B. 我国是人口老龄化速度最快的国家之一
    C. 我国老年人口性别比例合理、年龄结构年轻
    D. 老年人口中农业人口占比较大

2. 下列影响人口老龄化的要素描述不准确的是（　　）。
    A. 出生率的降低　　　　　　　　B. 死亡率的降低
    C. 平均预期寿命的提高　　　　　D. 老年人口迁移幅度加大

3. 在我国,长寿老年人年龄划分标准是（　　）岁以上。
    A. 65　　　　　B. 75　　　　　C. 80　　　　　D. 90

4. 依据国际通行标准,每3名失能老年人需对应（　　）名护理人员。
    A. 1　　　　　B. 2　　　　　C. 3　　　　　D. 视情况而定

任务1.2　老年照护服务认知

1.2.1 任务导入

张伯伯,61岁,一年前从领导岗位退休后,不愿意参与社会活动,有高血压病史9年,3个月前他突发脑出血,导致左侧肢体瘫痪,肌力3级,部分日常活动无法自主完成。请为张伯伯选择合适的照护服务模式。

1.2.2 任务目标

• 知识目标:掌握老年人对照护服务的需求,熟悉老年照护服务的模式,了解我国养老

服务体系政策。

- 技能目标：能开展老年人需求调查并分析,根据需求调查结果选择服务模式。

1.2.3 相关知识

随着我国人口老龄化态势日趋严峻,老年人口持续攀升,失能、半失能以及慢性病老年人数量也随之增多。在这个过程中,老年人在生理和心理方面均会发生明显变化。因此,养老照护需求日益增长。联合国世界卫生组织大力倡导健康老龄化,旨在帮助老年人维持身心健康和社会生活的和谐状态,将疾病或生活不能自理的情况推迟至生命晚期。老年照护的最高目标是为老年人提供保持人生连续性和个体特征的健康照护,最大限度地发挥其在生理、心理和社会方面的潜能,尽力维护其自理状态,维护人性的尊严,直至人生旅程的终点。

2017年,我国国务院发布了《"十三五"国家老龄事业发展和养老体系建设规划》,明确了我国养老服务体系的发展目标,即"居家为基础,社区为依托,机构为补充,医养相结合的养老服务体系更加完善。养老服务供应能力显著提升,质量显著提高,结构更加优化,多层次、多样化的养老服务更加易于获取"。在这一养老服务体系中,养老护理员可以通过居家养老、社区养老、机构养老等多种照护服务模式,为老年人提供优质照护服务。

在养老服务领域,有针对性的照护服务能够提升老年人的日常活动能力,保持并增强他们的健康水平,预防并减轻急性和慢性疾病导致的残疾,从而维护老年人的生存尊严和生活品质。为实现这一目标,我们需要从以下三个层面来满足老年人的照护需求。

1.2.3.1 生活照护

日常生活能力是人类独立生活的基础,涵盖穿衣、进食、居住、出行及个人卫生等诸多方面。这些能力不仅可评估老年人的健康状况,还可预测其社会需求和生活质量。针对老年人的日常生活照护旨在满足其基本照护需求。随着人口老龄化的加剧,传统家庭照护已无法满足老年人的日常生活需求,而需依赖具备专业技能的照护者提供帮助。

1.2.3.2 健康照护

衰老过程是生命周期中的一个必然阶段,其主要特征表现为生理机能的减退。这种减退的外在表现是老年人的体态风貌有所变化,内在体现是细胞、组织、器官以及身体各功能系统产生了变化。值得注意的是,老年人患上慢性疾病的概率较高,失能或半失能的老年人占总数的19%,这使得他们对健康照护的需求显著增加,主要包括疾病治疗与康复护理。

1.2.3.3 心理照护

随着个体步入老年阶段,诸多因素如身份角色转变、经济状况调整、身体机能减退、慢性病困扰以及家庭生活变化等,可能导致老年人心理适应出现困难,甚至引发性格变异或心理疾病,如固执、孤独、离退休综合征、老年抑郁等。老年人对孤独充满恐惧,对亲情和关爱充满渴望,他们需要获得安全感和归属感。因此,应高度重视老年人的心理照护需求,及时评估其心理状况,提供专业心理健康保健和干预措施,以促进老年人的心理健康。

1.2.4　任务分析

针对张伯伯的情况,合适的照护服务模式应综合考虑其身体状况、心理需求和生活习惯。由于张伯伯左侧肢体瘫痪,需要他人协助才能进行日常活动,可以选择提供基本生活照护的服务模式,确保他的生活起居得到妥善照顾。同时,鉴于他退休后不愿参与社会活动,可提供心理支持和情感陪伴,鼓励他逐渐走出心理阴影。此外,张伯伯有高血压病史,应重点关注其健康监测和疾病管理,确保血压得到有效控制。

1.2.5　任务实施

照护需求评估一般流程及操作要求如表 1-1 所示。

表 1-1　照护需求评估一般流程及操作要求

流程	操作要点	备注
准备	(1) 了解老年人健康状况。 (2) 制定调研表,包括老年人基本信息、家庭状况、健康状况、服务需求等。 (3) 与老年人及其家属沟通,约定调查时间和地点	
调查	(1) 养老护理员着装整齐,按时在约定地点开始调查。 (2) 让老年人完成调查问卷。如果老年人因各种原因无法独立完成,可由其家属或养老护理员协助完成。 (3) 针对主要问题,对老年人及其家属进行访谈式调查	
评估	(1) 评估老年人的生活能力。 (2) 评估老年人的健康状况。 (3) 评估老年人的服务需求	
选择	(1) 向老年人和家属分析评估结果。 (2) 向老年人和家属介绍照护模式。 (3) 根据老年人状况,协助其选择适合的照护模式	

练习巩固

1. 老年人生存的基本照护需求为 (　　)。
　　A. 生活照护　　　　B. 健康照护　　　　C. 心理照护　　　　D. 康复照护

2. 目前我国最主要的养老照护服务模式是 (　　)。
　　A. 居家养老照护　　　　　　　　B. 社区养老照护
　　C. 机构养老照护　　　　　　　　D. 医养结合养老照护

3. 最专业、功能最全的养老照护服务模式是（　　　）。

   A. 居家养老照护　　　　　　　B. 社区养老照护

   C. 机构养老照护　　　　　　　D. 日间养老照护

提示：4～6题共用题干如下。周伯伯，60岁，退休干部，患高脂血症3年。周伯伯在工作期间属于娱乐、体育活动积极分子，现在则天天在家不愿外出参与活动，容易生气，经常对家人发脾气。

---

4. 你认为周伯伯目前最需要关注的照护需求是（　　　）。

   A. 生活照护　　　B. 健康照护　　　C. 心理照护　　　D. 康复照护

5. 你认为周伯伯最主要的心理问题是（　　　）。

   A. 老年抑郁　　　　　　　　　B. 离退休综合征

   C. 疾病导致的心理问题　　　　D. 老年孤独

6. 针对以上情况，建议周伯伯选择（　　　）。

   A. 居家养老照护　　　　　　　B. 社区养老照护

   C. 机构养老照护　　　　　　　D. 医养结合养老照护

任务1.3　老年人适宜居室环境设置

1.3.1　任务导入

试想一下你的父母年纪越来越大，你想给他们布置一下居室。请思考一下应注意哪些方面，以便为父母营造一个良好、舒适的日常生活环境。

1.3.2　任务目标

- 知识目标：掌握适宜老年人居住的环境的相关要点，熟悉老年人居室设计理念，了解居住环境的安全性、舒适性对老年人的重要性。
- 技能目标：能对老年人居住环境进行评估及调整布置。

1.3.3　相关知识

居住环境中客厅及卧室的舒适、安全、便利对维护老年人健康及提高其生活质量具有至关重要的影响。在高龄老年人发生的意外中，高达90%与居住环境密切相关，如跌落床铺等。因此，有必要及时发现并解决居住环境中存在的问题和障碍，对其进行改造，以营造适宜老年人居住的环境。在老年人居室设计中，应秉持无障碍理念，以确保其生活自理和自由活动的便利性。

1.3.3.1 空间

老年人的居住环境应足够宽敞,以确保其行动无须绕行,同时满足轮椅的自由活动需求。有效的轮椅通行门宽度应为 80 ~ 86cm 或更宽。所有通道都应保持畅通无阻,无任何障碍物。尽量为老年人营造一个宁静的生活环境,噪声水平不应超过 50dB。

1.3.3.2 光线

随着年龄的增长,老年人的视力会逐渐减退。因此,在选择居住环境时,应注重舒适的光线条件,优先考虑朝阳、天然采光等布局。在老年人日常活动的场所,如室内走廊、卫生间、楼梯、阳台等区域,应配备适当的照明设备,并适度提高照明亮度。

在夜间睡眠时,可根据老年人的生活习惯选择使用地灯或关闭灯光。床头应配置床头灯或台灯,以方便老年人夜间使用。此外,应选用带有灯光指标的照明开关,并将其安装在老年人易于触及的位置。

1.3.3.3 温度、湿度

老年人的生活空间温度应保持稳定,较为适宜的温度范围为 22 ~ 24℃,相对湿度以 50% ~ 60% 为佳。

1.3.3.4 装饰与色调

老年人的生活空间装饰及陈设,应以满足其个人喜好为基准,确保便利性为核心。在墙壁上可悬挂字画,窗台与桌面可摆放小型花卉及盆景,以达到舒缓心情及促进身心健康的目的。室内色彩以温暖色调为主导。

1.3.3.5 地面

住宅地面设计应遵循防滑、易洁和无障碍的原则,保持平整且无反光。地毯虽能提供表面温暖舒适感,但容易产生静电、吸附异味和滋生蚊虫,清洁难度较大,且不利于轮椅行动。此外,区域性地毯还存在增加跌倒风险的可能,因此建议尽量不要使用。

1.3.3.6 楼梯

针对老年人群体,楼梯设施的设置应充分考虑其安全性与便利性。首先,楼梯扶手的安装至关重要,以确保老年人在使用过程中有足够的支撑。此外,扇形台阶的设计并不适宜,以防老年人行走时产生不稳定感。台阶边缘应配备防滑带,防止滑倒。同时,踢脚板应避免漏空或踏面过于突出,以免造成安全隐患。

在视觉效果方面,台阶平面与立面的颜色应有所区别,便于老年人辨识。此外,可在台阶边缘安装小灯或荧光条,以提高可见度,起到提示作用。综上所述,这些细致的设计均有助于提高老年人使用楼梯的安全性与舒适度。楼梯如图1-1所示。

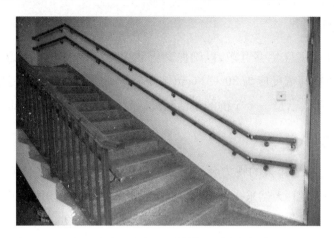

图1-1　楼梯

1.3.3.7　卧室

针对老年人群体,独立卧室的设置能够保障他们的隐私,同时,应尽量安排与家庭成员卧室相邻,以便于彼此照应。卧室朝向以南较好,这样的布局有利于保暖与采光。窗户应具备较大面积,以便于每日2～3次、每次30min的通风,从而确保室内空气始终保持清新。适宜的通风时段为8:00—10:00及14:00—16:00。此外,每周应定期更换老年人的床单和被单,以确保床铺的整洁、干燥、柔软和舒适。卧室如图1-2所示。

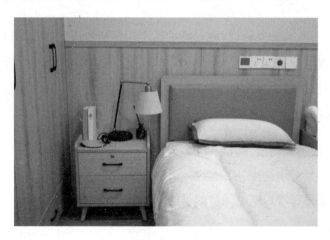

图1-2　卧室

1.3.3.8　卫生间和浴室

卫生间应与卧室相邻,以便于老年人使用。夜间照明设备或地灯的安装有助于提高老年人在卫生间的安全性。浴室地板必须具备防滑性能,并在浴缸周边及淋浴区域铺设防滑垫,墙体边缘应设置扶手。浴室门优先选择外开式或推拉式,以确保在突发情况下其他人员能够迅速进入。卫生间内宜采用坐式马桶,避免使用蹲式,并在坐便器附近安装扶手及紧急呼叫器。为使老年人在倒地后仍能使用紧急呼叫器,可增设拉绳,绳尾下垂至距离地面10cm处。卫生间如图 1-3 所示,浴室如图 1-4 所示。

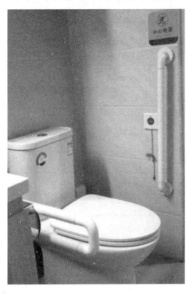

图1-3 卫生间

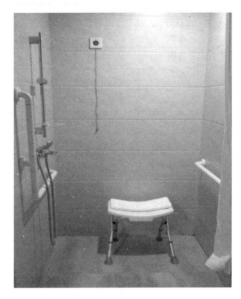

图1-4 浴室

1.3.3.9 厨房

在厨房空间设计中,需充分考虑到坐轮椅的老年人的需求,确保操作台之间的距离满足轮椅回转的空间要求。U形和L形操作台由于其便于轮椅旋转的特性,更适合老年人使用。除了自然通风外,厨房还应加强机械排风,以确保油烟气味能及时排出。炉灶的位置应避免过于靠近厨房的门窗,以防火焰被风吹灭或行动过程中意外碰翻炊具。具备自动断火功能的炉灶更为理想,而燃气热水器必须靠近外墙和外窗,以满足直接对外排气的需求。总之,对老年人居家环境的安全评估至关重要。

1.3.4 任务分析

为年迈的父母布置居室,首先要考虑的是安全性和舒适性。在安全性方面,应确保室内地面平整,避免有障碍物绊倒他们;家具边角要圆滑,避免磕碰。在舒适性方面,可以选择柔软舒适的床垫和靠背椅,让他们坐卧更加舒适;同时,设置适宜的照明,确保光线充足且柔和,避免刺激眼睛。此外,根据父母的喜好和需求,合理布置室内空间,让他们感到温馨和舒适。

1.3.5 任务实施

老年人居家环境安全评估要素如表 1-2 所示。

表 1-2　老年人居家环境安全评估要素

项　目		评 估 要 素	备　注
一般居室	光线	是否充足	
	温度	是否适宜	
	地面	是否平整、干燥、无障碍物	
	地毯	是否平整、不滑动	
	家具	放置是否稳固且固定有序,有无阻碍通道,高度是否适中	
	床	高度是否在老年人膝盖以下,与其小腿长度基本相等	
	电线	是否远离火源、热源,设置是否妥善	
	取暖设备	设置是否妥善	
	空调	是否定时通风	
	电话	紧急电话号码是否放在老年人易见易取之处	
厨房	地板	有无防滑措施	
	燃气	"开""关"按钮的标志是否醒目	
卫生间和浴室	浴室门	门锁是否内外均可打开	
	地板	有无防滑措施	
	便器	高低是否合适,是否设置扶手	
	浴盆	高度是否合适,盆底是否有防滑胶垫	
楼梯	光线	是否充足	
	台阶	表面是否平整无破损,高度是否合适,台阶之间色彩差异是否明显	
	扶手	是否设置扶手	

练习巩固

1. 老年人的居住环境应满足轮椅的自由活动需求,有效的轮椅通行门宽度应不少于( ) cm。

　　A. 65 ~ 70　　　　B. 70 ~ 75　　　　C. 75 ~ 80　　　　D. 80 ~ 86

2. 为老年人营造一个宁静的生活环境,噪声水平不应超过( ) dB。

　　A. 30　　　　　　B. 40　　　　　　C. 50　　　　　　D. 60

3. 老年人的生活空间温度应保持稳定,其中相对湿度以( )为佳。

　　A. 20% ~ 30%　　　　　　　　B. 30% ~ 40%

　　C. 40% ~ 50%　　　　　　　　D. 50% ~ 60%

4. 为年迈的父母布置居室,首先要考虑的是( )。

　　A. 安全性和舒适性　　　　　　B. 空间利用率

　　C. 个人喜好　　　　　　　　　D. 科学性

项目2　照护需求评估

素养目标

"孝子之事亲也,居则致其敬,养则致其乐,病则致其忧"出自《孝经·纪孝行》。每人都有父母,养老护理员应富有同理心,换位思考老年人的需求,悉心照护他们。此项目旨在锻炼学生较强的人际沟通能力和严谨求实的工作态度,照护老年人时操作要规范。培养学生尊重、关心、爱护老年人的良好修养。

任务 2.1　生命体征评估

2.1.1　任务导入

张爷爷,81 岁,居住在养老院,患高血压 10 余年,按时服用降压药。近日因天气炎热,夜间持续使用空调,张爷爷早上起床后感觉头晕、咳嗽、无力、发热、浑身酸痛、四肢乏力,遵医嘱已服用感冒药,并请养老护理员定时监测老人的生命体征。

2.1.2　任务目标

- 知识目标:了解老年人体温、脉搏、呼吸、血压的正常值及生理性变化,掌握老年人异常体温、脉搏、呼吸、血压的评估。
- 技能目标:能正确测量老年人的体温、脉搏、呼吸、血压。

2.1.3　相关知识

2.1.3.1　体温

体温包括体核温度和体表温度。通常说的体温为体核温度,即体内胸腔、腹腔和中枢神经的温度,相对稳定且比体表温度高。体表温度也称皮肤温度,即为皮肤表面的温度,一般不太稳定,可受环境温度和衣着情况的影响。

1. 正常体温及生理变化

体温的产生和维持是由于食物营养成分糖类、脂肪、蛋白质在体内氧化时释放能量,一半以上能量迅速转化为热能用于维持体温,其余的能量转化为化学能维持人体各种生命活动,最终也转化为热量散发到体外。

(1)产热与散热。产热过程主要包括基础代谢、食物的热效应、肌肉活动产生的热量。基础代谢是机体维持最基本的生命活动状态所必需的最低能量消耗。人体通过化学方式产热,肝脏和骨骼肌是人体主要的产热器官。人在活动时,肌肉是主要的产热器官。

散热的主要器官为皮肤,同时,呼吸与排泄亦能散发出部分热量。人体通过辐射、传导、对流及蒸发四种途径,将各组织器官产生的热量释放至外界。在外界环境温度低于人体皮肤温度时,热量主要通过辐射、传导、对流等途径进行散发。由于水的导热性能优越,我们通常利用水的传导散热原理,为高热老年人实施物理降温,如使用冰袋、冰帽、冷湿敷等方法。当外界温度与人体皮肤温度相等或更高时,蒸发成为人体唯一的散热方式。

(2)体温的调节。人的体温主要通过生理性体温调节和行为性体温调节两种形式来保持相对恒定,使产热和散热处于动态平衡中。生理性体温调节是在体温调节中枢控制下,通过增减皮肤的血流量、发汗或者寒战等生理性反应,维持产热和散热的动态平衡。行为性体温调节是指有意识地调节体温平衡,如跑步取暖等。

(3)正常体温范围。正常体温是一个范围而不是一个固定的数值,常以腋窝、口腔、直肠等处的测温来表示体温。直肠温度最接近人体内部温度,而测腋下温度更为安全方便。成人体温的正常范围及平均值如表2-1所示。

表2-1　成人体温的正常范围及平均值

部位	平均温度/℃	正常范围/℃
腋窝	36.5	36.0～37.0
口腔	37.0	36.3～37.2
直肠	37.5	36.5～37.7

体温会在多种因素的影响下产生生理性波动,通常波动范围在0.5～1℃以内。正常情况下,人的体温在24h内呈现周期性变动,凌晨2:00—6:00达到最低,14:00—20:00达到最高。由于老年人代谢功能减退,体内产热相对不足,因此老年人基础体温较年轻人低0.5～0.7℃。临床观察显示,大部分老年人体温为36.0～36.5℃。若老年人体温达到37.5℃,相当于年轻人发热38℃以上,但也有个别高龄老人体温处于正常范围的较高值。女性平均体温略高于男性,并随月经周期呈规律性变化,排卵后体温上升。此外,进食、运动、沐浴、情绪激动、精神紧张等因素均可导致体温暂时升高。使用麻醉药物等其他镇静剂会使体温降低。

2. 异常体温

（1）体温过高。体温过高又称发热。当成人腋下体温超过 37.0℃或者口腔温度超过 37.3℃，一昼夜体温波动在 1℃以上时即可称为发热。老年人基础体温较年轻人低，腋下体温高于 37.2℃便可视为发热。若午后体温比早上高 1℃以上，也可视为发热。70 岁以上的老年人出现感染常常没有发热的表现。发热程度如表 2-2 所示。

表 2-2　发热程度（以口腔温度为例）

分　度	体温值 / ℃
低热	37.3 ~ 38.0
中等热	38.1 ~ 39.0
高热	39.1 ~ 41.0
超高热	> 41.0

（2）体温过低。体温过低是指各种原因引起产热减少或散热增加导致体温低于正常范围，体温低于 35℃称为体温不升。体温过低常见于全身衰竭的危重老年患者，因其体温调节中枢功能障碍所致，常是临终前的表现；某些休克、极度衰弱、重度营养不良老年患者可出现体温过低。体温过低常常提示疾病的严重程度和不良预后。体温过低程度可划分为轻度、中度、重度、致死低温，如表 2-3 所示。

表 2-3　体温过低程度划分

分　度	体温值 /℃
轻度	32.1 ~ 35.0
中度	30.0 ~ 32.0
重度	< 30.0
致死低温	23.0 ~ 25.0

2.1.3.2　脉搏

脉搏即动脉搏动，在每个心动周期中，随着心脏的收缩和舒张，动脉管壁产生有节律的搏动，称为脉搏。正常情况下，脉率和心率是一致的。

1. 正常脉搏

脉率是指每分钟脉搏搏动的次数，正常成人在安静状态下脉率为 60 ~ 100 次 /min。正常脉搏跳动均匀且有规律，间隔时间相等。正常情况下，动脉壁光滑、柔软且有弹性，脉搏跳动强弱相同。脉率的生理性波动受多种因素影响，如性别、年龄、体型、活动、情绪、进食、药物等。

2.异常脉搏的评估

（1）脉率异常。

① 心动过速：在安静状态下，老年人心率超过 100 次 /min。

② 心动过缓：在安静状态下，老年人心率低于 60 次 /min，称为心动过缓。此类现象常见于患有颅内压增高、房室传导阻滞等疾病的老年人。随着年龄的增长，神经调节能力下降，心律失常的发生率增加。

（2）脉律异常。

① 间歇脉：在规律的脉搏序列中，出现一次提前且较弱的搏动，其后伴有较长的间歇（代偿间歇）。此现象常见于各种器质性心脏病患者。

② 脉搏短绌：单位时间内脉率低于心率。其特征为心律不规则，心率快慢不一，心音强弱不等。此类现象多见于心房颤动的老年人。

（3）脉搏强弱的异常。

① 洪脉：在心输出量增加、周围动脉阻力较小、动脉充盈度和脉压较大时，脉搏强而大。洪脉常见于高热、甲状腺功能亢进症及主动脉瓣关闭不全等疾病。

② 细脉（丝脉）：在心输出量减少、周围动脉阻力较大、动脉充盈度降低时，脉搏弱而小，触之如细丝。细脉常见于心功能不全、大出血、休克、主动脉瓣狭窄等老年人。

③ 交替脉：节律正常，强弱交替出现的脉搏。交替脉多见于高血压心脏病、冠心病等老年人。

④ 水冲脉：脉搏骤起骤降，急促而有力。主要由收缩压偏高、舒张压偏低导致脉压增大所致。水冲脉常见于主动脉瓣关闭不全、甲状腺功能亢进等疾病的老年人。

（4）动脉壁异常。动脉硬化时，动脉壁变硬且失去弹性，手触有紧张条索感，严重时动脉迂曲甚至有结节。此类现象多见于动脉硬化的老年人。

2.1.3.3　呼吸

生命持续过程中，机体需要不断地从外界环境中摄取氧气，并把自身产生的二氧化碳排出体外，这种机体与环境之间进行气体交换的过程称为呼吸。由于呼吸受意识控制，养老护理员需根据老年人的状态客观评价老年人的呼吸情况。

1.正常呼吸

正常成人在安静状态下呼吸为 16 ～ 20 次 /min，节律规则，频率与呼吸深度均匀平稳，呼吸运动无声，不费力。呼吸与脉搏的比例为（1:4）～（1:5）。呼吸频率的生理性波动受多种因素影响，如年龄、性别、活动、情绪、血压等。老年人正常呼吸频率一般为 16 ～ 25 次 /min。

2.异常呼吸

（1）频率异常。

① 呼吸过速。呼吸频率超过 25 次 / min，常见于发热、疼痛、充血性的心力衰竭等。一

般体温每升高 1℃,呼吸频率增加 3 ～ 4 次 / min。

② 呼吸过缓。呼吸频率低于 12 次 / min,常见于颅内压增高、镇静剂过量等。

（2）深度异常。

① 深度呼吸。深度呼吸又称库斯莫尔呼吸,是一种深而规则的大呼吸,常见于糖尿病酮症酸中毒和尿毒症酸中毒的老年人。

② 浅快呼吸。浅快呼吸是一种浅表而不规则的呼吸,有时呈叹息样,常见于呼吸肌麻痹、肺与胸膜疾病,也可见于濒死者。

（3）节律异常。

① 潮式呼吸。潮式呼吸又称陈-施呼吸,其特点是呼吸由浅慢逐渐变为深快,然后再由深快转为浅慢,再经一段呼吸暂停(5 ～ 30s)后,又开始重复以上的呼吸过程,如潮涨潮落,多见于脑炎、脑膜炎、颅内压增高等中枢神经系统疾病患者。

② 间断呼吸。间断呼吸又称毕奥呼吸,表现为有规律地呼吸几次后,突然停止呼吸,间隔较短时间后又开始呼吸。如此反复交替,常在临终前发生。

（4）声音异常。

① 蝉鸣样呼吸。吸气时产生一种极高的似蝉鸣样音响,常见于喉头水肿、痉挛、喉头异物等。

② 鼾声呼吸。呼吸时发出一种粗大的鼾声,多见于昏迷的老年人。

（5）形态异常。

① 胸式呼吸减弱,腹式呼吸增强,多见于肺炎、胸膜炎、肋骨骨折等疾病患者。

② 腹式呼吸减弱,胸式呼吸增强,多见于腹膜炎、大量腹水、腹腔内肿瘤等患者。

（6）呼吸困难。呼吸频率、深度及节律的异常,是老年人常见的呼吸症状,主要源于气体交换不足和机体缺氧。老年人可能会感到空气不足、胸闷、呼吸困难,无法平卧,这些症状可能导致烦躁、张口耸肩、口唇及指（趾）甲发绀、鼻翼扇动、端坐呼吸,以及辅助呼吸肌参与呼吸活动等现象。

2.1.3.4　血压

血压是指血管内流动的血液对血管壁单位面积所产生的侧压力,通常特指动脉血压。在心动周期中,动脉血压会随着心室的收缩与舒张呈现规律性波动。心室收缩时,动脉血压达到的最高值被称为收缩压。于心室舒张末期,动脉血压降至最低点,此最低值被称为舒张压。收缩压与舒张压之差被称为脉压。

1. 正常血压

以肱动脉血压为标准。正常成人在安静状态下血压范围比较稳定,其正常范围为收缩压 90 ～ 139mmHg,舒张压 60 ～ 89mmHg,脉压 30 ～ 40mmHg。

血压受多种生理因素调控:随着年龄的增长,血压呈现出逐渐升高的趋势,其中收缩压的升高幅度较舒张压更为明显。在更年期之前,女性的血压普遍低于男性,而更年期后,女性的血压则有所上升。血压的昼夜波动明显,夜间血压较低,清晨活动后迅速升高。大多数人的血压在凌晨 2:00—3:00 达到最低,6:00—10:00 以及 16:00—20:00 各出现一个高峰,此后逐渐下降。低温、睡眠质量不佳均可能导致血压升高。此外,高大、肥胖者的血压往往偏高;站位血压高于坐位血压,坐位血压又高于卧位血压。长期卧床或使用降压药物的老年人,在服药后变换体位时可能出现头晕、心慌等直立性低血压症状;情绪激动、恐惧、剧烈运动、吸烟等均可能导致血压升高。饮酒、摄盐过多、服用药物等因素亦会影响血压水平。

2. 异常血压

(1)高血压。高血压是指在未服用药物的情况下,成人收缩压 ≥ 140mmHg 和(或)舒张压 ≥ 90mmHg。根据中国高血压防治指南(2023 年修订版),高血压病的分级标准如表 2-4 所示。

表 2-4 高血压分级标准

分 级		收缩压 /mmHg	舒张压 /mmHg
正常高值		120 ~ 139	80 ~ 89
高血压		≥ 140	≥ 90
高血压	1 级(轻度)	140 ~ 159	90 ~ 99
	2 级(中度)	160 ~ 179	100 ~ 109
	3 级(重度)	≥ 180	≥ 110
单纯收缩期高血压		≥ 140	< 90

(2)低血压。低血压是指收缩压低于 90mmHg,舒张压低于 60mmHg。常见于大量失血、休克、急性心衰等疾病。

2.1.4 任务分析

生命体征是对体温(body temperature,T)、脉搏(pluse,P)、呼吸(respiration,R)及血压(blood pressure,BP)的总称,是用来衡量人体生命活动的重要指标。正常情况下,生命体征在一定范围内是相对稳定的,可用来判断患病老年人病情轻重及危急程度。病理情况下,生命体征的变化显得较为敏感。养老护理员通过及时评估老年人的生命体征,可为确定其照护需求提供重要依据。养老护理员应为老年人测量体温、脉搏、呼吸、血压 4 项生命体征,以了解老年人身体的基本情况。

2.1.5 任务实施

为老年人测量生命体征流程如表 2-5 所示。

协助老年人测量
生命体征

表 2-5　为老年人测量生命体征流程

流　程	操 作 要 点	备　注
沟通	(1) 核对老年人个人信息,得到老年人的理解与配合。 (2) 介绍操作的目的。 (3) 介绍操作的内容。 (4) 介绍操作的时间	
评估	(1) 评估老年人的意识状态、合作程度。 (2) 评估老年人 30min 内是否有影响评估准确性的因素存在,如有无吸烟、运动、情绪变化、进食冷热饮、洗热水澡等	
准备	(1) 养老护理员:着装整洁,规范洗手,戴口罩,举止端庄。 (2) 老年人:老年人取舒适体位,配合操作。 (3) 环境:环境整洁,光线明亮,温、湿度适宜,无异味。 (4) 用物:电子血压计、体温计、体温计存放盒、体温计消毒盒、表、弯盘、纱布、治疗盘、记录单、笔、洗手液等	
实施	测体温:携用物至老年人床旁,协助老人取舒适体位。检查老年人腋下,若有汗液,用纱布擦干。取体温计,将水银柱甩至 35℃ 以下,将体温计水银端放于腋窝深处紧贴皮肤,嘱老年人上肢屈臂过胸夹紧体温计 (图 2-1),保持 5 ~ 10min,取出读数并记录	 图2-1　测体温
	测脉搏:协助老年人露出测量一侧的手腕,为老年人检查手腕处皮肤情况,使其手腕伸展,手臂放松且处于舒适位,掌面朝上。以食指、中指、无名指的指端依次按在老年人拇指根部下方腕部骨突处旁 (图 2-2),即桡动脉处,按压力量适中,以能够清晰测到脉搏为宜。嘱老年人保持安静,不要移动。脉搏数为正常脉搏情况下 30s 的测定数再乘以 2	图2-2　测脉搏
	测呼吸:将手放在老年人的诊脉部且似诊脉状,观察老年人胸部或腹部的起伏,以及呼吸频率、深度、节律等。呼吸次数为正常呼吸频率情况下 30s 的测定数再乘以 2	
	测血压:检查手部皮肤情况,将老年人的手臂放置到与心脏平行位置。打开袖带,缠绕于上臂中部,袖带下缘距肘窝 2 ~ 3cm,缠绕贴紧,松紧度以能插入一指为宜,然后开始测量血压	
整理	(1) 整理物品,将体温计、血压计摆放于治疗盘,对其清洁、消毒后备用,并妥善处理所用之物。 (2) 洗净双手,记录测量时间,生命体征数值,以及老年人的感受	
注意事项	(1) 测量体温前务必保证体温计水银柱在 35℃ 以下,以免造成测量数据错误。 (2) 体温计水银头要完全被包裹在老年人腋下。 (3) 老年人若有躁动,需专人守护,以免弄破水银体温计。 (4) 避免影响体温测量的各种因素,如运动、进食、冷热饮、冷热敷、洗澡等。 (5) 不可用拇指测量脉搏,因拇指上小动脉搏动较强,易与老年人的脉搏相混淆。 (6) 呼吸受意识控制,因此测量呼吸次数前不必解释。在测量过程中不要让老年人察觉,以免老年人紧张,影响测量的准确性。如存在呼吸异常,应计时 1min。 (7) 对于需要密切观察血压的老年人,应做好"四定",即定时间、定部位、定体位、定血压计,有助于测定的准确性和对照的可比性。 (8) 血压测量前如有剧烈活动、情绪波动、吸烟、进食等情况,休息 30min 再测,以免影响测量的准确性	

流　程	操作要点	备　注
评价	（1）模拟情境，评估养老护理员在真实情境下的反应和表现。 （2）观察养老护理员与模拟老年人之间的互动，评估其沟通技巧、情感支持和认知支持等方面的表现。 （3）根据评估结果，为养老护理员提供具体的反馈和建议，帮助他们提高技能和能力	

2.1.6　知识拓展

水银血压计的构造

血压计是利用血液通过狭窄血管所形成的涡流发出的声响设计的。它主要由 3 部分组成：输气球、压力阀门和袖带。袖带标准规格长 22 ～ 24cm、宽 12cm，外层布套长 48cm。体形消瘦的老年人和体型肥胖的老年人可选择小号或大号袖带，以保证测量血压的准确性。袖带太窄，测得数值偏高；袖带太宽，测得数值偏低。袖带上有两根橡胶管，一根与加压气球相连，另一根与压力表相通。

练习巩固

1. 体温调节的主要形式是（　　　）。

　　A. 生理性体温调节和行为性体温调节

　　B. 生理性体温调节和发汗

　　C. 冰袋散热和跑步取暖

　　D. 打寒颤和体表蒸发

2. 正常人在安静状态下脉率为（　　　）。

　　A. 50 ～ 100 次 /min　　　　　　　　　B. 60 ～ 100 次 /min

　　C. ≤ 60 次 /min　　　　　　　　　　　D. ≥ 80 次 /min

3. 呼吸频率异常包括（　　　）。

　　A. 呼吸过速和呼吸过缓　　　　　　　　B. 深度呼吸和浅快呼吸

　　C. 潮式呼吸和间断呼吸　　　　　　　　D. 蝉鸣样呼吸和鼾声呼吸

4. 对影响血压的因素描述正确的是（　　　）。

　　A. 同一个人血压昼夜基本没有变化

　　B. 一般血压傍晚最低，清晨最高

　　C. 低温、睡眠质量差会降低血压

　　D. 人们随着年纪的增长，血压有逐渐上升的趋势

任务 2.2　自理能力评估

2.2.1　任务导入

张奶奶，75 岁，3 年前因"头痛、头晕及耳鸣"就医，被确诊"高血压"后一直服用降压药。因张奶奶的子女全部在外地工作，无人照顾，子女将她送入 ABC 养老机构。作为养老护理员，请用巴塞尔（Barthel，也译作 Basel）指数评定量表评估张奶奶的生活自理能力。

2.2.2　任务目标

- 知识目标：熟悉 Barthel 指数评定量表的评估内容。
- 技能目标：能正确使用 Barthel 指数评定量表为老年人进行生活自理能力评估。

2.2.3　相关知识

日常生活活动（activity of daily living，ADL），是人们在日常生活中，为照顾自己的衣、食、住、行，保持个人卫生整洁和进行独立的社区活动所必须反复进行的、最基本的、具有共性的一系列活动。

日常生活活动能力评估的内容包括基本日常生活活动能力（basic activity of daily living，BADL）、功能性日常生活活动能力（instrumental activity of daily living，IADL）和高级日常生活活动能力（advanced activity of daily living，AADL）三个层次。对于基本日常生活活动能力的评估最常用的是巴塞尔指数评定量表，其中包括 10 项内容，即进食、洗澡、修饰、穿衣、大便控制、小便控制、如厕、床椅转移、平地行走、上下楼梯。该量表总分为 100 分，得分越高，独立性越好，依赖性越小。Barthel 指数评定量表如表 2-6 所示。

表 2-6　Barthel 指数评定量表

项　目	内　　容	评分标准
进食	可独立进食	10
	需要部分帮助（如切割食物，把持餐具）	5
	完全依赖别人，或留置营养管	0
洗澡	准备好洗澡水后，可自己独立完成洗澡过程	5
	在洗澡过程中需要他人帮助	0
修饰	可独立完成	5
	需他人帮助	0

续表

项 目	内 容	评分标准
穿衣	可独立完成	10
	需部分帮助（需他人帮助整理衣物或拉拉链）	5
	需他人较大程度上的帮助或完全依赖他人	0
大便控制	可控制大便	10
	偶尔失控（每天≤1次），或需他人提示	5
	完全失控	0
小便控制	可控制小便	10
	偶尔失控（每天≤1次，但每周>1次），或需要他人提示	5
	完全失控，或留置导尿管	0
如厕	可独立完成	10
	需部分帮助（需他人搀扶去厕所，他人帮忙冲水等）	5
	需他人较大程度上的帮助或完全依赖他人	0
床椅转移	可独立完成	15
	需部分帮助（需他人搀扶或使用拐杖）	10
	需他人较大程度上的帮助（较大程度上依赖他人搀扶和帮助）	5
	完全依赖他人	0
平地行走	可独立在平地上行走45m	15
	需部分帮助（因肢体残疾、平衡力差、视力等问题，在一定程度上需他人搀扶或使用拐杖、助行器等）	10
	需他人较大程度上的帮助（因肢体残疾、平衡力差、视力等问题，较大程度依赖他人，或坐在轮椅上自行移动）	5
	完全依赖他人	0
上下楼梯	可独立上下楼梯（连续上下10～15个台阶）	10
	需部分帮助（需他人搀扶，或扶着楼梯，用拐杖等）	5
	需他人较大程度上的帮助或完全依赖他人	0
总 分		

　　功能性日常生活活动能力涵盖老年家务（包括家庭清洁和整理、洗衣、烹饪）、电话使用、财务管理、旅行以及服药等范畴。现行的评估老年人功能性日常生活活动能力的工具，源于美国一些专家所设计的日常生活活动能力评估量表。

　　高级日常生活活动能力是衡量老年人智能活力与社会角色功能的重要指标，涵盖主动参与社交、娱乐、职业活动等方面。然而，随着年龄增长及疾病等因素影响，高级日常生活活动能力可能逐渐减弱甚至消失。相较于基本日常生活活动能力及功能性，高级日常生活活动能力的丧失往往更为严重。一旦日常生活活动能力出现缺失，往往预示着更严重的功能衰退。因此，照护者在发现老年人高级日常生活活动能力下降时，应及时对其基本日常生活活动能力与功能性日常生活活动能力进行客观评估。

2.2.4 任务分析

老年人随着年龄增长以及机体的老化,再加上衰老所导致的记忆力减退、躯体活动障碍、疾病等因素,老年人日常生活活动能力会随之下降。对老年人生活自理能力进行评估非常重要,照护者可根据老年人日常生活活动能力的评估结果来判断老年人的自理程度,制订相应的照护计划,满足老年人日常生活需要。

2.2.5 任务实施

自理能力评估流程如表 2-7 所示。

表 2-7 自理能力评估流程

流 程	操 作 要 点	备 注
沟通	(1) 核对老年人个人信息,得到老年人理解与配合。 (2) 介绍操作的目的。 (3) 介绍操作的内容。 (4) 介绍操作的时间	
评估	(1) 评估老年人的意识状态、合作程度。 (2) 评估老年人身体有无不适	
准备	(1) 养老护理员:着装整洁,规范洗手,戴口罩,举止端庄。 (2) 老年人:老年人取舒适体位,配合操作。 (3) 环境:环境整洁,光线明亮,温、湿度适宜,无异味。 (4) 用物:Barthel 指数评定量表、笔、评估辅助工具	
实施	携用物至老年人床旁,协助老年人取舒适体位	
	根据 Barthel 指数评定量表内容对老年人进行询问或测试,并根据老年人的回答给出相应的分数,逐项进行,再计算总得分。进食、修饰、穿衣、床椅转移、平地行走、上下楼梯可根据老年人情况现场演示	
	判定评估结果(总分为 100 分,表示能力完好;总分为 65 ~ 95 分,表示轻度受损;总分为 45 ~ 60 分,表示中度受损;总分≤ 40 分,表示重度受损)	
整理	(1) 整理床单时,协助老年人取舒适体位。 (2) 洗净双手,整理评定量表结果并记录	
注意事项	(1) 评估前,了解老年人的基本情况,如肌力、关节活动度和平衡性等。 (2) 仔细检查评估场地及评估辅助工具,确保安全无误。 (3) 评估时,在确保被评估者安全的情况下,尽可能让老年人当场自主完成评估项目,如平地行走、上下楼梯等。 (4) 评估时,如被评估者出现不适或者疲劳表现,可停止评估、记录,等老年人恢复后继续评估。 (5) 可询问被评估者的主要照护者、家属,根据综合情况评定老年人能力	
评价	(1) 模拟情境,评估养老护理员在真实情境下的反应和表现。 (2) 观察养老护理员与模拟老年人之间的互动,评估其沟通技巧、情感支持和认知支持等方面的表现。 (3) 根据评估结果,为养老护理员提供具体的反馈和建议,帮助他们提高技能和能力	

2.2.6 知识拓展

认知功能评估

老年人能力等级的判定与认知功能息息相关,认知功能主要涉及记忆力、注意力、思维、表达、智力等。随着人口老龄化程度的进一步加深,老年人认知功能减退及失智症的发病率逐年上升。认知功能减退表现在显著的记忆力减退、定向力障碍、理解与表达能力下降、认知速度减慢、反应时间延长等方面,严重认知功能障碍的老年人会出现自理困难。

应尽早对老年人认知功能进行评估,及早发现认知功能减退或老年性痴呆,养老护理员能够根据老年人的具体情况进行认知功能训练、生活照护、健康教育、膳食指导、精神慰藉等,延缓老年人病情进展,提高老年人的生活质量,提升幸福感。常用来评估老年人认知功能的量表有简易智力状态检查量表(mini-mental state examination,MMSE)、画钟测验(clock drawing test,CDT)、简易智力状态评估表及 AD8 量表等。

练习巩固

1. 以下不属于日常生活活动能力评估内容的是 (　　)。

    A. AADL   B. BADL   C. IADL   D. MMSE

2. 关于巴塞尔量表说法不正确的选项是 (　　)。

    A. 简单实用,是应用最多的一种日常生活活动评定方法

    B. 量表内需要评估老人使用电话、服药、旅游等能力

    C. 得分越高,老年人独立性越强

    D. 应选择寂静的地方开展评估

3. 对老年人进行生活自理能力评估时,不正确的选项是 (　　)。

    A. 评估可在实际生活环境中进行

    B. 评估时老年人不能完成某个生活项目时,不可帮助完成

    C. 如果某个项目比较困难,可暂停或换下一个项目

    D. 评估可分期进行

4. 对老年人进行生活自理能力评估的意义是 (　　)。

    A. 制订照护计划

    B. 给予相应级别的生活照护和护理

    C. 满足老年人日常生活需求

    D. 以上均对

项目 3 饮 食 照 护

素养目标

曾有古人子路百里负米,担心父母营养不足。饮食照护不仅是一门技术,更是一种关爱和尊重。关注老年人的饮食,就是关注他们的健康和生活质量。此项目旨在培养学生细致的观察力、持久的耐心和高度的责任感,为老年人提供优质的饮食照护服务。

任务 3.1 协助老年人进水

3.1.1 任务导入

李奶奶,78 岁,现居住在某养老机构。半年前发生脑梗,现意识清醒,右侧偏瘫,长期卧床,生活不能自理,喝水需要帮助。李奶奶由于担心喝水后尿多,增加麻烦,不愿意喝水。一日中午养老护理员发现李奶奶嘴唇干裂,应该补充水分。你作为她的养老护理员,请你协助李奶奶进水。

3.1.2 任务目标

- 知识目标:掌握协助老年人进水的操作要点及注意事项;熟悉老年人进水种类、总量、温度;了解水的来源。
- 技能目标:能协助老年人安全进水。

3.1.3 相关知识

3.1.3.1 老年人饮水种类

(1) 白开水。对于中老年群体而言,白开水不仅有助于稀释血液、减少血液的黏稠度和促进血液流通,还能降低血栓生成的风险,并有助于预防心脑血管相关疾病。

(2) 豆浆。豆浆富含植物性蛋白,不仅可以为身体提供蛋白质,还含有丰富的纤维素。这有助于防止糖的过度摄取,从而降低糖的含量。

(3) 酸奶。酸奶是蛋白质、钙和维生素的丰富来源。特别是对于那些由于乳糖不耐受而不能喝牛奶的人,酸奶是一个非常好的选择。酸奶在人体内容易被消化和吸收,它能促进消化液的分泌,增加胃酸,从而增强人体的消化能力。

(4)鲜榨果汁。鲜榨果汁富含各种维生素和矿物质,对于老年人来说,适量饮用果汁不仅可以弥补饮食中的营养不足,还有助于消化和滋润肠道。

3.1.3.2　老年人饮水观察

(1)饮水的总量。建议老年人每日饮水量为 2000 ～ 2500mL(不包括食物中的水分),平均以 1500mL 为宜。因个体差异性,摄入量与排出量保持基本平衡。

(2)饮水的温度。老年人饮水的温度不宜过凉或过热,以温热不烫嘴为宜。

(3)饮水的时间。针对老年人的具体状况,建议其在白天饮水,而在 19:00 之后应限制饮水,避免饮用咖啡和浓茶,以防止夜间尿量增加和对睡眠产生不良影响。

(4)饮水中观察要点。观察老年人在饮水过程中是否出现呛咳或误吸入气管的情况。一旦出现呛咳症状,应立即停止喝水,稍作休息后可继续喝水。如果出现误吸入气管的情况,并伴随呼吸不畅、脸色发白或发紫等症状,应当立刻停止喝水,并向上级养老护理员报告或直接告知医生进行必要的医疗干预。

3.1.4　任务分析

水是人体所需的关键营养成分之一,占人体重量的 60% 左右。人主要通过喝水,进食汤汁、食物以及体内的代谢过程来产生水分,随后这些水分会通过消化系统、呼吸系统、皮肤以及泌尿系统被排出体外。

由于老年人的身体逐渐衰老,其心肾功能日渐减退,机体的调节能力也随之下降,这使得老年人更容易出现脱水的症状。此外,由于老年人害怕呛咳,以及多尿导致频繁去洗手间而不愿喝水,从而更容易出现脱水或缺水的情况。因此,养老护理员需要密切关注老年人的水分摄入状况,定期向他们阐明饮水的必要性,并鼓励他们多次少量饮水,以满足他们的生理需求。

3.1.5　任务实施

协助进水操作流程如表 3-1 所示。

表 3-1　协助进水操作流程

流　程	操　作　要　点	备　注
评估	(1)李奶奶,78 岁,意识清醒,嘴唇干裂,生活不能自理,需要协助进水。 (2)老年人的吞咽反射情况。 (3)老年人的心理状况及合作程度	

续表

流　程	操　作　要　点	备　注
准备	(1) 养老护理员：着装整洁，修剪指甲，洗净并温暖双手。 (2) 老年人：明白饮水的重要性，自愿配合。 (3) 环境：环境安静整洁，宽敞明亮，温、湿度适宜，无异味。 (4) 用物：茶杯或小水壶(1/2～2/3满的温开水)、吸管、汤勺及小毛巾	
实施	(1) 核对解释：备齐用物并携至床旁，核对老年人的基本信息并解释操作目的，询问老人是否需要如厕。 (2) 摆放体位：协助老年人取半坐位、坐位或侧坐位等；无法坐起者采用右侧卧位，面向养老护理员。 (3) 测试水温：将小毛巾围在老年人领下，前臂试水温，以不烫为宜。 (4) 协助饮水：对于能够自己饮水的老年人，应鼓励其自己手持水杯或借助吸管饮水，叮嘱老年人饮水时身体坐直或稍往前倾，小口饮水，以免呛咳。 (5) 特殊照顾：对于不能自理的老年人，在喂水时可借助吸管或使用汤勺	
整理	(1) 将水杯或水壶放回原处。 (2) 洗手。 (3) 记录老年人饮水次数和饮水量	
注意事项	(1) 喂水前一定要测水温，以防老年人烫伤。 (2) 老年人取安全体位，尽量坐位饮水，不能坐起者可协助老人取半坐位、侧卧位或平卧位，面部朝向养老护理员。 (3) 饮水后不能立即平卧，饮水过程宜慢，防止发生呛咳或误吸入气管。使用汤勺喂水时，水盛装汤勺的1/2～2/3为宜，见老年人下咽后再喂下一口	
评价	(1) 给予认可：对养老护理员的耐心、专业、得体的关爱给予肯定。 (2) 提出不足：包括是否保护隐私，是否有失误，能否耐心解释，能否得体照护老年人等。 (3) 加以鼓励：相信养老护理员只要用心且有爱心，就一定能做得更好	

3.1.6　知识拓展

评估老年人吞咽功能的方法如下。

（1）反复唾液吞咽试验。该方法是由日本学者才藤荣一在1996年提出，可评估反复吞咽的能力，与误吸的相关性高，是一种安全的筛查检查。患者取坐位或半坐卧位，检查者将食指横置于患者甲状软骨上缘，嘱其做吞咽动作。当确认喉头随吞咽动作上举且越过食指后复位，即判定完成一次吞咽反射。当患者诉口干难以吞咽时，可在其舌上滴注少许温水，以利吞咽。观察在30s内患者吞咽的次数和喉上抬的幅度，高龄患者30s内完成3次即可。

（2）洼田饮水试验。该方法是日本学者洼田俊夫在1982年设计后提出的，分级明确、清楚，操作简单，可安全、快捷地用于筛查患者有无吞咽障碍及其程度。其局限性在于：因该检查依据的是患者主观感觉，因此与临床和实验室检查结果不一致的情况很多。用该方法检查时要求患者意识清醒并能够按照指令完成试验，如表3-2所示。

表 3-2　洼田饮水试验

分　　级	表　　现
1 级（优）	能顺利地 1 次将水咽下
2 级（良）	分 2 次以上，能不呛咳地咽下
3 级（中）	能 1 次咽下，但有呛咳
4 级（可）	分 2 次以上咽下，但有呛咳
5 级（差）	频繁呛咳，不能全部咽下

① 检查方法。患者端坐，喝下 30mL 温开水，观察所需时间和呛咳情况。

② 结果评定。

正常：1 级，5s 之内。

可疑：1 级，5s 以上或 2 级。

异常：3 ～ 5 级。

③ 疗效判断标准。

治愈：吞咽障碍消失，饮水试验评定 1 级。

有效：吞咽障碍明显改善，饮水试验评定 2 级。

无效：吞咽障碍改善不显著，饮水试验评定 3 级及以上。

（3）改良饮水试验。采用饮用 3mL 水筛查，降低因筛查带来的误吸风险。可在饮水试验前实施。

练习巩固

1. 老年人一般每日平均饮水量是（　　　）mL。

　　A. 800　　　　　　　B. 1000　　　　　　　C. 1500　　　　　　　D. 2000

2. 协助老年人饮水的注意事项，错误的是（　　　）。

　　A. 喂水前一定要测水温，以防老年人烫伤

　　B. 老年人取安全体位，尽量坐位饮水，不能坐起者可协助老年人取半坐位、侧卧位或平卧位，面部朝向养老护理员

　　C. 饮水后不能立即平卧，饮水过程宜慢，防止发生呛咳或误吸入气管

　　D. 使用汤勺喂水时，水盛装汤勺的 2/3 ～ 3/4 为宜，见老年人下咽后再喂下一口

3. 协助能坐起的老年人饮水，安置卧位是（　　　）。

　　A. 平卧位　　　　　　B. 半坐位　　　　　　C. 坐位　　　　　　D. 仰卧位

4. 老年人饮水，做到（　　　）。

　　A. 一律使用吸管饮水　　　　　　　　B. 使用汤匙给老年人喂水时，装满汤匙

　　C. 见老年人咽下后再喂下一汤匙　　　D. 协助老年人饮水后立即取平卧位

5.老年人的有益饮品诸如果汁、绿茶、豆浆、红葡萄酒、酸奶以及（　　）。

A.啤酒　　　　　B.白酒　　　　　C.白开水　　　　D.可口可乐

任务 3.2　协助老年人进食

3.2.1　任务导入

张爷爷，70 岁，患糖尿病 20 年。他近期出现了视物模糊现象，生活基本不能自理，需要协助进食。既往进食时，张爷爷有过呛咳和被食物烫伤等，所以会担心、紧张，害怕进食。又到午饭时间，养老护理员需要帮助张爷爷进食。

3.2.2　任务目标

- 知识目标：掌握老年人进食的操作要点与注意事项，熟悉饮食的种类、总量、速度、温度和进食时间；了解老年人饮食的注意事项。
- 技能目标：能为老年人正确实施饮食照护；为缓解老年人紧张情绪，需做好心理疏导。

3.2.3　相关知识

3.2.3.1　饮食种类

通常，老年人的饮食被划分为三大类：基本饮食、治疗饮食和试验饮食。基于老年人的咀嚼和消化能力以及身体健康状况，基本饮食进一步被细分为普通饮食、软质饮食、半流质饮食和流质饮食四个子类。

普通饮食适用于饮食习惯正常的老年人，老年人可以根据个人口味，挑选美味、易于消化且营养成分均衡的食品。软质饮食适用于消化功能不佳、牙齿数量偏少、低热或处于疾病恢复期的老年人，食物要以软烂为主，例如软米饭和面条，而菜肉应该被切碎并煮烂，这样更容易咀嚼和消化。半流质饮食适用于身体虚弱、高热及吞咽困难的老年人，其食物主要是半流质的，例如稀粥、面条、馄饨和蛋羹等，这些食物不仅易于食用，而且营养价值高，容易被身体吸收。流质饮食适用于患有口腔或食道疾病、进食困难或需要鼻饲的老年人，其食物主要是流质的，例如奶制品、米汤、豆浆和果蔬汁等。但由于这些食物中的热量和营养成分不足，因此不建议长时间食用。

治疗饮食是基于基础饮食而设计的，特别为某些特定疾病的患者提供，以满足他们的营养需求。根据疾病的种类，这些饮食都有其独特的特点和标准，例如高热量饮食、高蛋白饮食、低蛋白饮食、低脂肪饮食、低盐饮食等。

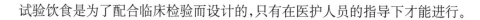

试验饮食是为了配合临床检验而设计的,只有在医护人员的指导下才能进行。

3.2.3.2　进食总量

每日的进食量应依据上午、下午和晚上的活动强度,在一日三餐中均衡分配。主食"宜粗不宜细",并应适当提高粗粮的摄入比例;蛋白质宜"量少质优",优质蛋白质应占蛋白质总量的 50% 以上;脂肪宜"少",但也不能太少;应当确保维生素和无机盐的摄入是足够的,老年人应增加新鲜水果和绿色蔬菜的摄入,同时也要提高钙、铁和维生素的摄入量,并注意减少盐的摄入量。

3.2.3.3　进食速度

建议老年人在进食时保持较慢的速度,这不仅有助于食物更好地被消化和吸收,还可以避免在进食时出现呛咳或噎食的情况。

3.2.3.4　食物温度

食物以温热、不烫嘴为宜。当食物温度过高时,可能会对口腔和食道的黏膜造成灼伤,而过冷的食物则可能对脾胃造成伤害,进而影响食物的消化和吸收过程。

3.2.3.5　进食时间

应当依据老年人的日常生活习惯进行相应的安排。通常的早餐时段是 6∶00—7∶00,午餐时段是 11∶00—12∶00,而晚餐则是 17∶00—19∶00。

3.2.4　任务分析

由于老年人的身体器官功能逐渐衰退,他们的咀嚼和消化能力也在下降,这导致食物中的营养成分的吸收和利用能力减弱。因此,与一般成年人相比,老年人在食物的口感、软硬度以及吞咽、咀嚼和消化能力方面存在显著的差异。

3.2.5　任务实施

协助进食操作流程如表 3-3 所示。

协助老年人进食、进水

表 3-3　协助进食操作流程

流　程	操作要点	备　注
评估	(1) 张爷爷,近期出现视物模糊,目前害怕进食。 (2) 老年人对于食物的特殊要求和饮食习惯。 (3) 老年人的吞咽反射情况。 (4) 老年人的心理状况及合作程度。 (5) 食物的种类、软硬度、温度是否符合老年人的饮食习惯	

续表

流 程	操 作 要 点	备 注
准备	(1) 养老护理员：衣帽整洁,必要时修剪指甲,洗手。 (2) 老年人：餐前和如厕后洗净双手。 (3) 环境：环境安静整洁,宽敞明亮,温、湿度适宜,无异味。 (4) 用物：根据需要准备轮椅、过床桌、靠垫、枕头、毛巾、温开水,根据老年人的喜好和营养所需准备的食物、小毛巾、汤勺、筷子等	
实施	(1) 核对解释。备齐用物并携至床旁,核对老年人的基本信息并解释操作目的,询问老年人是否需要如厕。 (2) 安置体位。根据老年人自理情况及病情安置进食体位,如坐位、半坐位、侧坐位等,为老年人戴上围裙或毛巾垫在领下或胸前部位。 ① 轮椅坐位：轮椅与床呈 30° 夹角,固定制动,协助老年人转移至轮椅,系上安全带,将其转移至餐桌旁进食。 ② 床上坐位：协助老年人从床上坐起 (可摇高床头近 90°),背后垫软枕,膝下摇高 15° 左右或垫小枕,增加稳定性和舒适度。床上放置餐桌。 ③ 半卧位：摇高床头 30° ~ 45°,拉起床档,身体两侧垫软枕,膝下摇高 15° 左右或垫小枕,增加稳定性和舒适度。床上放置餐桌。 ④ 侧卧位：摇高床头 30°,护理人员分别扶住老年人的肩部和髋部,使老年人面向养老护理员侧卧 (一般采用右侧卧位),肩背部垫软枕或楔形垫。 (3) 测试水温。将小毛巾围在老年人领下,前臂试水温,以不烫为宜。 (4) 协助进食。 ① 养老护理员将已经准备好的食物摆放在餐桌上鼓励老年人自己进餐。指导老年人上身坐直并稍向前倾,头稍向下垂,嘱咐老年人进餐时要细嚼慢咽,不要边进餐边讲话,要小口吃,以免发生呛咳或误吸等意外。 ② 对于不能自行进餐的老年人可协助喂食。养老护理员先用手触及碗壁,感受并估计食物温热程度,然后以汤勺喂食。每喂一口,食物量为汤勺的 1/3 为宜,看到老年人完全咽下后再喂食下一口。 ③ 对于视力有障碍但能自己进食的老人,养老护理员将盛食物的碗放入老年人手中 (确认食物位置),再将汤勺递到老人手中,告知食物种类,叮嘱老年人缓慢进食。如果老年人要求自己进食,可按照时钟平面图放置食物 (图 3-1),利于老年人按顺序夹取。 (5) 进食后。养老护理员协助老年人进餐后漱口并擦拭嘴角水痕,叮嘱老年人进餐后不要立即平卧,保持进餐体位 30min 再卧床休息	
整理	(1) 整理用物。 (2) 撤去餐盘,清洗干净,必要时消毒餐具。 (3) 洗手,必要时记录老年人进食的食物种类、数量	
注意事项	(1) 进餐前要询问老年人口味和饮食习惯。 (2) 能自主进食的老年人,要鼓励其自行进餐,养老护理员不要喂食,避免老人过度依赖他人,而丧失自理能力。 (3) 养老护理员一定要评估食物的温度,以防老人烫伤或消化不良,引起胃部不适。 (4) 老年人在进食过程中如发生呛咳、噎食等现象,立即进行急救处理并通知医生	
评价	(1) 给予认可：体贴、耐心,有爱心地护理患者。 (2) 提出不足：给患者端饭不及时洗手,让患者感觉不舒服。 (3) 加以总结鼓励：相信只要用心,有爱心,就一定会是很棒的养老护理员	

按照时钟平面图放置食物,如图 3-1 所示。

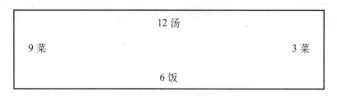

	12 汤	
9 菜		3 菜
	6 饭	

图3-1　按照时钟平面图放置食物

3.2.6　知识拓展

养老护理员可以参考中国居民平衡膳食宝塔(2022 年),为老年人提供关于健康饮食和均衡养护的相关指导和知识,如图 3-2 所示。

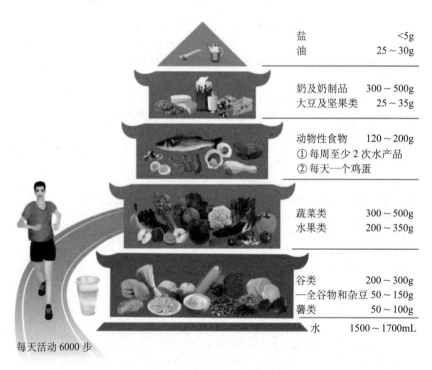

图3-2　中国居民平衡膳食宝塔

练习巩固

1. 协助老年人进食,做到(　　)。

　A. 快速喂食,避免食物冷却

　B. 鼓励自理的老年人自行进餐,不能自己进餐的协助喂食

C. 喂食时,不需要关注老年人的饮食习惯

D. 喂食前,协助取舒适平卧位

2. 流质饮食适合于 ( )。

    A. 进食困难或鼻饲老年人　　　　　B. 消化不良老年人

    C. 高血压病老年人　　　　　　　　D. 任何老年人

3. 老年人进食后应保持体位 ( ) min。

    A. 5　　　　　　　B. 10　　　　　　C. 30　　　　　　D. 60

4. 下列选项具有老年人进食照护特点的是 ( )。

    A. 根据老年人正常生活习惯,安排进餐时间

    B. 主食要精细

    C. 快速进食避免食物冷却

    D. 食物要稍热一些

5. 半流质饮食包括 ( )。

    A. 牛奶、豆浆　　　B. 米粥、蛋羹　　　C. 米汤、菜汁　　　D. 米饭、豆包

任务 3.3　鼻饲营养照护

3.3.1　任务导入

秦爷爷,82 岁,1 年前发生脑梗,长期卧床,生活不能自理。近 5 个月秦爷爷吞咽功能下降,常常因进食、进水引起呛咳甚至误吸,遵医嘱为其置鼻饲管,现养老护理员为秦爷爷进行鼻饲营养护理。

3.3.2　任务目标

- 知识目标:掌握鼻饲的操作要点与注意事项;熟悉老年人鼻饲饮食的种类及特点;了解鼻饲的概念。
- 技能目标:能够为老年患者正确实施鼻饲饮食照护;为缓解老年人紧张情绪,能为老年人做好心理疏导。

3.3.3　相关知识

3.3.3.1　鼻饲的概念及目的

1. 鼻饲的概念

鼻饲是一种通过鼻腔将导管插入胃内,然后从管内注入流质食物、水分和药物的方式。

2. 鼻饲的目的

鼻饲主要是为不能经口进食的老年人,通过胃管提供流质食物,确保他们能够获得充足的营养、水分和药物,以维持生命。

3.3.3.2 鼻饲液

基于老年人的消化功能,确定身体需要鼻饲饮食的种类。常见的鼻饲饮食种类可分为混合奶、匀浆膳以及要素饮食 3 类。

1. 混合奶

混合奶如图 3-3 所示,它适用于身体较为虚弱、消化能力不佳的需要鼻饲的老年人。

混合奶的主要成分包括牛奶、豆浆、藕粉、米粉、豆粉、鸡蛋、浓肉汤、鸡汤、新鲜果汁、菜汁(如青菜汁、西红柿汁)等。

混合奶的主要特点:营养价值高,并且容易被消化和吸收。

2. 匀浆膳

匀浆膳如图 3-4 所示,它适用于消化功能较好的鼻饲老年人,匀浆膳是通过电动搅拌机将混合食物(与常规膳食内容相似)混合搅拌,从而得到均匀的混合浆液。

匀浆膳的主要成分包括牛奶、豆浆、豆腐、鸡蛋、瘦肉末、猪肝、蔬菜、水果、软饭、稠粥、植物油、白糖和盐等。

匀浆膳的主要特点:营养均衡,含有丰富的膳食纤维,口感极佳,易于消化,并且制作过程简便。

3. 要素饮食

要素饮食如图 3-5 所示,它适用于患有非传染性的重度腹泻、消化功能障碍和慢性消耗疾病的老年人。要素饮食实际上是一种经过精心制作的鼻饲液,其中包含了人体需要的、容易被消化和吸收的营养元素。

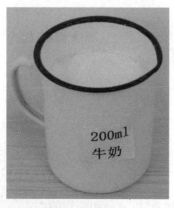

图3-3　混合奶

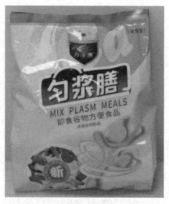

图3-4　匀浆膳

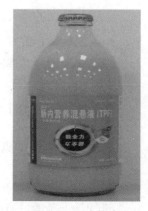

图3-5　要素饮食

要素饮食的主要成分包括游离氨基酸、单糖、主要脂肪酸、维生素、无机盐类和微量元素等。

要素饮食的主要特点：肠道能够直接吸收并利用它，而无须经过消化过程，从而为人体提供所需的热量和营养。

3.3.3.3　鼻饲适应证

依据老年人身体状况和老年相关疾病的特性，可给予以下情况的老年人提供鼻饲照护。

（1）意识障碍、失智而不能经口进食的老年人。

（2）因脑血管意外导致经口进食有困难的老年人，以及进食后出现严重呛咳症状的老年人。

（3）其他因素导致进食困难，出现严重的营养缺乏、水分和电解质失衡，以及酸碱平衡紊乱的老年人。

3.3.3.4　鼻饲用物

1. 胃管

胃管是一种鼻饲用具，如图3-6所示，是通过鼻腔插入胃中，为不能经口进食的老年人提供必需的营养物质。胃管由聚氯乙烯(PVC)材料或医用硅胶制成，由导管和顶部接头组成，成人胃管长度有100cm、120cm，并且在胃管上标有刻度，胃管插入的长度通常为45～55cm。

2. 灌注器

灌注器是一种用于将鼻饲液推注到胃管内的工具，并有多种型号和规格。由带有刻度的外套、芯杆、活塞、嘴口和防尘帽组成，如图3-7所示。在进行鼻饲的过程中，建议将灌注器的口部插入胃管的末端接口，以确保其连接更为紧密。

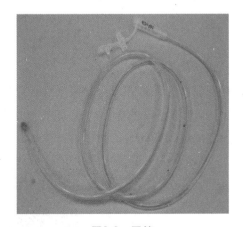

图3-6　胃管

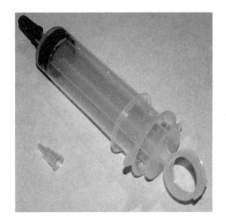

图3-7　灌注器

3.3.3.5 判断胃管是否在胃内的方法

在为老年人进行鼻饲之前,养老护理员应确保胃管确实位于老年人的胃内,以保障进食安全。有三种不同的判断方法可供选择。

1. 抽吸胃液法

通过使用注射器或灌注器将胃管的末端连接起来进行回抽,观察是否有胃液或胃内容物被抽取出来,如果有,就可以确定胃管确实位于胃内。这是最常见的评估手段之一,如图 3-8 所示。

2. 气过水声法

通过注射器或灌注器将其连接到胃管的末端,并向胃管内注入 10 ～ 20mL 的空气,如图 3-9 所示。同时,在胃区使用听诊器来听是否存在气过水声,如果有,则可以确认胃管确实位于胃内。

3. 气泡溢出法

用水杯盛接半杯清水,然后将胃管的末端放入水杯里,使其完全沉浸在水面之下,观察是否有气泡从水中逸出,如图 3-10 所示。如果没有气泡溢出,则意味着胃管位于胃内;如果出现大量的气泡,则可能误入了气管。

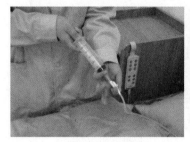 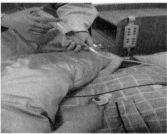 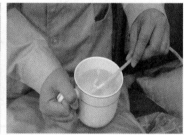

图3-8 抽吸胃液法　　　　图3-9 气过水声法　　　　图3-10 气泡溢出法

3.3.4 任务分析

老年人经常受到多种慢性疾病的困扰,他们对某些食品和营养成分的摄入持有严格的标准。此外,如果因为吞咽或咀嚼能力下降或疾病原因无法经口进食,为了确保营养成分得到有效消化和吸收,从而加快患者的康复过程,鼻饲进食是必要的,这就要求养老护理员提供相应的鼻饲营养照护。

3.3.5 任务实施

鼻饲营养照护操作流程如表 3-4 所示。

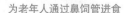

为老年人通过鼻饲管进食

表 3-4　鼻饲营养照护操作流程

流　程	操　作　要　点	备　注
评估	(1) 秦爷爷,82 岁,1 年前发生脑梗,近 5 个月吞咽功能下降,遵医嘱为其置鼻饲管,需要鼻饲营养照护。 (2) 了解鼻饲管留置时间、固定情况,以及鼻饲管是否在胃内等情况。 (3) 了解老年人的心理状况及合作程度	
准备	(1) 养老护理员:衣帽整洁,必要时修剪指甲,洗手。 (2) 老年人:取舒适体位。 (3) 环境:环境安静整洁,宽敞明亮,温、湿度适宜,无异味。 (4) 用物:灌注器或 50mL 注射器 1 个、毛巾 1 条、鼻饲食物 (流质饮食的温度为 38 ~ 40℃)、温开水 50mL、别针 1 个、皮筋 1 条、纱布 1 块	
实施	(1) 核对解释:备齐用物并携至床旁,核对老年人的基本信息并解释操作目的,询问老人是否需要如厕。 (2) 安置体位:能坐起的老年人,养老护理员协助其坐起或半坐卧位;不能坐起的老年人,养老护理员摇高床头 30°。在老人颌下垫毛巾或治疗巾。 (3) 检查鼻饲管:检查鼻饲管固定是否完好,插入的长度是否与鼻饲管标记的长度一致,如发现有管路滑脱,应立即通知医护人员处理。 检查鼻饲管是否在胃内。打开鼻饲管末端盖帽,将灌注器的乳头与鼻饲管末端连接并进行抽吸,有胃液及胃内容物被抽出,表明鼻饲管在胃内。推回胃液或胃内容物,盖好鼻饲管末端盖帽。 (4) 进行鼻饲: ① 测试鼻饲饮食的温度,养老护理员应将鼻饲饮食少量滴在自己的手腕部,以感觉温热、不烫手为宜。 ② 养老护理员用注射器从水杯中抽取 20mL 温开水,连接鼻饲管后,向老年人胃内缓慢灌注,以确定鼻饲管是否通畅,同时润滑管腔。 ③ 养老护理员抽吸饲食物 (每次 50mL/ 管),打开鼻饲管盖帽并连接,缓慢推注,灌食速度以老年人喂食的反应及食物的浓度而定,一般用抬高和降低注射器来调节,并随时观察老年人的反应,速度为 10 ~ 13mL/min。直至鼻饲饮食全部推注完毕。 ④ 鼻饲饮食完毕,养老护理员用注射器抽取 30 ~ 50mL 温开水缓慢注入,冲净鼻饲管内壁食物残渣,盖好鼻饲管盖帽,用纱布包好胃管末端,妥善固定。 ⑤ 叮嘱并协助老年人进食后保持体位 30min,再卧床休息,以防注食后食物反流引发误吸	(1) 鼻饲饮食的温度为 38 ~ 40℃。 (2) 每次分离注射器和胃管末端后,立即盖好鼻饲管盖帽,以防进入空气,引起胃内不适。 (3) 每次鼻饲量不应超过 200mL,推注时间 以 15 ~ 20min 为宜,两次鼻饲的间隔不少于 2h。 (4) 在鼻饲过程中若出现恶心呕吐等情况,应立即停止鼻饲,并通知医务人员处理
整理	(1) 撤下毛巾,整理床单位。 (2) 清洗用物,将注射器在流动水下清洗干净,用开水浸泡消毒后放入碗内,上面覆盖纱布备用。 (3) 准确记录鼻饲的时间和鼻饲量。重点观察老年人鼻饲后有无腹胀、腹痛等不适症状并记录	
注意事项	(1) 对长期鼻饲的老年人,每日早晨、晚间应做口腔护理,保持口腔清洁,随时清理鼻腔,以保持通畅。 (2) 长期鼻饲者应定期更换胃管,硅胶胃管每月更换 1 次,普通胃管每周更换 1 次,在晚间最后一次注意灌食后拔出,第二天早晨再从另一侧鼻孔插入。 (3) 为防止鼻胃管阻塞,牛奶和果汁应分开灌注,防止发生凝块。鼻饲药物时应将药物研碎,溶解后再灌入。 (4) 鼻饲饮食应现配现用,未用完的鼻饲饮食放冰箱保存并需在 24h 内用完。禁止鼻饲变质或疑似变质的食物	

续表

流　程	操 作 要 点	备　注
评价	(1) 认可好的方面。 (2) 提出不足之处及需要改进的方面。 (3) 给予养老护理员鼓励和肯定	

3.3.6　知识拓展

下面介绍胃肠内营养的相关情况。

胃肠内营养是一种运用口服或管饲等方法，通过胃肠道为机体提供能量和营养成分的支持性治疗方法。根据导管插入的途径可分为以下几种。

(1) 口胃管：导管经口插入胃内。

(2) 鼻胃管：导管经鼻腔插入胃内。

(3) 胃造瘘管：导管经胃造瘘口插入胃内。

(4) 鼻肠管：导管经鼻腔插入小肠内。

(5) 空肠造瘘管：导管经空肠造瘘管插入空肠内。

练习巩固

1. 为鼻饲老年人鼻饲进餐时，下列不正确的是 (　　)。

　　A. 对长期鼻饲的老年人，每日晨、晚间应做口腔清洁

　　B. 鼻饲前后可以吸痰

　　C. 随时观察老年人胃管固定处皮肤的情况

　　D. 在鼻饲前，养老护理员应确定胃管在老年人胃内

2. 鼻饲时，下列不妥当的操作是 (　　)。

　　A. 应检查胃管是否通畅

　　B. 检查胃管是否在胃内可向管内注入少量温开水

　　C. 每次鼻饲量不超过 200mL

　　D. 灌入药物时，先将药物研碎溶解后再灌入

3. 老年人鼻饲每分钟推注量应该是 (　　) mL/min。

　　A. 10 ~ 13　　　　B. 20　　　　C. 30　　　　D. 5

4. 为防止老年人鼻饲注食后发生误吸，应保持半卧位 (　　) min。

　　A. 10　　　　B. 20　　　　C. 30　　　　D. 40

5. 鼻饲注食时，测试温度的位置为 (　　)。

　　A. 手心　　　　B. 手背　　　　C. 手臂内侧　　　D. 手臂外侧

项目4　排泄照护

素养目标

庾黔娄,南齐高士,任孱陵县令。赴任不满十天时,知父亲已病重两日,即辞官回家照顾父亲。医生嘱咐说:"要尝一尝病人粪便的味道,便知病情吉凶,味苦就好。"黔娄于是就去尝父亲的粪便,发现味甜,内心十分忧虑,夜里跪拜北斗星,乞求以身代父去死。黔娄的父亲几天后去世了,但庾黔娄尝粪心忧的真挚孝心让人钦佩,成为后世学习的孝心典范。排泄照护是照护最难攻克的关卡,需掌握更换纸尿裤、集尿袋,便器使用及简易通便等技能,并理解老年人在照护过程中出现的情绪反应,关注个性化需求,抚慰难言之隐,疏解身体不适,培养学生具有一定的吃苦耐劳精神与探究思考意识。

任务 4.1　更换纸尿裤

4.1.1　任务导入

幸福社区居家照料中心208-2房间,张大卫,男,70岁,右侧偏瘫,前列腺钙化,时常出现尿滴沥,老年人神志清楚,性格开朗,行动迟缓。现请养老护理员为张爷爷更换纸尿裤,带他去参加活动。

4.1.2　任务目标

- 知识目标:能讲出尿失禁的类型;能给予尿失禁老年人基本的健康指导;能对如何使用纸尿裤进行相关健康知识指导;能识别会阴部皮肤状况。
- 技能目标:能正确为老年人更换纸尿裤;能恰当应对操作过程中老年人的情绪反应。

4.1.3　相关知识

4.1.3.1　尿垫、尿裤选择

(1) 一次性尿垫。一次性尿布又称尿垫,包括纸尿垫和纸尿片,用于卧床的尿失禁老年人。

（2）一次性纸尿裤。一次性纸尿裤包括纸尿裤和拉拉裤，用于需要活动的（或躁动的）尿失禁老年人，如图4-1所示。

（3）纸尿裤的结构。成人纸尿裤的结构主要由面层、导流层、吸收芯层和防漏底膜组成，其中吸收芯层主要由高吸水树脂(SAP)构成，如图4-2所示。纸尿裤的吸液倍率与吸收芯层中SAP的质量分数成正相关，纸尿裤的舒适度主要取决于其扩散性及回渗量这两个性能指标。

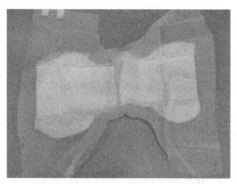

图4-1　一次性纸尿裤

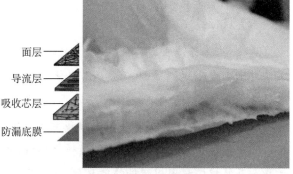

面层
导流层
吸收芯层
防漏底膜

图4-2　纸尿裤横截面结构[1]

4.1.3.2　尿失禁

尿失禁是指老年人无法控制排尿，导致尿液不经意地流出体外。尿失禁是一种常见的泌尿系统疾病，主要分为以下几种类型：压力性尿失禁、充溢性尿失禁、无阻力性尿失禁、反射性尿失禁及急迫性尿失禁五类。在平常照护老年人时，应注意观察尿失禁时伴随的健康问题，以便及时解决。

（1）压力性尿失禁。压力性尿失禁是指当腹压增加时（如咳嗽，打喷嚏，上楼梯或跑步时），导致尿道口闭合压力不足而引起尿液漏出。引起这类尿失禁的病因很复杂，需要做详细检查。

（2）充溢性尿失禁。充溢性尿失禁是指由于下尿路有较严重的机械性（如前列腺增生）或功能性梗阻引起尿潴留，当膀胱内压上升到一定程度并超过尿道阻力时，尿液不断地自尿道溢出。

（3）无阻力性尿失禁。无阻力性尿失禁是指由于尿道阻力完全丧失，膀胱内不能储存尿液，尿液持续从膀胱尿道中流出。

（4）反射性尿失禁。反射性尿失禁是由完全的上运动神经元病变引起，排尿依靠脊髓反射。反射性尿失禁患者不自主地间歇排尿（间歇性尿失禁），排尿没有感觉。

（5）急迫性尿失禁。急迫性尿失禁是指突然出现强烈的排尿欲望，无法控制排尿，可由

[1] 叶文婷，王荣武.成人纸尿裤使用性能研究[J].产业用纺织品，2021，39(10)：19-26.

部分运动神经元病变或急性膀胱炎等强烈的局部刺激引起。

4.1.3.3　失禁性皮炎

1. 概念

失禁性皮炎（IAD）是指皮肤反复或长期暴露在粪便、尿液中而产生的炎症。因尿液及粪便等排泄物长时间刺激肛周皮肤,同时将皮肤表面的 pH 值由弱酸性变为弱碱性,使得皮肤出现瘙痒,严重的会出现皮肤破损、糜烂、水疱等症状。

2. 分级

观察会阴部皮肤状况,可将失禁性皮炎分为三级。

Ⅰ级：老年人皮肤基本完整,但已出现发红和不适症状。

Ⅱ级：老年人皮层受损,有剥脱现象,出现中度发红与不适症状,存在部分水疱。

Ⅲ级：老年人皮肤受损严重,大面积剥脱,显暗红色或深红色,存在渗出症状及水疱。

3. 分级护理

按失禁性皮炎分级进行护理,具体如下。

Ⅰ级：若有皮损,可均匀涂抹液体敷料。

Ⅱ级：可在皮损部位均匀喷洒造口粉,弹去皮肤皱褶处多余浮粉,再喷皮肤保护剂。待干后,涂抹液体敷料,晾干即可。

Ⅲ级：在皮损部位均匀喷洒造口粉,弹去皮肤皱褶处多余浮粉,再喷皮肤保护剂。待干后,涂抹液体敷料,晾干即可。如此操作重复 2 次。

4.1.3.4　健康指导

1. 鼓励老年人多饮水

如病情允许,提醒老年人少量多次饮水,不必局限于白开水,豆浆、牛奶、茶、咖啡等都可以,根据老年人的习惯调整,尽量使每日饮水量达 1500mL（除去饮食中的水）左右,以预防感染并促进排尿反射,入睡前限制饮水,以减少夜尿量。

2. 训练膀胱功能

初始阶段每隔 1 ~ 2h 让老年人排尿,用手掌轻揉膀胱上方并持续向下压迫,使膀胱内尿液被动排出。以后逐渐延长排尿时间,以促进排尿功能恢复。

3. 锻炼盆底肌

根据老年人身体情况,指导其取立、坐或卧位,试做排尿（便）动作,先慢慢收紧盆底肌肉,再缓缓放松,每次 10s 左右,连续 10 遍。每日锻炼 5 ~ 10 次,以不感疲乏为宜。

4.1.4 任务分析

老年人因生理或疾病原因出现漏尿、失禁等情况,导致会阴部皮肤被排泄物刺激而出现红肿、水泡甚至是皮肤破溃等后果,引起身体不适,严重影响正常社交。在更换纸尿裤的操作过程中应注意卫生与舒适原则,加强皮肤清洁,与老年人进行恰当沟通,以减轻老年人心里的不适感受,并注意隐私保护。

4.1.5 任务实施

为老年人更换纸尿裤操作流程如表 4-1 所示。

为老年人更换纸尿裤

表 4-1　为老年人更换纸尿裤操作流程

流　程	操　作　要　点	备　注
沟通	(1) 得到老年人的理解与配合。 (2) 介绍操作的目的。 (3) 介绍操作的内容。 (4) 介绍操作的时间	
评估	(1) 张爷爷,右侧偏瘫,前列腺钙化,时常出现尿滴沥,神志清楚,性格开朗,行动迟缓。 (2) 正确评估老年人身体活动功能。了解老年人会阴部皮肤、尿液情况,以及纸尿裤使用情况。 (3) 评估老年人的饮水情况。 (4) 了解老年人的活动意愿、兴趣爱好及习惯	
准备	(1) 物品:纸尿裤、卫生纸、水盆、湿热毛巾,如图 4-3 所示。 (2) 环境:温、湿度适宜,光线明亮,关闭门窗,拉上床帘或屏风遮挡。 (3) 老年人:状态良好,可以配合操作。 (4) 养老护理员:着装整洁,修剪指甲,用七步洗手法洗手,必要时戴口罩	 图4-3　物品准备
实施	(1) 将水盆及温毛巾放在床旁桌椅上。 (2) 协助老年人脱下裤子,取平卧位。 (3) 解开纸尿裤粘扣,将前片从两腿间后撤,如图 4-4 所示。 (4) 双手分开扶住老年人的肩部、髋部,向近侧翻转身体呈侧卧位,如图 4-5 所示。将被污染的纸尿裤内面对折于臀下,用卫生纸擦拭尿便污迹,取温热毛巾擦拭臀部、会阴部。 (5) 观察老年人会阴部及臀部皮肤情况。 (6) 识别清洁纸尿裤前后片,将清洁纸尿裤前后两片纵向对折(紧贴皮肤面朝内)且开口朝外,铺于老年人臀下,后片压于老年人身下。 (7) 协助老年人呈平卧位,从近侧撤下被污染的纸尿裤并放入污物桶。拉平身下清洁纸尿裤,从两侧向上兜起纸尿裤前片,将前片两翼向两侧拉紧,后片粘扣贴于纸尿裤前片粘贴区。	 图4-4　平卧位擦洗 图4-5　翻身侧卧

续表

流　程	操　作　要　点	备　　注
实施	(8) 整理大腿内侧纸尿裤的边缘并使之服帖,如图4-6和图4-7所示	图4-6　整理纸尿裤的边缘 图4-7　整理纸尿裤使之服帖
整理	(1) 整理床单位,协助老年人盖好被子。 (2) 整理用物。 (3) 洗手后要记录。 (4) 开窗通风	
注意事项	(1) 注意保护老年人隐私,用床帘或屏风遮挡。 (2) 根据老年人的身型和腹围选择大小合适的纸尿裤。 (3) 观察老年人会阴的情况,如出现皮肤发红、破溃或出现水疱等异常情况,报告专业医护人员,让其进行进一步处理。 (4) 观察排泄物的量、色、性状、气味,如有异常则及时上报。 (5) 用毛巾擦拭时要注意水温,控制在40～45℃,避免烫伤。 (6) 更换纸尿裤时,应注意将大腿内外两侧的边缘整理平整,避免侧漏	
评价	(1) 给予认可:要体贴、耐心,照护老年人要有爱心。 (2) 提出不足:照护老年人的过程中,确认是否不注意隐私保护,是否有失误,是否耐心解释,是否得体地照护等。 (3) 加以总结鼓励:相信养老护理员只要用心且有爱心,一定能做得更好	

4.1.6　知识拓展

身边的榜样,从一线历练的院长

国家卫生健康委员会2021年发布的数据显示,我国失能失智老年群体约有4500万人。失能老人不仅自身陷入养老困境,也给整个家庭带来沉重负担。如何破解"一人失能、全家失衡"困境,毕业自某学院2019届毕业生蒋玲飞给出了自己的一份答案。她是杭州萧山某养老机构分部的负责人,她原是一线护理人员,也是单位所在园区唯一的"90后"院长。在历经两年磨砺后,这位年轻姑娘见证了养老院真实的模样,直面过失能老人的排泄物,帮助过执拗老人走出阴霾。"还是看自己,因为我想攻破遇到的难关。"蒋玲飞解释,"有时候遇到不顺心的事也会向同事或朋友倾诉,但还是会把养老护理当成事业并想法做出成绩"。

练习巩固

1. 压力性尿失禁的老人通常在下列情况下不会出现尿液不自主排出（   ）。

    A. 打喷嚏　　　　　B. 大声说笑　　　C. 长期咳嗽　　　D. 长期卧床

2. 下列尿失禁的健康指导措施不正确的是（   ）。

    A. 加强皮肤护理　　　　　　　　　B. 白天少饮水,以减少尿量

    C. 酌情采取留置导尿　　　　　　　D. 训练膀胱功能

3. 为老年人更换纸尿裤时,不正确的是（   ）。

    A. 打开门窗,保持空气清新

    B. 观察会阴部皮肤情况,避免发生尿布疹

    C. 将纸尿裤大腿内外两侧的边缘展平,防止侧漏

    D. 注意观察排泄物的性质、量、颜色和气味

4. 张爷爷,72岁,常不自主地间歇排尿,排尿没有感觉。张爷爷此种情况可能是（   ）。

    A. 充溢性尿失禁　　　　　　　　　B. 急迫性尿失禁

    C. 压力性尿失禁　　　　　　　　　D. 反射性尿失禁

5. 为老年人更换尿垫时,不正确的是（   ）。

    A. 关闭门窗,屏风遮挡

    B. 更换尿布后只需记录皮肤情况

    C. 准备温水,控制水温在 40 ~ 45℃

    D. 将污染的一次性尿垫向内折叠

任务 4.2　更换集尿袋

4.2.1　任务导入

吴奶奶,79岁,失能老年人,因股骨骨折,长期卧床,遵医嘱给予留置尿管,吴奶奶因长期卧床,性格孤僻,因怕麻烦别人而不愿意喝水,养老护理员晓玲经常过来陪伴吴奶奶,为防止尿路感染,需为吴奶奶每周更换一次集尿袋。

4.2.2　任务目标

- 知识目标:能分辨异常尿液;知晓留置导尿的使用常识;知晓留置尿管老年人更换集尿袋照护常识。
- 技能目标:能正确为老年人更换集尿袋;严格无菌操作。

4.2.3 相关知识

4.2.3.1 留置导尿与更换尿袋

1. 留置导尿术

针对出现不能正常排尿又无其他治疗手段的老年人,以长期留置导尿的方式来维持排尿功能。

留置导尿管根据使用时间长短、功能,可选择聚氯乙烯(PVC)、硅胶、乳胶等材料导管。导尿管通过尿道插入膀胱,由此引流尿液。在膀胱内充盈导尿管头端气囊,固定导尿管,避免尿管脱出。导尿管末端连接尿袋,收集尿液,如图4-8所示。

2. 尿袋

尿袋由接头、引流导管、储尿袋和放尿口组成,规格一般为1000～2000mL,尿袋材料如图4-9所示。

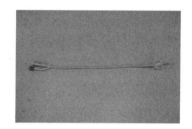
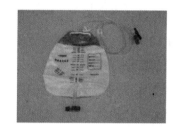

图4-8 留置导尿管 图4-9 尿袋

3. 更换尿袋的要求

(1)一次性尿袋根据其材质不同,更换频次也不同,塑料材料一日更换一次,硅胶材料一周更换一次。

(2)更换尿袋时避免污染。

(3)妥善固定尿袋,可通过3M胶布、导管固定贴等固定于大腿根部,保持引流管末端高度要始终低于老年人会阴高度,避免尿液逆流。

4.2.3.2 老年人尿液异常的观察

1. 尿量

可通过读取尿袋上的刻度来评估老年人的尿量,当24h尿量超过2500mL或少于400mL,即为尿量异常。

(1)多尿:24h尿量超过2500mL。觉见于糖尿病、尿崩症或肾功能衰竭等情况。

(2)少尿:24h尿量少于400mL或者每小时尿量少于17mL。常见于发热、液体摄入过少或休克等情况。

（3）无尿：24h 尿量少于 100mL 或 12h 内无尿。常见于严重血液循环障碍、严重休克、急性肾功能衰竭或药物中毒等情况。

2. 尿液颜色

正常尿液为淡黄色、清亮透明，当尿液颜色发生异常时常提示一些健康问题，不同颜色代表的意义不同，如图 4-10 所示。

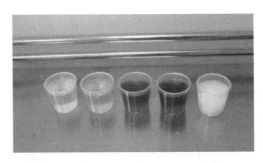

图4-10　尿液颜色异常

（1）尿液呈深黄色常提示老年人水分摄入不足，应该增加水的摄入量。
（2）尿液呈洗肉水样色或红色常提示有活动性出血，泌尿系感染或其他膀胱疾病。
（3）尿液呈咖啡色常提示有出血、泌尿系统疾病。
（4）尿液呈乳白色且尿液呈米汤样，常提示有丝虫病。
（5）尿液内有絮状物且较浑浊，常提示泌尿系统感染。

3. 尿液气味

正常尿液可有淡淡的尿素气味，久置后可出现氨臭味。进食较多葱、蒜后，尿液也会有特殊气味。

新鲜尿液有氨臭味，常提示慢性膀胱炎及尿潴留。

尿液有烂苹果气味，常提示糖尿病酮症酸中毒。

尿液有蒜臭味，常提示机磷农药中毒。

4.2.4　任务分析

不能正常排尿又无其他治疗方式的老年人可通过留置尿管排出体内尿液。为维持留置尿管的功能状态，需每月更换一次尿管。在操作过程中需加强无菌操作的意识，并注意缓解老年人的心理，主动提醒老年人加强饮水。

4.2.5　任务实施

为老年人更换集尿袋操作流程如表 4-2 所示。

为老年人更换集尿袋

表4-2 为老年人更换集尿袋操作流程

流　程	操 作 要 点	备　　注
沟通	(1) 得到老年人的理解与配合。 (2) 介绍操作的目的。 (3) 介绍操作的内容。 (4) 介绍操作的时间	
评估	(1) 吴奶奶,因股骨骨折,长期卧床,遵医嘱给予留置尿管。她性格孤僻,怕麻烦别人,不愿意喝水。 (2) 正确评估老年人身体活动功能,并关注其会阴部皮肤、尿液和尿管留置时间等情况。 (3) 了解老年人的活动意愿、生活习惯等状况。 (4) 了解老年人的心理状况,逐步消除其紧张情绪和抵触心理	
准备	(1) 物品:一次性尿袋、弯盘、止血钳、碘伏棉签、一次性手套、别针、笔、速干手消毒剂、记录单,如图4-11所示。 (2) 环境:温、湿度适宜,光线明亮,无对流风,注意保护隐私。 (3) 老年人:状态良好,可以配合操作。 (4) 养老护理员:着装整洁,修剪指甲,掌握七步洗手法,洗手后戴手套,必要时戴口罩	图4-11　物品准备
实施	(1) 老年人取舒适体位（平卧或低半卧位）,在尿管与尿袋连接处下垫纸巾或一次性无纺布。 (2) 养老护理员检查留置导尿管有无滑脱。 (3) 检查有效期,撕开备好的尿袋外包袋,平铺在留置尿管和尿袋连接处下面。 (4) 打开尿袋引流管上的开关,引流尿液,观察引流是否通畅。挤压尿管,用止血钳夹住留置导尿管开口上端3～5cm处,如图4-12所示。 (5) 戴手套,用碘伏棉签消毒引流管连接处,先以接口为中心进行环形消毒,然后向接口以上及以下纵向消毒2.5cm。 (6) 取无菌纱布包绕连接处的引流管部分,脱开连接处,轻轻上提引流管,让尿液流至袋内,引流管夹在手指间或挂于钩上。 (7) 再用碘伏棉签消毒引流管的管口边,如图4-13所示。连接尿管和新引流管端口,旋紧。将新引流管端口盖帽盖在换下的引流管头端,反折于床垫下。 (8) 松开止血钳,挤压引流管观察其是否通畅。夹闭新尿袋引流管开关,每2～4h松开夹子放尿一次。 (9) 用别针将新尿袋固定在床旁。取下用过的治疗巾和弯盘,放在治疗车下层。 (10) 协助老年人取舒适卧位,盖好被子,拉好床栏,介绍宣教内容。 (11) 提起旧尿袋,观察尿液颜色、性状、尿量后,放入治疗车下层尿盆内,如图4-14所示	操作过程中注意无菌操作 图4-12　夹管 图4-13　消毒 图4-14　读取尿量

续表

流　程	操作要点	备　注
整理	(1) 养老护理员将棉签、更换下来的尿袋及可能被尿液污染的用物置于医用黄色垃圾袋中，按医用垃圾处理，脱去手套（口述） (2) 端尿盆到卫生间，松开尿袋放尿端口，放掉尿液（口述），如图4-15所示。将用过的治疗巾、棉签、尿袋按医疗垃圾处理。脱去手套，按医疗垃圾处理。 (3) 洗净双手，记录尿液颜色、性状、尿量、尿袋更换时间，发现异常及时报告医护人员（口述）	图4-15　放尿
注意事项	(1) 操作全过程中动作要轻柔、准确、安全。 (2) 操作全过程中尿袋始终低于老年人会阴部位，避免尿液反流。 (3) 保持沟通与交流，随时观察老年人，关注老年人的心理需求，及时给予心理慰藉。 (4) 根据老年人的生理、生活习惯等特点，组织适宜的健康宣教	
评价	(1) 给予认可：应体贴、耐心，带着爱心照护老年人。 (2) 提出不足：确认照护老年人的过程中是否不注意隐私保护，是否有失误，是否会耐心解释，是否得体照护等。 (3) 加以总结鼓励：相信养老护理员只要用心、有爱心，一定能做得更好	

4.2.6　知识拓展

智能护理机器人破解大小便失禁难题

深圳某公司经过三年的研发，推出了大小便智能护理机器人（图4-16），这是一款智能化的清洗设备，采用先进的感应技术，能及时感应到患者的排便情况，自动识别大小便，自动抽走排泄物，能进行温水冲洗，并用暖风烘干用户隐私部位，无须家属接触大小便，护理机器人一气呵成。高清触摸显示屏可以自行设置参数，支持手动和自动方式，可以24h进行贴身护理。

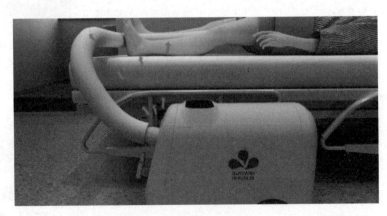

图4-16　智能护理机器人

练习巩固

1. 为老人更换留置尿袋时错误的做法是（　　）。

    A. 养老护理员用夹子夹住留置导尿,将集尿袋内尿液放入便盆内

    B. 将导尿管与污尿袋分离,用碘伏、酒精棉球消毒导尿管外口周围

    C. 尿袋高度高于老人仰卧时腿的高度

    D. 尿袋每日更换一次

2. 少尿是指每小时尿量少于（　　）mL。

    A. 17　　　　　　　B. 50　　　　　　　C. 100　　　　　　　D. 400

3. 有出血时,尿液呈（　　）。

    A. 深黄色　　　　　B. 绿色　　　　　C. 洗肉水样色　　　D. 乳白色

4. 王奶奶排尿后,发现尿中有白色的像棉絮一样的物质,养老护理员应告知王奶奶（　　）。

    A. 减少饮水量　　　　　　　　　B. 泌尿系统感染

    C. 可能患丝虫病　　　　　　　　D. 可能患糖尿病

5. 刘爷爷,87岁,行动不便,口齿不清,有时不能憋住小便,养老护理员给陈爷爷留置导尿管后,应注意（　　）。

    A. 换下的尿袋放于医疗垃圾桶

    B. 陈爷爷不能沟通,则不用解释目的等

    C. 放出尿液时要打开尿袋上端开口

    D. 插入引流管时,手须捏住导尿管口及周围,以保证顺利插入

任务4.3　简易通便照护

4.3.1　任务导入

汪奶奶,83岁,一级护理,刚来到颐养中心。汪奶奶行动不便,平时牙口不好,长期喜欢精细饮食,习惯性便秘多年,表现为排便困难,排便次数减少,每周少于3次,粪便干硬,便后无舒畅感,现4天未排便,主诉腹胀腹痛,养老护理员需使用开塞露帮助汪奶奶通便,并进行预防便秘的健康宣教。

4.3.2　任务目标

• 知识目标:了解便秘的影响因素;明确改善便秘的措施;知晓简易通便的常用方法。

• 技能目标:能根据老年人状况恰当选择简易通便方式解除便秘。

4.3.3 相关知识

4.3.3.1 老年人便秘的影响因素

（1）年龄因素。随着年龄的增长，人体内的器官肌肉量下降，胃肠蠕动减慢，肠道推动力量减缓，盆底肌和肛门括约肌松弛，使肠道排泄控制力减弱，粪便排出动力减弱。

（2）饮食因素。由于老年人饮水量不足，食物过于精细，缺乏膳食纤维，导致大便干硬，且进食量少，对结肠刺激减少，易引起排便困难或便秘。

（3）活动因素。老年人常因躯体衰弱发生活动受限，使肠蠕动减弱而引起便秘。

（4）排便习惯。当老年人因环境改变或其他因素导致排便习惯无法维持时，致使抑制自己的便意而影响正常排便，这是老年人发生便秘的重要原因。

（5）疾病与治疗。排便无力，如结肠梗阻、结肠中有良性或恶性肿瘤；各种原因导致的肠粘连均可引起便秘；直肠或肛门病变可导致排便疼痛而惧怕排便，如肛裂、痔疮或肛周脓肿；全身性疾病如甲状腺功能低下、脊髓损伤、尿毒症等可致肠道肌肉松弛；老年人多见的脑卒中、糖尿病等也会影响正常排便。

（6）药物。使用镇静止痛剂、麻醉剂、抗抑郁药、抗胆碱能药、钙通道阻滞剂、神经阻滞剂等会使肠道肌松弛而引起便秘。长期滥用泻药会造成老年人对药物的依赖，反而降低肠道感受器的敏感性，导致慢性便秘。

（7）社会文化和心理。老年人因健康原因需要他人协助解决排便问题时，常会因丧失个人隐私而产生自卑，在出现便意时因怕麻烦他人而刻意抑制自己的需要，因此造成便秘。心理因素也会影响排便，如精神抑郁可导致身体活动减少，自主神经系统冲动减慢，肠蠕动减少，从而引起便秘。

4.3.3.2 老年人便秘的预防和简易通便

（1）心理护理。解释便秘的原因和防治措施，消除病人的思想顾虑。

（2）排便习惯。早餐后是最佳排便时间，需逐步养成定时排便的习惯，指导老人不随意使用缓泻剂或灌肠等方法。

（3）排便环境。提供单独隐蔽的环境和充裕的排便时间。

（4）排便姿势。有条件的老人尽量取坐位，身体稍向前倾，或床头抬高 45°，以利于排便。

（5）合理膳食。多饮水，每日饮水 1500mL 以上；多吃蔬菜、水果、粗粮等含膳食纤维多的食物；摄入适量油脂类食物。

（6）适当运动。可指导老年人进行散步、打太极拳、做体操等户外运动，也可指导卧床病人进行床上活动。

（7）腹部按摩。用食指、中指和无名指自右沿结肠解剖位置向左环状按摩，并将手心覆盖于肚脐上，做上下轻微震动，刺激肠蠕动，以促进排便。

（8）简易通便术。

① 开塞露通便术：开塞露由 50% 甘油或少量山梨醇制成，装于密闭的塑料胶壳内。用量：成人 20mL，小儿 10mL。

② 甘油栓通便术：甘油栓是由甘油明胶制成的，为无色透明或半透明栓剂，呈圆锥形。使用时需将甘油栓包装纸剥去，捏住栓剂较粗的一端，将尖端部分朝向肛门，将栓剂从肛门插入直肠，轻轻按揉数分钟，使甘油栓完全融化后再行排便，如图 4-17 所示。

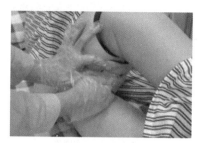

图4-17 简易通便图式

③ 人工取便法：当老年人便秘时间过久，发生粪石嵌顿在肠内不易排出，使用开塞露无效，此时如果老年人有急迫便意，表情痛苦不堪，甚至大汗淋漓，应及时采取人工取便以解除老年人的痛苦。

4.3.4 任务分析

由于老年人牙齿缺损，消化能力减弱，摄入膳食纤维不足，且活动较少，便秘发生率较高。便秘影响老年人的日常生活质量，也会增加心、脑血管意外概率，甚至会猝死，因此需及时地帮助老年人解除便秘威胁。在操作过程中应重视与老年人的沟通与交流，缓解其紧张情绪，重视舒适原则，鼓励老年人保持良好的饮食和运动习惯。

4.3.5 任务实施

为老年人使用开塞露通便操作流程如表 4-3 所示。

为老年人使用开塞露通便

表 4-3 为老年人使用开塞露通便操作流程

流程	操作要点	备注
沟通	（1）得到老年人理解与配合。 （2）介绍操作的目的。 （3）介绍操作的内容。 （4）介绍操作的时间	
评估	（1）汪奶奶，行动不便，长期精细饮食，习惯性便秘多年，表现为排便困难，排便次数减少，每周少于 3 次，粪便干硬，便后无舒畅感。现4 天未排便，主诉腹胀腹痛。 （2）正确评估老年人的腹胀程度，观察肛门口情况，询问通便药物使用情况。 （3）了解老年人的饮食、饮水、活动等生活习惯	
准备	（1）物品：开塞露一枚，手套一双，手纸数张，污物杯一个。 （2）环境：温、湿度适宜，光线明亮，关闭门窗，拉上帘子或用屏风遮挡。 （3）老年人：状态良好，可以配合操作。 （4）养老护理员：着装整洁，修剪指甲，用七步洗手法洗手，戴手套，必要时戴口罩	

流程	操作要点	备注
实施	(1) 携用物至老人床旁,核对姓名、床号。 (2) 协助老人左侧卧位,双膝弯曲,臀部靠近床边。 (3) 在臀部下垫一次性尿垫,如图4-18所示。 (4) 协助将其裤子脱至膝部以下,暴露肛门。 (5) 戴手套,拧开开塞露盖帽,一手分开臀部,另一手持开塞露挤出少量药液来润滑开塞露前端及肛门。 (6) 将开塞露细管插入老年人肛门内,嘱老人深呼吸,用力挤压开塞露球部,将药液全部挤进肛门内,如图4-19所示。 (7) 退出开塞露壳,同时另一手取纸巾按压肛门5min,防止药液渗出肛门外。 (8) 叮嘱老人尽量保持体位10min后再去排便,如有便意,指导老人深呼吸收紧肛门。 (9) 10min后协助老人排便,收起一次性尿垫,整理床单位。 (10) 开窗通风,收起屏风	 图4-18 铺尿垫 图4-19 使用开塞露
整理	(1) 清理用物,整理污物。 (2) 开窗通风。 (3) 洗手。 (4) 记录开塞露使用量及大便情况。 (5) 向老年人讲解引起便秘的原因及预防措施,鼓励老年人适当活动,多饮水,多吃蔬菜、水果、粗粮等膳食纤维丰富的食物,养成定时排便的习惯	
注意事项	(1) 使用开塞露前,应检查开塞露是否在有效期内,包装是否完好。 (2) 为患有痔疮的老年人使用开塞露时,操作应轻缓并充分润滑。 (3) 对开塞露过敏者禁用,过敏体质者慎用。 (4) 整个护理过程中,养老护理员应戴手套。 (5) 开塞露不可长期使用,以免身体耐受后失去作用	
评价	(1) 给予认可:应体贴、耐心,应带着爱心去照护老年人。 (2) 提出不足:确认照护老年人的过程中是否不注意隐私保护,是否有失误,是否发生安全风险事件,是否耐心解释,是否得体照护等。 (3) 加以总结鼓励:相信养老护理员只要用心、有爱心,一定能做得更好	

为老年人进行人工取便操作流程如表4-4所示。

表4-4 为老年人进行人工取便操作流程

流程	操作要点	备注
沟通	(1) 得到老年人的理解与配合。 (2) 介绍操作的目的。 (3) 介绍操作的内容。 (4) 介绍操作的时间	

续表

流程	操作要点	备 注
评估	(1) 汪奶奶,行动不便,长期精细饮食,习惯性便秘多年,表现为排便困难,排便次数减少,每周少于 3 次,粪便干硬,便后无舒畅感。现 4 天未排便,主诉腹胀腹痛。 (2) 正确评估老年人腹胀程度,观察肛门口情况以及通便药物使用情况。 (3) 了解老年人是否有不适感,通过沟通,缓解老年人的紧张、恐惧心理	
准备	(1) 用物:便盆、一次性无菌手套、润滑液(皂液或开塞露等)、一次性护理垫、卫生纸、笔、记录单,必要时准备水盆、温水、毛巾及屏风。 (2) 环境:温、湿度适宜,光线明亮,关闭门窗,拉上帘子或用屏风遮挡。 (3) 老年人:状态良好,可以配合操作。 (4) 养老护理员:着装整洁,修剪指甲,用七步洗手法洗手,戴手套,必要时戴口罩	
实施	(1) 协助老年人脱下裤子至大腿处,呈左侧卧位。多人同居一室时,可用屏风遮挡。 (2) 暴露老年人臀部,臀下垫一次性护理垫,将便盆放在靠近臀部的护理垫上。 (3) 戴好手套,右手食指浸没在润滑液中。 (4) 左手向上轻推老年人右侧臀部,嘱咐老年人深呼吸。 (5) 右手食指在肛门口润滑肛周后,滑入直肠,掏取近肛门处的粪便。观察老年人反应并询问感受。 (6) 由浅入深将可触及的粪块掏出,放于便盒内。取卫生纸擦净肛门。 (7) 在温水盆中把湿毛巾拧至不滴水,趁热湿敷肛门处,并轻轻按摩,以促进肛周血液循环,减轻肛门疼痛或不适感	
整理	(1) 撤下用物。协助老年人穿好裤子,取舒适体位,整理床单位。 (2) 观察粪便情况,如有异常,及时向医护人员报告。 (3) 倾倒并冲洗、消毒便盆,晾干备用。 (4) 洗净双手,做好记录。开窗通风	
注意事项	(1) 取便时应动作轻柔,避免损伤肠黏膜或引起肛门周围水肿。 (2) 不能使用器械掏取粪便,以避免误伤直肠黏膜。 (3) 取便过程中,注意观察老年人的反应,如发现其有面色苍白、出冷汗、疲倦等现象,应立即暂停操作,休息片刻后再进行	
评价	(1) 给予认可:体贴、耐心,有爱心地照护老年人。 (2) 提出不足:照护老年人的过程中,确认是否不注意隐私保护,是否有失误,是否发生安全风险事件,是否耐心解释,是否得体照护等。 (3) 给予总结、安慰、鼓励:相信养老护理员只要用心、有爱心,一定能做得更好	

4.3.6 知识拓展

真情陪护一百天 好友胜似亲兄弟

他们相隔 800 多千米,申柯瑜得知徐海涛急性脑梗死后,毅然决定前往开封照顾他,尽管面临重重困难。申柯瑜的无私付出,让徐海涛从最艰难的时刻逐步恢复到能独立站立。据了解,申柯瑜与徐海涛是参加网络公益活动认识的。在申柯瑜情绪低迷、生活遇到困难的时候,是徐海涛帮助他走出阴霾。这段艰难中互助的经历,不仅让他们成为好兄弟,也展现了无私的人文关怀。

申柯瑜接受采访时说:"现在比起最初照顾海涛,已经容易多了。刚开始的时候,他需要流食和药粉,我一点点地照顾他。现在他的状况好多了。"这段感人的故事不仅是友情的见证,更是用爱照护的真实写照。

练习巩固

1. 以下不是年龄原因引起老年人便秘的是 (　　)。

    A. 痔疮增多   B. 腹壁肌力下降

    C. 肛门括约肌松弛   D. 盆底肌松弛

2. 关于简易通便术的描述不正确的是 (　　)。

    A. 开塞露可由少量山梨醇制成

    B. 成人通便每次用量 20mL

    C. 当老年人发生便秘时,首选人工取便,避免老年人用力发生意外

    D. 甘油栓由甘油明胶制成

3. 不会引起老年人便秘的疾病是 (　　)。

    A. 肠梗阻   B. 冠心病

    C. 甲状腺功能低下   D. 痔疮

4. 使用开塞露的正确方法是 (　　)。

    A. 右手分开老年人臀部,左手持开塞露球部

    B. 养老护理员戴手套

    C. 直接将开塞露前端插入肛门深部

    D. 一支开塞露可分两次使用

5. 预防老年人便秘可采用的护理方法不正确的是 (　　)。

    A. 适量规律运动   B. 公共开放性排便环境

    C. 腹部按摩   D. 合理膳食

任务 4.4　便器使用照护

4.4.1　任务导入

孙爷爷，74 岁，失能老人，意识清醒，能控制大小便，喜欢与人沟通。孙爷爷长期卧床，养老护理员准备了接尿壶和大便器，能让孙爷爷在床上解决大小便需求，增强了孙爷爷的舒适度，也降低了老人的费用。现在孙爷爷要求养老护理员帮助其在床上使用便器解大小便。

4.4.2　任务目标

- 知识目标：能识别排便异常的情况，知晓便器使用的常识。
- 技能目标：能协助老年人在床上顺利使用便器解决大小便需求，未出现皮肤受伤、受凉、尿液飞溅等现象。

4.4.3　相关知识

4.4.3.1　床上便器的种类

1. 大便器

不能下床的老年人，可在养老护理员帮助下在床上使用便携式便器排便，如图 4-20 和图 4-21 所示。

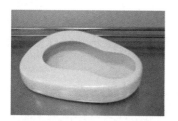
图4-20　搪瓷便携式便盆

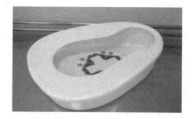
图4-21　塑料便携式便盆

2. 小便器

不能下床的老年人，可在养老护理员帮助下在床上使用便携式小便器排尿，如图 4-22 和图 4-23 所示。

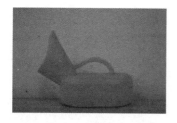
图4-22　女性便携式小便器

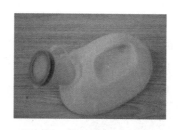
图4-23　男性便携式小便器

4.4.3.2 排便异常的观察

1. 排便异常

(1) 便秘：指排便次数减少，一周内排便次数少于 2 ~ 3 次，大便干结，排便费力。腹部有时可触及包块，肛诊可触及粪块。

(2) 粪便嵌塞：指老年人有排便冲动，腹部胀痛，直肠肛门疼痛，肛门处有少量液化的粪便渗出，但不能排出粪便。

(3) 腹泻：指排便次数明显超过平日习惯的频率，粪质稀薄，常伴有腹痛、恶心、呕吐、肠鸣、有急于排便的需要和难以控制的感觉。

(4) 排便失禁：指老年人不自主地排出粪便。

(5) 肠胀气：老年人表现为腹部膨隆，叩诊呈鼓音、腹胀、痉挛性疼痛、呃逆、肛门排气过多。当肠胀气压迫膈肌和胸腔时，可出现气急和呼吸困难。

2. 排尿异常

(1) 尿失禁：指膀胱括约肌丧失排尿控制能力，使尿液不自主地流出。

(2) 尿潴留：指膀胱内滞留大量的尿液而又不能自主排出。表现为下腹胀满、排尿困难、耻骨上膨隆、扪及囊性包块，叩诊为实音。

3. 粪便异常的观察

(1) 次数与量：成人每日排便频率是 1 ~ 2 次。成人每日排便超过 3 次或每周少于 3 次且形状改变，称为排便异常。老人有消化不良或急性肠炎时，排便次数增多，可为稀便或水样便；便秘时，排便次数减少，粪便坚硬且呈粟子样；直肠、肛门狭窄或肠道部分梗阻时，粪便呈扁条状或带状。

(2) 颜色与形状：正常粪便呈黄褐色，柔软，成形。柏油样便见于上消化道出血；暗红色便见于下消化道出血；白陶土色便见于胆道完全阻塞；果酱样便见于肠套叠、阿米巴痢疾；粪便表面粘有鲜红色血液见于痔疮、肛裂、直肠息肉；白色"米泔水"便见于霍乱、副霍乱。

4.4.4 任务分析

由于老年人肢体活动机能下降，无法下床如厕，或者由于疾病原因需要卧床，养老护理员需通过提供便器来协助老年人完成排泄需求，并能保持身体清洁舒适。在操作前，应通过评估来发挥老年人的现存功能，提升其自我照护能力。操作过程应关注细节，提升其舒适感，并关注老年人的心理需求，及时进行沟通。

4.4.5 任务实施

协助卧床老年人使用便器排便的操作流程如表 4-5 所示。

协助卧床老年人使用便器

表 4-5 协助卧床老年人使用便器排便的操作流程

流 程	操 作 要 点	备 注
沟通	(1) 得到老年人的理解与配合。 (2) 介绍操作的目的。 (3) 介绍操作的内容。 (4) 介绍操作的时间	
评估	(1) 孙爷爷,长期卧床,意识清醒,能控制大小便,喜欢与人沟通,需要在床上解决大小便。 (2) 正确评估老年人腰部活动情况。 (3) 了解老年人的饮食、饮水、活动等生活习惯	
准备	(1) 物品:便盆(加温后或加垫子)、卫生纸、橡胶布或一次性护理垫、屏风、尿壶(男性)。必要时还需水盆、毛巾。 (2) 环境:温、湿度适宜,光线明亮,关闭门窗,拉上帘子或用屏风遮挡。 (3) 老年人:状态良好,可以配合操作。 (4) 养老护理员:着装整洁,修剪指甲,用七步洗手法洗手,戴手套,必要时戴口罩	
实施	(1) 协助平卧:养老护理员关闭门窗,必要时用屏风遮挡,轻轻掀开下身盖被并将便器放于养老护理员的对侧,协助老年人取仰卧位。 (2) 铺橡胶垫(或护理垫):一手托起老年人的臀部,另一手将橡胶垫(或护理垫)垫于老年人腰及臀下。 (3) 脱裤:将老年人的裤子脱至膝部,并将其两腿屈膝(肢体活动障碍者用软枕垫于膝下)。 (4) 放置便盆:一手托起老年人臀部,臀部抬高 20 ~ 30cm,另一手将便盆放置于老年人臀下,如图 4-24 所示;臀部不能抬起的老年人,应先协助其取侧卧位,腰部放软枕,便盆扣于臀部,再协助老年人平卧,调整便盆位置,如图 4-25 所示。 (5) 防尿液飞溅:女性为防尿液飞溅,在阴部盖上卫生纸。男性放上尿壶,膝盖并拢,盖上毛巾被,如图 4-26 所示。 (6) 取出便盆:嘱老年人双腿用力,将臀部抬起,一手抬起老年人腰骶部,另一手取出便盆;臀部不能抬起的老年人,可一手扶住便盆,另一手帮老年人侧卧,取出便盆。 (7) 清理:为老年人擦净肛门(将卫生纸在手上绕3层左右,把手绕至臀部后,从前至后擦肛门,污物较多者反复擦2 ~ 3次)。 (8) 清洗:用温水洗净肛门,擦干,助老年人穿好裤子、洗手,取舒适体位	图4-24 便器放置 图4-25 侧卧式床上使用便盆 图4-26 男性便携式小便器使用

续表

流　程	操作要点	备　注
整理	(1) 养老护理员开窗通风、倾倒污秽、清洗便盆等。 (2) 养老护理员洗手	
注意 事项	(1) 检查便盆是否有毛刺,是否光滑。 (2) 擦拭排泄物时,应注意顺序,从尿道擦向肛门,不可逆向。 (3) 整个护理过程中,养老护理员应戴手套	
评价	(1) 给予认可:体贴、耐心,带有爱心地照护老年人。 (2) 提出不足:在照护老年人的过程中,确认是否不注意隐私保护,是否有失误,是否耐心解释,是否得体照护老年人等。 (3) 加以总结并适当鼓励:相信养老护理员只要用心、有爱心,一定能做得更好	

4.4.6　知识拓展

老年人失禁现状与行为管理建议

失禁在老年人中很常见,但因为羞耻感和误解,经常被低估。失禁的常见原因包括盆底肌肉松弛、前列腺增生、括约肌损伤和大脑神经问题。年龄大、女性、受教育多的老年人更容易发生失禁。女性绝经后雌激素减少,盆底肌肉松弛和生育对盆底组织的影响可能导致失禁。研究表明,糖尿病、脑卒中、痴呆、帕金森病、心脏问题和抑郁也与失禁有关。良好的生活习惯如体育锻炼、盆底肌肉锻炼、适当饮水、戒烟和减肥可以降低失禁风险,这些方法对预防和治疗失禁都很重要。

练习巩固

1. 关于粪便性状异常的描述,正确的是　(　　　)。

　　A. 上消化道出血时粪便呈腥臭味

　　B. 胆道完全阻塞时粪便呈酱油色

　　C. 肠道部分梗阻时粪便呈扁条形

　　D. 肠套叠时粪便呈果酱样便

2. 帮助卧床老年人使用便盆排便的正确方法是　(　　　)。

　　A. 使用前检查便盆完整性

　　B. 将老年人的裤子脱至脚踝

　　C. 腰部不能抬起的老年人,采用仰卧位放置便盆

　　D. 一手托起老年人的臀部,臀部抬高约 10cm

3. 尿壶使用方法不正确的是（　　　）。

　　A. 男性老年人双腿屈膝稍分开

　　B. 女性老年人取仰卧位

　　C. 为防止尿液飞溅,在女性会阴上部盖上卫生纸

　　D. 男性老年人取侧卧位

4. 在观察排便异常时,下列描述错误的是（　　　）。

　　A. 排便失禁是老年人自主地排出粪便

　　B. 便秘是指一周内排便次数少于 2 ~ 3 次

　　C. 腹泻常伴有腹痛、恶心等症状

　　D. 粪便嵌塞会导致直肠区域有少量液化粪便渗出

5. 排便时有鲜血滴出,常见于（　　　）。

　　A. 上消化道出血　　　　　　B. 阿米巴痢疾

　　C. 痔疮出血　　　　　　　　D. 肠套叠

项目5　清洁照护

素养目标

古有汉文帝亲尝汤药,后有王祥为母卧冰求鲤,孝心的展现不在于物质,而彰显于生活照料的细节。清洁照护虽最为基础,但却需日日坚守,身体力行,实为不易。清洁照护旨在培养学生进行老年人的口腔与皮肤清洁、床单位整理的技能,了解身体清洁与床品整换的实用知识,激发细致耐心的良好品格,成为能扎根一线的大孝践行者。

任务5.1　协助卧床老年人擦浴

5.1.1　任务导入

刘奶奶,72岁,患有认知症10年,如今只能卧床,生活不能自理,肢体活动缓慢,关节活动度一般。今日查房,养老护理员发现刘奶奶尿湿衣裤,养老护理员需要为刘奶奶进行床上擦浴。

5.1.2　任务目标

- 知识目标:明确身体清洁的目的与意义;熟悉床上擦浴的操作原则、评估内容。
- 技能目标:能熟练为老年人进行身体清洁,且避免身体着凉。

5.1.3　相关知识

5.1.3.1　身体清洁的重要性

通过对身体表面的清洗及揉搓,可以达到消除疲劳,促进血液循环,改善睡眠,提高皮肤新陈代谢和增强抗病能力的目的。在擦拭过程中,可观察老年人的全身皮肤状况,提供疾病信息,并帮其活动肢体,使肌肉放松,防止关节僵硬和肌肉挛缩等并发症。身体清洁能维护老年人的自我形象,提高其自信心。

5.1.3.2　身体清洁的要求

皮肤易产生油脂,油脂过多会刺激皮肤、阻塞毛孔或形成污垢,因此养老护理员应指导老年人根据个人所需及时进行身体清洁。易出汗及出油的老年人,应指导其增加洗澡频次并保持干净,避免皮肤因潮湿而破损,也可减少身体异味。对于皮肤干且薄的老年人,应酌情减少洗澡次数。

5.1.3.3 身体清洁的准备

1. 清洁用品使用的指导

洗浴用品应根据老年人的生活习惯、清洁用品的使用的目的和效果,以及老年人皮肤状况（如干燥、油性、敏感性等）来选择。

2. 老年人身体清洁的种类

老年人沐浴的种类主要包括三种:淋浴、盆浴、床上擦浴。需要根据老年人的身体状况及个人习惯选择合适的身体清洁方式。

5.1.3.4 身体清洁的评估要点

老年人的意识状态,包括认知能力、沟通能力、协助能力、自我照顾能力等内容;身体运动功能状态下,包括是否瘫痪或软弱无力,有无关节活动受限,需要完全协助还是部分协助;清洁习惯及对清洁品的选择,包括老年人对保持皮肤清洁、健康相关知识的了解程度及需求,以及老年人的皮肤颜色、温度、柔软度、完整性、弹性、感觉、清洁度等。同时注意体位、环境因素（如室温）、汗液量、皮脂分泌、水肿和色素沉着等情形对评估准确性的影响。

5.1.3.5 身体清洁的原则

（1）脱衣服的原则。一般情况下,先脱近侧,再脱对侧;若有患肢,先脱健肢,再脱患肢。

（2）穿衣服的原则。一般情况下,先穿对侧再穿近侧;若有患肢,先穿患肢,再穿健肢。

（3）擦洗会阴顺序。一般情况下,从上到下,先对面一侧,后近侧;擦洗方向从污染最小部位到污染最大部位,防止细菌向尿道传播。

（4）擦洗的一般原则。从远离心脏端到接近心脏端,并向上用力,但向下时不要用力,以促进静脉回流。

5.1.4 任务分析

失能老年人或高龄老年人处在生活不能自理阶段,身体清洁需完全依靠养老护理员。老年人的肢体活动缓慢,关节活动度一般,在穿脱衣服环节存在一定的难度,需要在充分了解其关节活动范围的前提下进行操作。进行身体清洁时,应全面评估,充分沟通,注重保暖,并全程做好隐私保护。操作过程中应掌握擦拭的顺序与力量,注意卫生与舒适原则,并把控整体操作的时长,避免着凉。时刻关注水温调节,避免烫伤与着凉。

5.1.5 任务实施

协助卧床老年人擦浴操作流程如表 5-1 所示。

为卧床老年人擦浴

表 5-1 协助卧床老年人擦浴操作流程

流程	操 作 要 点	备 注
沟通	(1) 得到老年人的理解与配合。 (2) 介绍操作的目的。 (3) 介绍操作的内容。 (4) 介绍操作的时间	
评估	(1) 刘奶奶,患有认知症 10 年,卧床,肢体活动缓慢,关节活动度一般。 (2) 评估老年人的意识和肢体活动、关节活动能力。 (3) 了解老年人的清洁习惯及是否有引流管等。 (4) 查阅护理记录了解老年人皮肤是否完整,是否有疼痛	
准备	(1) 物品:脸盆(擦身体、臀部、足各 1 个)、毛巾(擦臀部、脚、脸各 1 条)、浴巾、浴液、橡胶单、清洁衣裤、暖瓶、水温计、污物桶、屏风,如图 5-1 所示。 (2) 环境:温、湿度适宜,光线明亮,关闭门窗,拉上帘子或用屏风遮挡。 (3) 老年人:已排空大小便,状态良好,可以配合操作。 (4) 养老护理员:着装整洁,修剪指甲,用七步洗手法洗手,必要时戴口罩	图5-1　物品准备
实施	(1) 备齐用物至老年人床旁(如多人同住一室,用屏风遮挡)。脸盆内盛装 40～45℃温水,协助老人脱去衣裤,盖好被子,如图 5-2 和图 5-3 所示。 (2) 擦洗脸部。将浴巾搭在枕巾及胸前盖被上,将毛巾浸湿后拧干,横向对折,再纵向对折,对折后小毛巾四个角分别擦洗双眼的内眼角和外眼角。洗净毛巾并包裹在手上,撒上沐浴液,依次擦拭额部、鼻部、两颊、耳后、颈部(额部由中间分别向两侧擦洗,鼻部由上向下擦洗,面颊由鼻唇、下巴向左右面颊擦洗,颈部由中间分别向两侧擦洗)。洗净毛巾,用同样方法擦净脸上浴液,再用浴巾沾干脸上水分,如图 5-4 所示。 (3) 擦洗手臂。暴露近侧手臂,浴巾半铺半盖于手臂上,用毛巾包手,如图 5-5 所示。养老护理员测试水温,如图 5-6 所示。涂上浴液,打开浴巾由前臂向上臂擦拭,如图 5-7 所示。擦手,擦拭后用浴巾遮盖,再洗净毛巾。用同样手法擦净上臂浴液,再用浴巾包裹沾干手臂上的水分。用同样方法擦拭另外一侧肢体。	图5-2　擦拭准备 图5-3　脱衣服 图5-4　脸部清洁 图5-5　手套法

续表

流程	操作要点	备注
实施	(4) 擦拭胸部。将老年人的被子向下折叠,暴露胸部,用浴巾遮盖胸部。洗净毛巾并包裹在手上,倒上沐浴液,打开浴巾并由上向下擦拭胸部及两侧,注意擦洗皮肤皱褶处（如腋窝、女性乳房下垂部位）,擦拭后用浴巾遮盖。用同样方法擦净胸部沐浴液,再浴巾沾干胸部水分,如图5-8所示。 (5) 对于腹部。将老年人的盖被向下折至大腿上部,用浴巾迅速盖住胸腹部。洗净毛巾并包裹在手上,撒上浴液,打开浴巾下角,暴露腹部,由上向下擦拭腹部及两侧,擦拭后用浴巾遮盖,再洗净毛巾。用同样方法擦净腹部浴液,再用浴巾沾干腹部水分,如图5-9所示。 (6) 对于背部。协助老年人翻身侧卧,背部朝向养老护理员。将被子上折,暴露背臀部。浴巾铺于背部下,向上反折,遮盖背臀部。洗净毛巾并包裹在手上,倒上浴液,打开浴巾,暴露背部,由腰骶部分别沿脊柱两侧螺旋向上擦洗全背。分别按环形擦洗臀部,擦拭后用浴巾遮盖,再洗净毛巾。用同样方法擦净背、臀部浴液,再用浴巾沾干背、臀部水分,如图5-10所示。 (7) 对于下肢,协助老年人平卧,盖好被子。暴露一侧下肢,浴巾半铺半盖。洗净毛巾,包裹在手上,撒上浴液,打开浴巾,暴露下肢;另一手扶住下肢的踝部成屈膝状,由小腿向大腿方向擦洗,擦拭后用浴巾遮盖,洗净毛巾。用同样方法擦净下肢浴液,再浴巾沾干下肢的水分。用同样方法擦洗另一侧下肢,如图5-11所示。 (8) 擦拭足部。更换水盆（脚盆）,盛装 40～45℃温水约半盆。将老年人被子的被尾向一侧打开,暴露双足,取软枕垫在老年人膝下支撑。足下铺橡胶单和浴巾,水盆放在浴巾上,将老年人一只足浸于水中,涂拭浴液,专用脚巾擦洗足部（注意洗净脚趾缝）,洗后放在浴巾上,用同样方法清洗对侧。撤去水盆,拧干脚巾,擦干双足。再用浴巾沾干足部水分,如图5-12所示。 (9) 清洗会阴部。更换水盆（专用盆）,养老护理员一手托起老年人臀部,另一手铺垫橡胶单和浴巾,将专用毛巾浸湿拧干。对于女性老年人,擦洗由阴部向下至尿道口、阴道口、肛门,边擦洗边更换面,清洗毛巾后再分别擦洗左右侧腹股沟部位。对于男性老年人,擦洗顺序为尿道外口、阴茎、包皮、阴囊、腹股沟和肛门。随时清洗毛巾,直至清洁无异味。撤去橡胶单和浴巾。协助老年人更换清洁衣裤。 (10) 给老年人取合适的体位	 图5-6 测试水温 图5-7 擦拭手臂 图5-8 擦拭胸部 图5-9 擦拭腹部 图5-10 擦拭背部 图5-11 擦拭下肢 图5-12 清洗双足

续表

流程	操作要点	备注
整理	(1) 开窗通风,根据情景拖地,保持床周围地面清洁。 (2) 操作中注意老年人的感受,并注意沟通与交流。 (3) 洗净双手	
注意事项	(1) 操作时动作要迅速、轻柔,协助老人翻身或穿、脱衣服时不可拖、拉、拽。 (2) 应随时观察病情变化,如出现寒战、面色苍白、脉速等征象时,应立即停止擦洗并保暖,通知专业医护人员。 (3) 擦拭过程中应注意随时遮盖身体,减少身体暴露。 (4) 清洗老年人的身体、会阴、足部时所用的盆和毛巾要分开单独使用,不可错用。 (5) 操作过程中注意节力原则,尽量采取下蹲姿势以降低重心,并靠近床单位。端水盆时,水盆应尽量靠近身体,以减少体力的消耗	
评价	(1) 给予认可:细致、有效地照护老年人,减少翻身与不适。 (2) 提出不足:照护老年人的过程中,确认是否不注意隐私保护,是否有失误,是否发生安全风险事件,是否耐心解释,是否得体照护老年人等。 (3) 加以总结和鼓励:相信养老护理员只要用心,有爱心,一定能做得更好	

5.1.6 知识拓展

细节之处见孝心

父母的生养之恩大于天,养育之恩重如山,人生在世,第一个要报答的便是父母恩。晚清重臣曾国藩,在历史上是十分有名的孝子,即使常年离家,也不妨碍他尽孝。他无论是在上京路上还是为官期间,闲下来总是给父母写信,信中内容也是极其细致。"孝"对于曾国藩家中极其重要,并且人人行之。曾国藩的外祖父常年卧病在床,曾国藩父亲多年侍奉在床前,无论是换洗衣物还是擦拭身体,丝毫不怠慢。虽说久病床前无孝子,但曾国藩一家将"孝"做到了一个新的境界。

练习巩固

1. 皮肤的功能不包括 ( )。

A. 保护   B. 吸收   C. 分泌   D. 清洁

2. 皮肤清洁观察要点不包括 ( )。

A. 颜色   B. 柔软度   C. 血管分布   D. 水肿

3. 当帮助老年人擦洗时,以下正确的顺序是 ( )。

A. 两颊、鼻部、额部、耳后、颈部

B. 额部、鼻部、两颊、耳后、颈部

C. 额部、两颊、耳后、鼻部、颈部

D. 鼻部、两颊、颈部、耳后、额部

4. 关于床上擦浴的描述,错误的是 (   )。

    A. 多人同住一室,用屏风遮挡   B. 身体暴露部位要及时遮盖

    C. 指甲过长应先修剪   D. 擦洗背部时,老年人俯卧

5. 关于床上擦浴的描述,正确的是 (   )。

    A. 双眼内、外眼角用毛巾四个角分别擦洗

    B. 双脚同时浸泡于水中

    C. 先擦对侧,后擦近侧

    D. 擦洗下肢和双足使用同一毛巾

任务5.2　口　腔　护　理

5.2.1　任务导入

邓奶奶,80岁,失能老人,脑中风瘫痪导致长期卧床,吞咽困难,言语不清,可在床上自行翻身活动,不能正常沟通,无法正常进食,只能吃流质饮食。今日查房,老人告知养老护理员自己嘴巴很苦,舌头疼,不能吃饭,于是养老护理员上报给护士过来查看,护士发现老人口腔里有多处白色斑点和溃疡,并且有异味,养老护理员需要采取措施改善老人口腔问题。

5.2.2　任务目标

- 知识目标:明确口腔清洁的重要意义,知晓促进口腔健康的方法。
- 技能目标:能根据老年人口腔情况进行口腔清洁,使之保持清洁舒适。熟悉口腔擦拭顺序,教会老年人保持口腔健康的方法,协助自理。

5.2.3　相关知识

5.2.3.1　老年人口腔健康的标准

世界卫生组织认为:老年人口腔里应尽量保存有20颗以上牙齿,才能发挥口腔功能,保持身体健康需求。世界卫生组织制定的牙齿健康标准是:牙清洁;没有龋齿;没有疼痛感;牙龈的颜色是正常的粉红色;没有出血的现象。

5.2.3.2　口腔清洁的重要性

口腔是病原微生物侵入人体的主要途径之一。正常人口腔内都存在一定数量的细菌、微生物,饮水、漱口、刷牙等活动可清除大量的致病性和非致病性微生物。在机体抵抗力下降时,饮水少,进食少,消化液分泌减少,对口腔内细菌清除能力下降;进食后食物残渣滞留,口腔内适宜的温、湿度使细菌易于在口腔内大量繁殖,易引起口腔炎症、溃疡、口臭及

其他并发症。

5.2.3.3 保持口腔健康的方法

1. 清洁

（1）每天坚持早晚刷牙，饭后漱口。

（2）选择软毛牙刷，每3个月更换牙刷，使用正确的刷牙方法。

（3）使用牙线清洁牙齿之间的食物残渣和细菌，预防牙龈疾病。

（4）按摩牙龈，漱口后将干净的右手食指置于牙龈黏膜上，由牙根向牙冠作上下和沿牙龈水平面作前后方向的揉按，依次按摩上下、左右的内外侧牙龈数分钟。

（5）有义齿的老年人进食后或晚上睡觉前将义齿清洁干净。睡前可将义齿摘下，放入清水中浸泡，定期用专用清洁剂进行清洗，如图5-13所示。

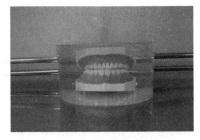

图5-13　义齿清洁

2. 习惯培养

（1）改掉不良嗜好，如吸烟，用牙齿拽东西或咬硬物等。

（2）合理营养，补充牙齿所需的钙、磷等，增加牛奶和豆制品的摄入量。

（3）少吃高糖和酸性食物，多吃新鲜蔬菜，其富含的维生素和矿物质有助于维护牙龈的健康。

（4）保持充足的水分摄入，有助于口腔湿润，减少口干和细菌滋生。

（5）定期到医院进行口腔检查，牙痛要请医生帮助查明原因，对症治疗。

3. 中医口腔保健方法

（1）叩齿，可以促进牙龈血液循环，增强牙龈的健康。

（2）具体操作方法如下。

① 准备：环境安静舒适，保持身体放松。

② 闭嘴：闭上嘴唇，牙齿轻轻接触，舌头轻轻触碰上颚的软腭。

③ 叩齿：上下牙齿轻轻叩击，不要用力，以避免损伤牙齿或牙龈。每次叩击持续30～60s。

④ 放松：叩齿结束后，放松口腔肌肉，深呼吸几次，让身体恢复到正常状态。

⑤ 持续练习：每天坚持进行叩齿练习，可以逐渐增加叩击的次数和持续时间。

5.2.3.4 老年人口腔清洁方法

自理老年人及上肢功能良好的半自理老年人可以通过漱口、刷牙的方法清洁口腔。不能自理的老年人需要养老护理员协助做好口腔清洁，可采用棉棒、棉球擦拭法。对于体弱、卧床、牙齿脱落但意识清醒的老年人，也可通过漱口达到清洁口腔的目的。

5.2.3.5　老年人口腔清洁的观察要点

1. 口腔内部结构

（1）牙齿健康：观察牙齿是否完整，有无蛀牙、龋齿或牙齿松动等情况。

（2）牙龈情况：检查牙龈是否红肿、出血，以及是否存在牙龈退缩或牙龈炎症等情况。

（3）口腔黏膜：观察口腔黏膜是否有溃疡、斑块或其他异常情况。

2. 功能状态

（1）义齿情况：需观察义齿的适配情况和是否存在磨损或损坏。

（2）唾液分泌：评估唾液分泌情况，口干可能是口腔健康问题的表现之一。

（3）咀嚼功能：观察老年人的咀嚼功能是否正常，是否存在咀嚼困难或疼痛。

（4）口腔气味：确定有无异常，如有氨臭味、烂苹果味等，可能是口腔疾病的表现之一。

（5）口腔疼痛：询问老年人是否有口腔疼痛或不适感，以及疼痛的部位和程度。

3. 卫生习惯

（1）了解老年人刷牙的方法、次数，以及口腔清洁的程度。

（2）了解老年人口腔清洁的能力，以及需要完全协助还是部分协助。

5.2.3.6　口腔护理常用漱口液选择

老年人一般口腔卫生的维护，使用清水或生理盐水漱口或刷牙即可，如果遇到有口腔疾患的老年人，可根据表5-2所示，遵医嘱调整漱口液。

表 5-2　口腔护理常用漱口液

名　　称	浓　　度	作　　用
生理盐水	0.9%	清洁口腔，预防感染
复方硼砂溶液（多贝尔溶液）	—	轻度抑菌，除臭
过氧化氢溶液	1%～3%	抗菌，除臭，用于口腔有溃烂或者坏死组织的人员
呋喃西林溶液	0.02%	清洁口腔，广谱抗菌
硼酸溶液	2%～3%	酸性防腐剂，抑菌
碳酸氢钠溶液	1%～4%	用于真菌感染
醋酸溶液	0.1%	用于铜绿假单胞菌感染
甲硝唑溶液	0.08%	用于厌氧菌感染
氯己定溶液	0.01%	清洁口腔，广谱抗菌

图 5-14 所示为口腔清洁的特殊溶液。

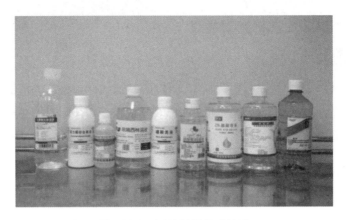

图5-14　口腔清洁的特殊溶液

5.2.4　任务分析

老年人无法正常进食且长期卧床,口腔易滋生病原微生物。近期感觉口腔中有苦味,口腔内有多处白色斑点和溃疡,并且有异味,养老护理员应加强口腔清洁,注意卫生原则,并请医生进行进一步处理。在操作过程中,养老护理员应关注老年人的舒适需求,并加强安全风险意识,防范误吸、呛咳。养老护理员应指导老年人通过漱口、刷牙、饮水等方式主动改善口腔环境,养成良好的口腔卫生习惯,维护老年人口腔健康,增进其食欲,从而提升生活质量。

5.2.5　任务实施

用棉棒为老年人进行口腔护理操作流程如表 5-3 所示。

用棉球为老年人进行口腔护理操作流程如表 5-4 所示。

为老年人进行口腔清洁（棉球法）

表 5-3　用棉棒为老年人进行口腔护理操作流程

流　程	操　作　要　点	备　注
沟通	(1) 得到老年人的理解与配合。 (2) 介绍操作的目的。 (3) 介绍操作的内容。 (4) 介绍操作的时间	
评估	(1) 邓奶奶,脑中风瘫痪导致长期卧床,吞咽困难,言语不清,可在床上自行翻身活动,不能正常沟通,无法正常进食,只能吃流质饮食。老人自述口苦,舌头疼,不能吃饭,经检查发现老人口腔里有多处白色斑点和溃疡,并且有异味。 (2) 检查老年人口腔情况。检查老年人口腔内有无溃疡、义齿等。 (3) 了解老年人的口腔清洁习惯等,增强老年人的自理能力。 (4) 评估老年人的意识和肢体活动能力	

续表

流　程	操　作　要　点	备　注
准备	(1) 物品：无菌棉棒、漱口杯盛 1/3 清水或生理盐水、毛巾、压舌板、弯盘(小碗)、手电筒，必要时备润唇膏，如图 5-15 所示。 (2) 环境：温、湿度适宜，光线明亮，关闭门窗，拉上帘子或用屏风遮挡。 (3) 老年人：状态良好，可以配合操作。 (4) 养老护理员：着装整洁，修剪指甲，用七步洗手法洗手，必要时戴口罩	图5-15　棉棒法用物准备
实施	(1) 摇高或垫高床头，协助老年人面部侧向养老护理员，如图 5-16 所示。 (2) 将毛巾铺在老年人颌下，将弯盘（或小碗）放在毛巾上，靠近老年人口角旁，将漱口杯放在床头桌上。 (3) 取数根棉棒，将棉头部分浸于漱口杯内的溶液中。每次取一根棉棒，在漱口杯的内壁挤压至不滴水，如图 5-17 所示。 (4) 擦拭老年人口唇。 (5) 检查老年人口腔情况。可嘱咐老年人张嘴，手持手电筒，检查老年人口腔内有无溃疡、义齿等。 (6) 擦拭方向为由臼齿向门齿方向擦拭，每个棉棒擦拭一个部位，如图 5-18 所示。 (7) 擦拭牙齿的方法如下。 ① 口腔中上、下牙齿的左、右两侧，每个外侧面、内侧面及咬合面均应擦拭干净。 ② 擦拭牙齿外侧面（颊侧）时可嘱老年人闭合上下牙齿，一手使用压舌板撑开一侧颊部，另一手持棉棒纵向擦拭牙齿外侧。用同样的方法擦拭另一侧牙齿。 ③ 擦拭牙齿内侧面(舌侧)时可嘱咐老年人张口，上牙由上向下擦拭，下牙由下向上擦拭。更换棉棒时，老年人不必保持张口姿势，避免劳累。 ④ 擦拭牙齿咬合面。可叮嘱老年人张口，用棉棒呈螺旋形擦拭。更换棉棒时，老年人不必保持张口姿势，避免劳累。 (8) 擦拭颊部。可叮嘱老年人张口，取棉棒自老年人颊部内侧上部向下勾取食物残渣。用同样的方法擦拭另一侧。 (9) 分别擦拭上颚、舌面。可叮嘱老年人张口，由内向外擦拭。 (10) 擦拭舌下。叮嘱老年人张口抬舌，擦拭舌下，并检查口腔是否擦拭干净。 (11) 根据需要为老年人涂抹润唇膏	图5-16　口腔清洁体位摆放 图5-17　挤压棉棒至不滴水 图5-18　擦拭
整理	(1) 撤去弯盘或小碗，用毛巾擦净老年人口角水痕。 (2) 协助老年人取舒适卧位，并整理床单位。 (3) 洗净双手	
注意事项	(1) 棉棒必须挤净，以免水流入气管引起呛咳或误吸。 (2) 一根棉棒只可使用一次，不可反复蘸取溶液使用。 (3) 未擦拭干净的部位，应另取一根棉棒重新擦拭。 (4) 擦拭上腭及舌面时，位置不可以太靠近老年人咽部，以免引起恶心不适。 (5) 对情绪不稳定、不配合的老年人，应慎用棉棒清洁，避免其咬住棉棒导致棉球脱落或棉棒杆断裂，发生意外事故	

流程	操作要点	备注
评价	(1) 给予认可：细致、有效地照护老年人。 (2) 提出不足：确认照护老年人的过程中棉棒是否过湿，是否有失误，是否未注意感染风险，是否耐心解释，是否得体照护老年人等。 (3) 加以总结及鼓励：相信养老护理员只要用心、有爱心，一定能做得更好	

表 5-4 用棉球为老年人进行口腔护理操作流程

流程	操作要点	备注
沟通	(1) 得到老年人的理解与配合。 (2) 介绍操作的目的。 (3) 介绍操作的内容。 (4) 介绍操作的时间	
评估	(1) 邓奶奶，因脑中风瘫痪导致长期卧床，吞咽困难，言语不清。她可在床上自行翻身活动，不能正常沟通，无法正常进食，只能吃流质饮食。老人自述口苦，舌头疼，不能吃饭，经检查发现老人口腔里有多处白色斑点和溃疡，并且有异味。 (2) 检查老年人的口腔情况；检查老年人口腔内有无溃疡、义齿等。 (3) 了解老年人的口腔清洁习惯等，增强老年人的自理能力。 (4) 评估老年人的意识和肢体活动能力	
准备	(1) 用物：无菌口腔护理包（含小碗或方盘、弯盘、镊子、压舌板、止血钳、棉球 16～20 个、垫巾），并检查有效期。准备清水或生理盐水瓶、手电筒，必要时备润唇膏，如图 5-19 所示。 (2) 环境：温、湿度适宜，光线明亮，关闭门窗，拉上床帘或用屏风遮挡。 (3) 老年人：状态良好，可以配合操作。 (4) 养老护理员：着装整洁，修剪指甲，用七步洗手法洗手，必要时戴口罩	 图5-19 棉球法物品准备
实施	(1) 摇高或垫高床头，协助老年人将头偏向养老护理员。 (2) 打开无菌口腔护理包，向盛装棉球的小碗或方盘中倒入清水或生理盐水，浸透棉球并清点棉球数量，如图 5-20 所示。 (3) 将垫巾铺在老年人颌下，将弯盘放在垫巾上，紧贴于老年人口角处，将小碗或方盘放在弯盘旁。 (4) 左手持镊子，右手持止血钳。 (5) 每次持镊子夹取一个棉球至弯盘上方，用止血钳夹紧棉球的一半，棉球端向下，双手配合，挤干棉球中的水分，如图 5-21 所示。 (6) 松开镊子，用止血钳夹紧棉球，擦拭口唇。 (7) 将镊子放于小碗中，持手电筒检查其口腔有无黏膜损伤及义齿等。检查完毕，关闭手电筒开关，把手电筒放回原处。 (8) 擦拭牙齿外侧面。叮嘱老年人闭合牙齿，左手使用压舌板撑开一侧颊部，右手用止血钳夹紧棉球并纵向擦拭牙齿外侧面，用同样的方法擦拭另一侧。	 图5-20 清点棉球 图5-21 将棉球挤压至不滴水

续表

流 程	操 作 要 点	备 注
实施	(9) 擦拭牙齿内侧面。叮嘱老年人张口,上牙由上向下擦拭,下牙由下向上擦拭。更换棉球时,老年人不必保持张口姿势,以免疲劳。 (10) 擦拭牙齿咬合面。叮嘱老年人张口,用棉球呈螺旋形擦拭牙齿咬合面。更换棉球时,老年人不必保持张口姿势,避免劳累。 (11) 擦拭颊部。叮嘱老年人张口,用止血钳夹紧棉球,自一侧颊部内侧上部向下勾取颊部食物残渣。用同样的方法擦拭另一侧。 (12) 分别擦拭上颚、舌面。叮嘱老年人张口,由内向外擦拭上颚、舌面。 (13) 擦拭舌下。叮嘱老年人张口抬舌,擦拭舌下。 (14) 叮嘱老年人张口,检查口腔是否擦拭干净及有无棉球遗漏在口腔内,如图5-22所示。 (15) 清点弯盘或小碗中棉球数量,应与擦拭前数量相同。 (16) 根据需要为老年人涂抹润唇膏	图5-22 检查口腔并防遗漏
整理	(1) 撤去弯盘或小碗,用毛巾擦净老年人口角水痕。 (2) 协助老年人取舒适卧位,并整理床单位。 (3) 洗净双手	
注意事项	(1) 应挤干棉球中的水分,防止有水分误入气道,引起老年人呛咳和误吸。 (2) 老年人每次张口时间不宜太久,以20s以内为宜。 (3) 未擦拭干净的部位,应另取棉球重新擦拭。 (4) 擦拭上腭及舌面时,位置不可以太靠近咽部,以免引起恶心或不适。 (5) 为老年人擦拭完口腔后应再次进行检查,防止棉球遗漏在口腔内。 (6) 对于昏迷的老年人,必要时应使用张口器,使用时应从白齿处放入。牙紧闭的老年人不可用暴力助其张口	
评价	(1) 给予认可:细致、有效地照护老年人。 (2) 提出不足:照护老年人的过程中,让老年人感觉不舒服,出现棉球过湿或张口时间较长引发呛咳。 (3) 加以总结及鼓励:细心地关注老年人的需求,不断地主动沟通,一定能做得更好	

5.2.6 知识拓展

5.2.6.1 牙线剔牙法

适用于牙齿间隙较大或密集的老年人,可深入牙缝中,剔除嵌塞食物,减少嵌顿疼痛,降低龋齿、牙结石发生风险,保障牙周健康。

1. 具体操作方法

(1) 时间安排:使用牙线最好是每日一次,特别是晚饭后。

(2) 适用人群:老少皆宜,对患有牙龈炎、牙周炎、牙龈萎缩等特定口腔健康问题的人群,以及戴牙套或其他牙齿矫正器械等特殊情况下的人群,具有重要意义。

（3）牙线的选择：上蜡的棉线、涤纶线、尼龙线、超细牙线等都可用来剔牙。根据口腔情况及个人喜好选择合适的牙线。

2. 操作注意事项

放入牙缝力度要轻，使用牙线时不要过度用力，以免刺激牙龈或损伤牙釉质。始终以清洁的牙线去除邻面菌斑，避免重复使用。定期向牙医咨询，了解如何更好地使用牙线，并检查口腔健康状况。

5.2.6.2 Bass 刷牙法

Bass 刷牙法是一种有效的刷牙技巧，旨在彻底清洁牙齿和牙龈。

1. 操作要点

（1）正确角度：将牙刷头部朝向牙龈以 45°角，确保刷毛能够深入牙齿和牙龈交界处。

（2）轻柔移动：用小的、轻柔的圆形或微小的水平运动来刷牙。避免使用横向的刷牙运动，以免损伤牙龈或牙釉质。

（3）重点清洁：集中注意力清洁牙齿和牙龈的交界处。这是最容易积聚牙菌斑的地方，也是牙龈疾病的发生部位。

（4）刷舌苔：轻轻刷洗舌苔，以减少口腔中的细菌和口臭的产生。

（5）持续时间：刷牙的持续时间应该在 2 ~ 3min，确保每颗牙齿都得到适当的清洁。

2. 操作注意事项

刷牙时将刷毛朝向牙龈沟，避免刷毛弯曲，轻度施压，刷毛靠近牙龈沟，水平方向轻柔颤动，适度施压，刷毛端勿离开牙龈沟，对牙龈沟进行彻底清扫，缓慢转动手腕，使刷毛端抵达牙面与牙龈。

练习巩固

1. 牙齿健康的标准不包括（　　　）。

    A. 没有出血的现象　　　　　　　B. 没有龋齿

    C. 没有疼痛感　　　　　　　　　D. 牙龈颜色呈正常的紫红色

2. 为老人按摩牙龈方法不正确的是（　　　）。

    A. 漱口后进行

    B. 将干净的右手食指置于牙龈黏膜上

    C. 由牙冠向牙根做上下方向的按摩

    D. 沿牙龈水平面做前后方向的按摩

3. 有义齿的老年人, 义齿错误的处理方法是 ( )。

    A. 义齿不可浸在乙醇中消毒

    B. 晚上睡觉前将义齿清洁干净

    C. 浸于热水中保存

    D. 定期用专用清洁剂进行清洗

4. 用棉棒为老人擦拭口腔时, 操作方法不正确的是 ( )。

    A. 棉棒蘸水不应过多

    B. 一个棉棒擦拭不干净时, 应反复蘸取漱口水使用

    C. 不可触及咽部

    D. 一个棉棒只可使用一次

5. 为老人用棉棒擦拭口腔时, 正确的顺序是 ( )。

    A. 牙齿咬合面、牙齿内面、两侧颊部、上腭、舌面、舌下、牙齿外面

    B. 牙齿外面、牙齿内面、牙齿咬合面、两侧颊部、上腭、舌面、舌下

    C. 牙齿外面、牙齿咬合面、牙齿内面、两侧颊部、上腭、舌面、舌下

    D. 牙齿外面、牙齿内面、牙齿咬合面、两侧颊部、舌面、舌下、上腭

任务 5.3　更换床单被套

5.3.1　任务导入

颐养中心 1206-2, 周强, 男, 83 岁, 生活不能自理, 长期卧床, 饮食及排泄均在床上进行, 目前神志清楚, 能交流, 左侧肢体活动不灵, 左上肢向前屈曲于腹部, 右侧肢体活动无力。巡视中见床单潮湿有污渍, 养老护理员立即为周爷爷更换床单。老年人的床在居室中间位置, 床的两边都是活动区。

5.3.2　任务目标

- 知识目标：明确整理床单位的意义及要求。
- 技能目标：能熟练更换床单被套, 能较好地应用节力原则, 做好职业防护。

5.3.3　相关知识

5.3.3.1　清扫整理床单位的重要性

舒适整洁的床单位能带给老年人良好的休息体验, 同时维护居室环境的干净整洁, 还可以避免长期卧床的老年人并发症的发生。

5.3.3.2 清扫整理床单位的要求

养老护理员每日需在老年人晨起、午睡后进行床单位的清扫整理。床铺表面要求做到平整、干燥、无渣屑。扫床时,床刷要套上一次性刷套(刷套需浸泡过500mg/L浓度的含氯消毒液,以挤不出水为宜)进行清扫。一床一套,不可混用。

对于卧床的老年人,养老护理员还应注意在三餐后、晚睡前进行床单位的清扫整理,避免食物的残渣掉落床上,造成老年人卧位不适甚至引发压疮。

5.3.3.3 更换被服的重要性

定期为老年人更换被服,可以使床单位保持平整、干净,无褶皱,使老年人睡卧舒适,居室整洁美观;也便于观察卧床的老年人病情,协助老年人变换卧位,同时预防压疮等并发症的发生。

5.3.3.4 更换被服的要求

一般情况下,应每周为老年人更换被服(包括被罩、床单、枕套)。当被服被尿、便、呕吐物、汗液等污染打湿,应立即更换。老年人的被褥应经常拿到室外晾晒。

5.3.4 任务分析

卧床老年人右侧无力,左侧偏瘫,对身体控制与调整能力较差,且大小便失禁,压疮风险较高,需及时为老年人更换、清洁床单位。由于老年人的控制能力较弱,需要在操作中重点防范跌倒风险,并做好保暖工作。为卧床老年人更换床单被套时,需合理调节房间布局以便于操作,提升效率,并注重卫生原则,强化节力原则,同时注意自身劳动保护。

为卧床老年人更换 床单

为卧床老年人更换 被套、枕套

5.3.5 任务实施

为卧床老年人更换床单、被套的操作流程见表5-5。

表5-5 为卧床老年人更换床单、被套的操作流程

流　程	操 作 要 点	备　注
沟通	(1) 得到老年人的理解与配合。 (2) 介绍操作的目的。 (3) 介绍操作的内容。 (4) 介绍操作的时间	
评估	(1) 周爷爷,长期卧床,饮食及排泄均在床上进行。目前神志清楚,能交流,左侧肢体活动不灵,左上肢向前屈曲于腹部,右侧肢体活动无力。巡视中见床单潮湿、有污渍。老年人的床在居室中间位置,床的两边都是活动区。 (2) 评估老年人的意识和肢体活动能力。 (3) 了解老年人的清洁习惯及是否有引流管等。 (4) 查阅护理记录,了解老年人皮肤是否完整,是否有疼痛	

续表

流 程	操 作 要 点	备 注
准备	(1) 用物：清洁床单、枕套、床刷、一次性床刷套、脸盆，需要时备被套及清洁衣裤，如图 5-23 所示。 (2) 环境：温、湿度适宜，光线明亮，关闭门窗，拉上帘子或用屏风遮挡。 (3) 老年人：状态良好，可以配合操作。 (4) 养老护理员：着装整洁，修剪指甲，用七步洗手法洗手，必要时戴口罩	图5-23 物品准备
实施	(1) 物品按使用顺序放在床尾椅上（上层床单，中层被罩，下层枕套）。 (2) 养老护理员站在床右侧，一手托起老年人头部，一手将枕头平移到床左侧，立起对侧床档。 (3) 协助老年人翻身侧卧于床左侧（背向养老护理员）。 (4) 从床头至床尾松开近侧床单，床单向上卷起至老年人身下，如图 5-24 所示。 (5) 床刷加上一次性外套，从床中线开始清扫床褥，从床头扫至床尾，每扫一刷要重叠上一刷的 1/3，避免遗漏。 (6) 将床单的中线对齐床中线，展开近侧床单平整铺于床褥上，对侧床单向上卷起塞于老年人身下，分别将近侧床单的床头床尾部分反折于床褥下绷紧床单，将近侧下垂部分的床单平整塞于床褥下，如图 5-25 所示。 (7) 将枕头移至近侧，协助老年人翻转身体侧卧于清洁大单上（面向养老护理员），盖好被子，立起近侧床档。 (8) 养老护理员转至床对侧，放下床档，从床头至床尾松开床单，将污染床单从床头、床尾向中间卷起放在污染衣袋内，如图 5-26 所示。清扫褥垫上的渣屑（方法同上），撤下床刷套。 (9) 养老护理员站在床左侧，将棉被展开，打开被尾开口，一手揪住被罩边缘，一手伸入被罩中分别将两侧棉胎向中间对折。一手抓住被罩被头部分，一手抓住棉胎被头部分，使棉胎呈 S 形从被罩中撤出，如图 5-27 所示，折叠置于床尾。污染被罩仍覆盖在老年人身上。 (10) 取清洁被罩平铺于污染被上，被罩中线对准床中线。被头置于老年人颈肩部。打开清洁被罩被尾开口端，将棉胎装入清洁被罩内，并将棉胎向两侧展开，如图 5-28 所示。将污染被罩从床头向床尾方向翻卷撤出，放于污染衣袋内。 (11) 棉被两侧分别向内折叠，被尾塞于床垫下。	图5-24 污染床单向里卷 图5-25 铺新的床单 图5-26 撤下污染床单 图5-27 将棉胎撤出 图5-28 套入新被罩

流　程	操　作　要　点	备　　注
实施	(12) 养老护理员一手托起老年人头部,另一手撤出枕头并将枕芯从枕套中撤出,将污染枕套放在污衣袋内,如图 5-29 所示。 (13) 在床尾部,取清洁枕套反转内面朝外,双手伸进枕套内撑开揪住两内角,抓住枕芯两角,反转枕套套好,如图 5-30 所示。 (14) 将枕头从老年人胸前放至左侧头部旁边,养老护理员右手托起老年人头部,左手将枕头拉至老年人头下适宜位置,枕套开口应背门	 图5-29　取出枕头 图5-30　床尾更换枕头套
整理	(1) 开窗通风,根据情景拖地,保持床周围地面清洁。 (2) 操作中注意老年人的感受,并注意沟通交流。 (3) 洗净双手	
注意事项	(1) 保证老年人安全,注意防寒保暖,盖好盖被。 (2) 更换被罩时,避免遮住老年人口鼻。 (3) 棉胎装进床罩时,被子头部应充满,不可有虚沿。 (4) 操作动作轻、稳,不要过多暴露老年人身体并注意保暖。 (5) 套好的枕头四角充实,枕套开口背门。 (6) 操作过程中注意节力原则,尽量采取蹲位以降低重心,靠近床单位	
评价	(1) 给予认可:细致、有效地照护老年人。 (2) 提出不足:照护老年人的过程中,确认是否注意保护隐私,是否有失误,是否耐心解释,是否得体照护老年人等。 (3) 加以总结及鼓励:相信养老护理员只要用心、有爱心,一定能做得更好	

5.3.6　知识拓展

长期照护师能否吸引更多"青春养老人"

2024年2月28日,人力资源和社会保障部、国家医保局发布了《关于颁布健康照护师(长期照护师)国家职业标准的通知》。这是我国首个长期照护师国家职业标准,对长期照护师的职业技能等级、职业培训要求、职业道德等进行了规范。

"老年人照护是我打算长期从事的工作领域。"22岁的北京首厚康健永安养老有限公司养老护理员王九达于2023年6月正式入职,目前已在养老护理一线工作9个多月。王九达曾在2022年全国技能大赛养老服务技能赛项中获得二等奖。他虽然年纪轻轻,但对于照护老人颇有心得。他说:"照护工作看似简单,想做好却不容易。因为每位老人的身体状况各不相同,服务中需要专业的职业技能,比如,给老人翻身的力度,穿衣服时老人手臂弯曲的角度,都需要准确把握。刚工作的新人与经验丰富的护理人员相比,一眼就能看出差距。"

练习巩固

1. 一般情况下,应（　　）为老年人更换被服（包括被罩、床单、枕套）。

　　A. 每天　　　　　　　B. 3～5 天　　　　　C. 每周　　　　　　　D. 每两周

2. 养老护理员应于老年人每日（　　）进行床单位的清扫整理。

　　A. 晨起前　　　　　　B. 午睡前　　　　　　C. 晚睡后　　　　　　D. 晨起或午睡后

3. 关于清扫整理床单位的要求,不正确的是（　　）。

　　A. 卧床老年人每日三餐后、晚睡前后要进行床单位的清扫整理

　　B. 床铺表面要求做到平整、干燥、无渣屑

　　C. 扫床时,床刷要套上刷套进行清扫

　　D. 扫床时可以从床尾扫至床头,每扫一刷要重叠上一刷的 2/3,避免遗漏

4. 定期为老年人更换被服,主要用于预防（　　）并发症的发生。

　　A. 感染　　　　　　　B. 疼痛　　　　　　　C. 水肿　　　　　　　D. 压疮

5. 为卧床老年人更换被单的注意事项是（　　）。

　　A. 操作时不必拉起床栏

　　B. 操作时动作轻、稳

　　C. 操作时注意保暖及保护老年人隐私

　　D. 操作时注意节力原则

项目6　睡　眠　照　护

素养目标

曾有古人黄香扇枕温席,展现如何无微不至地照顾父亲。良好的睡眠是健康的基石,特别是对于老年人来说,保持充足的睡眠对身体健康至关重要。此项目旨在培养学生严谨的工作态度、良好的沟通能力、和蔼可亲的语言神态,并能关注老年人的睡眠问题,让老年人有安全感和舒适感。

任务 6.1　睡眠环境布置

6.1.1　任务导入

金奶奶,74岁,1年前因脑卒中复发,生活不能自理,入住某养老院非自理区,基本生活需要养老护理员照顾。现在是21:00,金奶奶想睡觉。养老护理员协助金奶奶布置睡眠环境。

6.1.2　任务目标

- 知识目标:掌握布置睡眠环境的操作要点及注意事项;熟悉老年人睡眠环境要求;了解老年人睡眠的特点。
- 技能目标:能为老年人布置睡眠环境。

6.1.3　相关知识

6.1.3.1　老年人睡眠特点

1. 早睡早醒

成人最佳睡眠时间为22:00至次日6:00,老年人一般提前至21:00至次日5:00。

2. 睡眠时间缩短

成年人对睡眠的时间要求一般需要7~9h,老年人一般达到6~7h;80岁以后,睡眠时间会略微增加。

3. 容易觉醒, 睡眠间断增多

老年人随年龄增长, 更容易出现夜间睡眠间断, 大约50%的老年人会出现超过30min的睡眠间断。

4. 晚上入睡时间延长

白天老年人容易疲乏, 很多老年人疲乏后会出现瞌睡, 所以夜间入睡时间往往超过30min。

6.1.3.2　老年人良好的睡眠习惯

1. 定时入睡

不管是白天还是夜晚, 老年人都应努力确保在同一时刻起床和上床。

2. 坚持午休

在午餐后的30～60min后, 老年人可以选择午休, 建议睡眠时长30～60min。

3. 打盹

打盹是一种正常的生理反应, 能够为身体提供能量。当老年人感到疲惫的时候, 他们可能会打盹, 这有助于身体的恢复。

4. 临睡前促进睡眠的方法

在16:00之后, 建议避免摄入咖啡、茶叶、尼古丁和其他刺激性食物; 在准备入睡之前, 可以喝一些热牛奶并用温水沐浴; 也可以选择用热水泡脚, 用大约40℃的温水浸泡10～15min, 并对足背和足底进行按摩; 还可以为老年人提供睡前的放松指导, 例如欣赏轻柔的音乐或使用催眠曲; 同时, 提醒老年人在临睡前如厕, 以防止夜间尿量增加对睡眠造成不良影响; 必要时还可以合理地使用眼罩或耳塞。

6.1.3.3　老年人睡眠环境要求

老年人睡眠环境是指老年人睡眠的居室环境。居室的环境因素涵盖了墙面和窗帘的颜色、房间位置、声响、光照、温度、湿度、通风以及其他可能影响睡眠的因素, 如蚊子等。

1. 室内环境的温度、湿度

老年人的体温调节能力相对较弱。在夏天, 室内温度最好维持在26～30℃, 而在冬天, 室内温度最好维持在18～22℃, 同时相对湿度最好维持在50%～60%。

2. 声音、光线和色彩

由于老年人的睡眠容易受到声音和光线的干扰, 因此他们的居住环境要保持安静。当老年人的视觉适应能力减弱,或者光线太暗或太亮时,他们可能会因为无法清晰地看到周围景物而发生跌倒、坠床等危险。在夜晚,应当配备亮度适宜的照明工具,例如夜灯或地面照明设备。墙面的颜色应该是淡雅的,可以选择淡黄色、淡绿色或者淡粉色等。过于浓烈的暖色或冷色可能导致老年人情绪兴奋或低落,从而对他们的睡眠产生不良影响。

3. 通风

良好的通风可以有效地调整室内温度,减少异味,并有助于减少室内细菌的数量,从而降低疾病的风险。为了确保室内空气清新,建议居室经常进行通风。

4. 老年人居室内设备

室内的设备设计应当既简洁又实用,应紧靠墙壁摆放,而家具的转角应选择为弧形设计,以避免夜间起床的老人不小心碰伤。

5. 卫生间

卫生间应靠近卧室,以便于如厕。在卫生间内部,应当安装坐便器并配备扶手,同时地面应铺设防滑砖。提醒老年人在上床之前确保大小便都已排空,以减少或避免夜间起床对睡眠的不良影响。对于那些无法独立生活的老人,建议在临睡前将他们需要的物品摆放在合适的地方,例如水杯、痰桶或便器等。

6.1.4 任务分析

睡眠是人的生理需要。睡眠质量与身心健康和安全有密切的关系。老年人的睡眠问题受到多重因素的影响,其中睡眠环境对睡眠质量有直接作用。因此,应根据老年人的生理睡眠需求,协助老年人做好睡眠环境准备,营造适宜的睡眠氛围,从而有效地提高他们的睡眠质量。

6.1.5 任务实施

协助老年人布置睡眠环境操作流程如表 6-1 所示。

协助老年人布置睡眠环境

表 6-1 协助老年人布置睡眠环境操作流程

流　程	操 作 要 点	备　注
评估	(1) 金奶奶,74 岁,1 年前因脑卒中复发,生活不能自理,现在是 21:00,为金奶奶布置睡眠环境。 (2) 老年人的睡眠情况。 (3) 老年人的睡眠环境和床铺条件。 (4) 老年人的意识状态、身体状况、疾病情况	

续表

流 程	操 作 要 点	备 注
准备	(1) 养老护理员:着装整洁,修剪指甲,用七步洗手法洗手,必要时戴口罩。 (2) 老年人:知道布置睡眠环境的重要性,愿意配合。 (3) 环境:环境安静整洁,宽敞明亮,无异味,关闭门窗。 (4) 用物:免洗洗手液 1 瓶,湿式床刷 1 个,签字笔 1 支,记录单 1 本,必要时备毛毯、软枕	
实施	(1) 核对解释。核对老年人的基本信息,向老年人解释操作目的和睡眠环境准备情况,询问老年人是否如厕,帮助老年人做好个人卫生,协助老年人服睡前口服药。 (2) 布置睡眠环境。 ① 通风。睡前 1h 打开老年人卧室窗户,通风 30min 再关闭门窗。 ② 调节室内温、湿度。 ③ 关闭电视、拉上窗帘。 ④ 铺床。检查床铺是否平整、干燥,有无褶皱,拍打枕头,铺好棉被,三折于床的对侧。 (3) 协助老年人上床。协助老年人坐在床上,脱掉鞋子及衣服,协助老年人采取舒适的卧位和正确的睡姿,盖好被子。 (4) 调节光线。打开夜间地灯,关闭房间大灯。 (5) 离开房间。将呼叫器放于老年人枕边,便器放于床旁,询问老年人有无其他需求,然后离开	
整理	(1) 清理用物,洗手。 (2) 记录老年人睡眠时间及情况:根据巡视情况记录老年人一般睡眠情况、有无异常睡眠表现、是否采取药物助眠等,发现任何异常情况应及时处理	
注意事项	(1) 通风换气,去除室内异味和污浊的空气时应避免对流风,注意老年人的保暖。 (2) 枕头软硬适度,高度合适,枕头舒适高度以 6 ~ 9cm 为宜。 (3) 夜间巡视老年人时应走路轻、关门轻。 (4) 对身体状况不佳或有异常睡眠情况的老年人应加强观察和巡视,发现异常应及时处理。 (5) 详细记录老年人睡眠情况	
评价	(1) 给予认可:对养老护理员的耐心、专业、得体的关爱给予肯定。 (2) 提出不足:确认是否保护隐私,是否有失误,是否耐心解释,是否得体照护老年人等。 (3) 加以鼓励:相信养老护理员只要用心、有爱心,一定能做得更好	

6.1.6 知识拓展

不同睡眠时期的特点如下。

正常的睡眠是白天清醒,夜间睡眠。人们通常所说的"生物钟"实际上是由个人的日常生活和工作习惯所塑造的睡眠模式。睡眠可以分为两个主要阶段:非快速眼动睡眠

（NREM）和快速眼动睡眠（REM），这两个阶段共同构成了一个完整的睡眠周期，如表 6-2 所示。一般而言，一个完整的睡眠周期通常需要 80 ~ 100min 的时间。非快速眼动睡眠可以进一步细分为四个不同的阶段。

表 6-2　NREM 和 REM 的特点和生理表现

睡眠时期	阶 段	特点及生理表现
非快速眼动睡眠	入睡期	肌肉放松，呼吸均匀，脉搏减慢，容易被叫醒
	浅睡期	肌肉松弛，呼吸均匀，脉搏减慢，血压、体温下降，进入睡眠状态，但仍易被惊醒
	熟睡期	肌肉松弛，脉搏缓慢，血压、体温降低，中度刺激不能唤醒
	深睡期	全身放松，可出现梦游、遗尿、大汗、噩梦等，很难唤醒
快速眼动睡眠	梦境期	心率、血压、呼吸大幅度波动，眼肌活跃，眼球迅速转动，很难唤醒

练习巩固

1. 不利于改善老年人睡眠的是（　　）。

　　A. 白天适当锻炼　　　B. 晒太阳　　　C. 温水泡脚　　　D. 睡前多喝水

2. 老年人常见的睡眠特点不包括（　　）。

　　A. 夜间多醒　　　　　　　　　B. 入睡时间延长

　　C. 睡眠时间延长　　　　　　　D. 早睡早醒

3. 老年人应午睡（　　）。

　　A. 10 ~ 20min　　　B. 20 ~ 30min　　　C. 30 ~ 60min　　　D. 2h

4. 老年人睡眠环境要求冬季室温在（　　）℃为宜。

　　A. 16 ~ 18　　　　　B. 18 ~ 22　　　　　C. 26 ~ 30　　　　　D. 30 ~ 32

5. 为老年人布置睡眠环境正确的是（　　）。

　　A. 开窗使空气流通　　　　　　B. 地面洒水可增加湿度

　　C. 开启地灯，关闭大灯　　　　D. 协助老年人睡前洗漱

任务 6.2　睡眠障碍照护

6.2.1　任务导入

　　金奶奶，74 岁。一周前入住养老机构。每晚入睡困难，靠服用安眠药才能勉强入睡，白天昏昏沉沉，精神萎靡，心烦意乱，晚上也睡不好。养老护理员需照护睡眠障碍老年人入睡。

6.2.2 任务目标

- 知识目标：掌握照护睡眠障碍老年人入睡的操作要点与注意事项；熟悉睡眠障碍的原因及表现；了解睡眠障碍的概念。
- 技能目标：能照护睡眠障碍老年人入睡。

6.2.3 相关知识

6.2.3.1 概述

睡眠障碍是由于生理、心理、躯体疾病、神经系统疾病和精神疾病等一系列因素，导致睡眠质量异常，表现为在睡眠过程中出现不正常的行为模式，以及在睡眠和觉醒过程中出现规律性的交替紊乱。睡眠障碍分为器质性睡眠障碍和非器质性睡眠障碍，常见的非器质性睡眠障碍包括睡眠失调和异常睡眠。

对于老年人来说，并非睡眠时间需要减少，而是其睡眠能力减退。以下是老年人常见睡眠障碍的表现。

（1）入睡困难。一旦上床，如果持续超过30min无法进入睡眠状态，或者虽然想要入睡但感觉非常清醒，就很难进入梦乡。

（2）睡眠浅且睡眠易中断。睡眠过程中一夜醒来多次，没有熟睡的感觉。

（3）彻夜不眠。夜间虽卧床睡眠却意识清醒，感觉一夜迷迷糊糊。

（4）有效睡眠时间短。在一个月以上的时间里，夜间的有效睡眠周期缩短，每晚不超过6h，导致白天感到疲惫。

（5）早醒。在天还没亮的时候就醒来，或者一旦醒来就无法再进入梦乡。

（6）多梦。夜间经常做梦，通常不会留下记忆，或者对梦境有断断续续的不完整记忆。

6.2.3.2 影响老年人睡眠的因素

1. 生理因素

老年人的夜尿、内分泌的波动、脑部的缺血和缺氧、葡萄糖的供应不足等因素都可能干扰脑细胞的正常代谢，这些因素都可能对老年人的睡眠产生不良影响。

2. 心理、社会因素

老年人在退休后，如果不适应新的生活环境或过于关心子女的生活，可能会导致他们感到紧张和焦虑，难以入睡，睡眠中经常做梦，以及睡眠质量下降。

3. 疾病因素

身体上的疾病导致的疼痛和不适可能会对睡眠产生不良影响。部分老年人由于生病而选择了被动体位,或者没有按照规定的时间翻身,这导致他们长时间保持在同一卧位,从而造成肌肉疲劳,难以入睡。一些老年人在生病的时候,由于留置输液导管和各类引流管,不仅会导致牵拉不适,还会对他们的睡眠产生不良影响。对于患有肿瘤的老年人来说,疼痛是他们最不舒服的体验,特别是在影响睡眠方面,因此应当按照医生的建议使用止痛药。其他的心理健康问题,例如抑郁症和焦虑症,也可能引发睡眠问题。

4. 药物、食物影响

老年人中经常出现需要长时间药物治疗的情况,许多药物可能会对他们的睡眠产生不良影响。例如,老年人由于服用安眠药物而容易形成习惯和依赖,一旦出现机体的耐药性,睡眠障碍可能会进一步恶化。食品中存在一些可能导致老年人感到兴奋但难以入眠的成分,例如咖啡和浓茶,建议在睡前 4～5h 避免饮用。另外,牛奶、肉类和豆类等食物中含有对催眠有益的 L-色氨酸,因此建议老年人适量摄入。

5. 环境影响

居室环境的通风、温度、噪声、光线及床上用品是否舒适,可影响老年人睡眠。当老年人所处的生活环境发生变化,例如他们的卧室或家具发生改变,或者他们住在养老院或医院后因为多人同住一个房间而互相打扰,这些都可能对老年人的睡眠产生不良影响或导致睡眠障碍。

6.2.3.3 解决老年人睡眠障碍的措施

1. 促进老年人睡眠环境的舒适

(1)调整室内的温度与湿度水平。通常在夏天,温度维持在 22～25℃,而相对湿度则在 60%～70% 的范围内;在冬季,适宜的室内温度范围是 18～22℃,而相对湿度应保持在 55%～65%。

(2)通风换气。对于老年人,建议在睡前 1h 进行 30min 的通风,以消除室内的异味和污染空气,同时避免产生对流风,并特别注意老年人的保暖措施,以免受凉。

(3)保持安静,光线要暗。养老护理员要走路轻、操作轻、关门轻、说话轻。老年人入睡前关闭大灯,并适时开启壁灯或地灯;选择具有良好遮光性的深色窗帘。

2. 促进老年人身体的舒适

(1)确保老年人的个人卫生和清洁工作得到妥善处理。在入睡前进行洗漱、清洁会阴和臀部,并确保大小便都已排空。

(2)确保床铺、被服舒适。床的高度应在 40～50cm,以确保老年人能够方便地上下床。床上用品的厚度随着季节的变化而调整,既松软适中,又平整舒适。芯枕的硬度和软度都恰到好处,并且具有良好的透气性,通常建议头部放在枕头上并将其压缩到 6～9cm。

（3）协助老年人采取舒适的睡眠姿势。要确保所有的引流管都是畅通的，不会受到压迫，并根据老年人的身体状况选择合适的卧位。例如，慢性阻塞性肺疾病的老年人采取半坐卧位时，会出现膈肌下移，胸腔容量扩大，有利于气道通畅，以减轻心肺的压力，使呼吸费力的症状得到改善。

3. 促进老年人养成良好的睡眠习惯

（1）饮食宣教。晚餐时应避免吃得过饱或过少，临睡前不应食用零食，也不应大量饮水或食用水分丰富的水果，同时应避免喝咖啡、浓茶等饮品。在日常生活中，建议摄入富含钙、锌、镁和维生素的食品，并在临睡前饮用热牛奶，以促进更好的睡眠。

（2）体育锻炼。在身体状况允许的情况下，老年人在白天可以选择进行适度的低强度体育活动，例如合适的气功练习、饭后或睡前的散步、太极拳或慢跑等。但是，在睡前的 1h 内，应避免进行剧烈的运动，以防止过度的兴奋和疲劳对睡眠产生不良影响。

（3）规律作息。为了建立良好的睡眠习惯，建议每天都按时起床和睡觉，并适当地午休 30min。但是，午睡的时间不应过长。可以通过在睡前的半小时泡脚、洗热水澡、听音乐、按摩放松等方式来建立睡眠条件反射，同时也要避免睡前在床上看电视、手机、书籍等。

4. 促进老年人心理放松

多关心老年人，耐心听取老年人分享睡前未完成的或不愉快的事情，调整他们的思维和情绪，转移他们对失眠的注意力，帮助他们减轻心理压力，从而获得更好的睡眠。

5. 辅助睡眠的药物指导

根据老年人的睡眠状况，遵医嘱使用安眠药和镇静药，并密切关注药物副作用，如是否存在抑制呼吸、降低血压或影响胃肠蠕动症状，以避免产生对药物的依赖。

6.2.4 任务分析

在老年人中，睡眠障碍是一个普遍的问题，这会导致他们的精神健康和生活质量受到影响。因此，养老护理员需要仔细观察老年人的睡眠状况，并进行详细记录，以识别导致老年人睡眠障碍的各种原因，并努力提供及时的解决方案，从而提升老年人的睡眠质量。对于有严重睡眠障碍的老年人，应当及时告知医护人员，并进行必要的医疗干预以提高他们的睡眠品质。

6.2.5 任务实施

照护睡眠障碍老年人入睡的操作流程如表 6-3 所示。

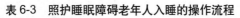
表 6-3　照护睡眠障碍老年人入睡的操作流程

流　程	操　作　要　点	备　注
评估	(1) 金奶奶,74 岁,每晚入睡困难,靠服用安眠药才能勉强入睡。 (2) 了解老年人的年龄、身体、心理状况、睡眠状况及老年人的睡眠环境。 (3) 向老年人讲解即将进行促进睡眠的方法,取得老年人的配合	
准备	(1) 养老护理员:着装整洁,修剪指甲,用七步洗手法洗手,必要时戴口罩。 (2) 老年人:知道舒适睡眠的重要性,愿意配合。 (3) 环境:环境安静整洁,宽敞明亮,无异味,关闭门窗。 (4) 用物:免洗洗手液 1 瓶,湿式床刷 1 个,签字笔 1 支,记录单 1 本,必要时备毛毯、软枕	
实施	(1) 核对解释。备齐用物并携至床旁,核对老年人的基本信息并解释操作目的,协助老年人服睡前口服药,询问老年人是否需要如厕。 (2) 协助老年人睡眠。 ① 找出导致老年人睡眠障碍的原因,并给予其心理护理和照护措施。 ② 协助老年人取舒适卧位,盖好盖被。 ③ 关闭大灯,打开夜灯。 ④ 将呼叫器置于枕边,必要时在床旁放置便器。 ⑤ 轻关门,退出房间。 (3) 观察睡眠。 ① 定时巡视老年人,观察其睡眠状况。 ② 观察老年人一般睡眠状况:入睡时间、觉醒时间和次数、睡眠质量、总睡眠时长等。 ③ 观察老年人有无异常睡眠情况:入睡困难、睡眠呼吸暂停、夜间阵发性呼吸困难、睡眠觉醒节律障碍等。 ④ 观察结束后,轻步退出房间,轻关门	
整理	(1) 清理用物,洗手。 (2) 记录老年人睡眠时间及情况:根据巡视情况记录老年人一般睡眠情况,有无异常睡眠表现,是否采取药物助眠等,发现任何异常情况应及时处理	
注意事项	(1) 根据老年人的不同问题进行有针对性的指导,应区别对待,要具体问题具体分析。 (2) 护理老年人睡眠时要注意让其对养老护理员产生安全感。 (3) 协助老年人服用口服药前要咨询医护人员或老年人家属,防止因出现误服药物而造成不良后果。 (4) 记录老年人夜间睡眠情况要符合实际情况,不能主观臆造,或不询问直接描述	
评价	(1) 给予认可:对养老护理员的耐心、专业、得体的关爱给予肯定。 (2) 提出不足:确认养老护理员是否注意保护老年人隐私,是否有失误,是否耐心解释,是否得体照护老年人等。 (3) 加以鼓励:相信养老护理员只要用心、有爱心,一定能做得更好	

6.2.6 知识拓展

世界睡眠日

为了提高公众对睡眠的重要性和质量的认识,国际精神卫生和神经科学基金会在2001年启动了一个全球性的睡眠与健康项目,并决定将每年的3月21日命名为"世界睡眠日"。2003年,中国睡眠研究会正式将"世界睡眠日"活动带入了中国。

历届世界睡眠日主题:

2023年良好睡眠,健康之源。

2022年良好睡眠,健康同行。

2021年规律睡眠、健康未来。

2020年良好睡眠,健康中国。

2019年健康睡眠,益智护脑。

2018年规律作息,健康睡眠。

2017年健康睡眠,远离慢病。

2016年美好睡眠,放飞梦想。

2015年健康心理,良好睡眠。

2014年健康睡眠,平安出行。

2013年关注睡眠,关爱心脏。

练习巩固

1.上床后翻来覆去要持续30min ~ 1h,或想睡却很清醒,而且持续好几天,此症状属于老年人睡眠障碍的（　　）表现形式。

　　A. 睡眠中断　　　　B. 入睡困难　　　C. 多梦　　　　　D. 早醒

2.帮助有睡眠障碍的老年人养成良好的睡眠习惯,不应（　　）。

　　A. 告诉老年人睡前尽量少看电视

　　B. 教会老年人做睡前温水淋浴或热水泡脚

　　C. 每天按时起床、按时睡觉

　　D. 让老年人睡前多跑跑步,消耗多余的体力

3.不属于睡眠障碍表现形式的是（　　）。

　　A. 经常睡得晚,第二天早晨醒得晚

　　B. 经常睡得晚,第二天早晨仍很早就醒

　　C. 连续几天入睡后没多久就醒来,以后就再也无法入睡

　　D. 连续几天清晨天没亮就醒来

4. 关于睡眠障碍,老年人的饮食指导不正确的是 (　　)。

　　A. 晚餐不要吃得太饱或太少,睡前不宜吃零食

　　B. 睡前喝热牛奶可促进睡眠

　　C. 睡前保证充足水分的摄入

　　D. 适当多食富含 L- 色氨酸的食物

5. 观察睡眠障碍老年人睡眠情况时,下列措施错误的是 (　　)。

　　A. 尽量减少巡视,以免打扰老年人睡眠

　　B. 观察入睡时间、觉醒时间和次数、睡眠质量、总睡眠时长等一般睡眠状况

　　C. 观察有无入睡困难、睡眠呼吸暂停、夜间阵发性呼吸困难、睡眠—觉醒节律障碍等
　　　异常睡眠情况

　　D. 关门轻,走路轻

项目7 用药照护

素养目标

"得之也生,失之也死;得之也死,失之也生,药也。"此句出自《庄子·杂篇》,用药照护,准确用药,安全第一。此项目旨在培养学生服务第一、爱岗敬业的精神;使学生具有耐心、细心和责任心,能为老年人准确实施服药照护。

任务7.1 协助老年人口服用药

7.1.1 任务导入

汪奶奶,70岁,患高血压10余年,平时记性不好,不能按时服用降压药。今晨起来感觉头疼、眩晕、心悸,去医院测血压为170/105mmHg,医师下医嘱,给予硝苯地平10mg口服,每天两次,并嘱其坚持有规律地用药。你作为一名养老护理员,请协助老年人口服用药。

7.1.2 任务目标

- 知识目标:了解老年人用药基本知识及用药目的;熟悉老年人用药原则和老年人用药照护方法。
- 技能目标:能正确实施协助老年人口服用药的操作。

7.1.3 相关知识

7.1.3.1 常用药物基本知识

1.老年人常用口服药物种类

(1)心血管系统药:常用药有硝酸甘油、速效救心丸、消心痛等,尤其速效救心丸是心绞痛急性发作的首选药,必须叮嘱老人随身携带。

(2)降压药:常用药有卡托普利、倍他乐克、硝苯地平等。用药前应了解老人的基础血压,防止血压下降过快,造成脑血流量的不足而引起低血压、头晕或诱发脑梗死。

（3）降糖药：常用药有二甲双胍类、格列奈类、胰岛素增敏剂等。应严格遵医嘱用药，注意低血糖等并发症，嘱老人外出需要随身携带糖果，以防低血糖。

（4）抗精神病药：常用药有硫利达嗪、氯丙嗪、氟哌啶醇、利培酮等。应使用小剂量，并及时停药，以防发生毒副反应，密切监测血压与心电图。

（5）平喘止咳药：常用药有沙丁胺醇气雾剂、鲜竹沥口服液、止咳糖浆等。用药期间需定期雾化，以保持老人气道湿润，利于排痰。

2. 老年人常用口服药剂型及服用方法

口服药物是指需通过口服途径摄入的药物。在我国老年人中，常见的口服药物类型包括溶液、片剂、丸剂、胶囊及合剂等。以下将针对各类口服药物的使用方式进行说明。

（1）口含片与舌下片：也称为含片，主要用于治疗口腔及咽喉疾病，具有局部消炎、杀菌、收敛及止痛功效。代表性药物包括西瓜霜润喉片、草珊瑚含片及硝酸甘油等。使用时应置于口腔内或舌下含服，避免咀嚼与吞咽。含服过程中及含服后一段时间内，请勿饮用液体，以充分利用药物疗效。

（2）口服片剂：此类药物经口腔服用后，通过胃肠道吸收。在用药过程中，可用温开水送服。然而，维生素类、助消化药及止咳糖浆类药物不宜用温水送服。

（3）口服胶囊：胶囊由明胶制成，无毒。药物被填充于空心硬质胶囊中，形成一种特殊剂型。在服用时，请务必保持胶囊完整，应整粒吞服。

（4）口服溶液：多见于糖浆类药物，如急支糖浆、复方甘草合剂、枇杷膏等。建议不宜用温开水送服，因服药后会在病变咽喉部黏膜表面形成保护膜。

3. 老年人服药照护方法

（1）对有吞咽障碍及神志不清的老年人，一般通过鼻饲管给药；未经医师许可的药物不可研碎、掰开或嚼碎服用。

（2）老年人有肢体功能障碍的，协助老年人用健侧肢体服药，病情严重且完全不能自理者，可协助老年人服用。

（3）对于患有精神疾病及失智的老年人，应送药到口，并确认老年人咽下后再离开。

7.1.3.2　对老年人用药后反应的观察与处理

养老护理员协助给药前应了解老年人的病情、用药过敏史、药物作用以及可能出现的不良反应。用药后及时询问老年人的感受并观察，如有异常，应及时报告处理。

1. 各类口服药用药后观察要点

（1）心血管系统疾病药物：观察老年人胸痛、胸闷、心慌等典型症状是否减轻；服用利尿剂要观察记录尿量；服用降压药应注意有无头晕、乏力、晕厥等；定时检测血压。

（2）呼吸系统疾病药物：定时监测体温，了解感染控制情况；观察老年人咳嗽的频率、程度及伴随症状；观察痰液的颜色、量、气味以及有无咯血。

（3）消化系统疾病药物：观察老年人的食欲，有无恶心、呕吐、腹痛、腹泻、发热症状，有无尿少、口渴、皮肤黏膜干燥等缺水现象；准确记录入水量、进食量、尿量、排便量、呕吐量及出汗情况。

（4）泌尿系统疾病药物：观察老年人排尿次数、尿量、颜色、异味以及是否浑浊，有无尿频、尿急、尿痛等症状或症状是否得到缓解。

（5）血液系统疾病药物：观察老年人面色，了解其有无头晕、乏力、活动后心悸、气短等贫血表现，有无耳鸣、皮肤黏膜瘀点、瘀斑及消化道出血等情况。

（6）内分泌及代谢疾病药物：服用降糖药时要观察老年人有无心慌、出汗、嗜睡或者昏迷等低血糖症状；服用治疗代谢疾病的药物要观察老年人身体异常（如突眼、毛发异常、身体外形异常、情绪变化）是否逐渐改善。

（7）风湿性疾病药物：观察老年人关节疼痛与肿胀、关节僵硬及活动受限情况。

（8）神经系统疾病药物：观察老年人头疼、头晕程度及变化，是否出现呕吐、神志变化、肢体抽搐等伴随症状，有无嗜睡、昏睡、昏迷等情况，观察是否有口齿不清、表达困难等言语障碍程度及变化，观察肢体随意活动能力。

2. 常见药用药后的不良反应

（1）胃肠道反应：恶心、呕吐、腹痛、腹泻、便秘等。

（2）泌尿系统反应：血尿、排尿困难、肾功能下降等。

（3）神经系统反应：头痛、头晕、烦躁不安、乏力、失眠、抽搐、大小便失禁等。

（4）循环系统反应：心慌、面色苍白、眩晕、血压改变等。

（5）呼吸系统反应：呼吸困难、胸闷、心悸、喉头堵塞感、哮喘发作等。

（6）皮肤反应：皮炎、荨麻疹。

（7）全身反应：过敏性休克。

3. 处理措施

查看药物说明书，了解不良反应及处理方法，情况严重时应进行如下处理。

（1）立即停药，马上通知医生和家属。

（2）协助老年人平卧，头偏向一侧，保持呼吸道通畅，防止其呕吐时窒息。

（3）如果发生心跳或呼吸骤停，立即就地抢救，进行心肺复苏，有条件时给予吸氧。

（4）观察病情并记录：密切观察老年人呼吸、心跳、意识、尿量，做好病情变化的动态记录；注意保暖。

（5）及时送往医院。

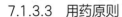

7.1.3.3 用药原则

1. 根据医嘱用药

用药前严格遵医嘱协助老年人使用药物,如有不清楚用药,应先确认清楚;不擅自增药、减药或更换药物;一旦给错药应及时上报,并严密观察老年人用药的反应。

2. 严格执行查对制度

查对制度是安全给药的保障,必须严格遵守,按要求完成"三查八对"。
(1)三查:操作前、操作中、操作后检查。
(2)八对:核对床号、姓名、药名、给药浓度、剂量、用法、给药时间、有效期。
(3)严格检查药物的质量,如药物变质则不能使用。

3. 准确用药

备好的药物及时协助老年人服下,做到五个准确:准确的药物、准确的剂量、准确的方法、准确的时间、准确的病人,确保用药安全。

4. 观察用药反应

协助老人服药后,注意观察药物疗效和不良反应,并进行记录,若有异常应及时上报。

7.1.4 任务分析

老年人随着年龄的增长和机体的老化,再加上衰老所导致的记忆力减退、躯体活动障碍等因素,常出现一体多病、一脏多病的情况,需合理地服用药物预防与治疗疾病。由于老年人用药依从性差,需要养老护理员协助老年人进行正确用药,避免老年人病情加剧。

7.1.5 任务实施

协助老年人口服用药的操作流程如表 7-1 所示。

协助老年人口服用药

表 7-1 协助老年人口服用药的操作流程

流　程	操 作 要 点	备　注
沟通	(1)核对老年人信息,取得老年人的理解和配合。 (2)解释操作的目的。 (3)介绍操作的内容。 (4)介绍操作的时间	
评估	(1)评估老年人的意识状态、合作程度,以及对所用药物的认知程度。 (2)评估老年人有无药物过敏史。 (3)评估老年人有无口腔疾病、食管疾病,有无呕吐、吞咽障碍	

续表

流 程	操 作 要 点	备 注
准备	(1) 养老护理员：着装整洁,修剪指甲,洗净并温暖双手。 (2) 老年人：取舒适体位,配合操作。 (3) 环境：环境安静整洁,宽敞明亮,温、湿度适宜,无异味。 (4) 用物：带上服药单,遵医嘱准备药物、药杯、水杯、温开水、吸管、毛巾、记录单、笔、洗手液等	
实施	(1) 严格遵医嘱备药。双人核对老年人姓名、床号、服用药物名称和剂量、给药途径、给药时间,检查药物质量,携用物至老年人床旁。 (2) 根据老人情况摆放体位。 ① 坐位。坐正直,上身稍前倾,下颏微向前。 ② 半坐卧位。抬高床头 30º ~ 50º,背后用靠垫或软枕支撑。 (3) 协助老年人服药。再次核对姓名、床号、药物名称、剂量、用法、服用时间,确保无误。检查温开水温度适合后,用清洁药杯和水杯协助老年人服药。服药后协助老年人擦净口腔周边水渍,叮嘱老年人保持服药体位 30min。 ① 自理老年人服药。指导老年人准确服药,做好讲解示范,告知服药注意事项,确认吞服。 ② 半自理老年人服药。协助老人先喝一口温水,将药物放入口中,再喝约 100mL 水,确认吞服。 ③ 失能、失智老年人服药。根据老年人病情,可使用吸管或汤匙给水,将药物放入其口中,给水吞服,张嘴确认吞服。 (4) 服药后再次核对药物。再次核对用药是否正确。观察药物疗效和不良反应,发现异常及时报告	
整理	(1) 整理用物,清洗水杯并放回原处；收回药杯,浸泡消毒,洗净,晾干备用。 (2) 洗手。 (3) 记录老年人姓名、药名和剂量、给药时间、途径、副作用,发药者签名	
注意事项	(1) 严格遵医嘱给药,严格执行查对制度。 (2) 按照每 2 ~ 4 片药片准备 100mL 温开水。 (3) 老年人对药品有疑问时,一定要再次核对无误后方能给药,并向老年人解释。发现异常反应,及时报告医护人员。 (4) 对于吞咽有困难的老年人,将药物切割成小块或研碎后服用,要提前报告医师,经医师同意后方可进行此操作。 (5) 协助精神疾病老年人服药,要注意观察服药过程；服药后要求张口,检查药物是否完全咽下,必要时准备的温水量要增多；在老年人服药时不要讲话,避免呛咳。 (6) 与老年人的沟通与交流应贯穿全过程,体现人文关怀	
评价	(1) 模拟情景,评估养老护理员在真实情景下的反应和表现。 (2) 观察养老护理员与模拟老年人之间的互动,评估其沟通技巧、情感支持和认知支持等方面的表现。 (3) 根据评估结果,为养老护理员提供具体的反馈和建议,帮助他们提高技能和能力	

7.1.6 知识拓展

1. 胃管给药

除了注射药物以外，一般的药物都是经过口腔进入人体消化系统，然后进入血液循环从而被人体吸收。当老年人由于疾病或衰老原因，无法经口腔自行摄取药物时，可以通过鼻饲给药治疗疾病。并不是所有的药物都可以通过鼻饲服用，不宜鼻饲给药的药物有以下类型。

（1）含片和舌下片：此类药物经口腔黏膜吸收，如果经鼻饲管给药，剂量相对较小，常达不到疗效，如硝酸甘油片等。

（2）酶制剂：研磨会使酶变性失活，如多酶片、复方消化酶胶囊等。

（3）易堵塞鼻饲管的药：如布洛芬（混悬液、胶囊）、多种维生素片、碳酸钙片、硫糖铝片、兰索拉唑片、各类止咳糖浆剂等。

2. 医院常用外文缩写与中文意译

医院常用外文缩写与中文意译如表 7-2 所示。

表 7-2　医院常用外文缩写与中文意译

外文缩写	中 文 意 译	外文缩写	中 文 意 译
qd	每日 1 次	qh	每 1h 一次
bid	每日 2 次	q2h	每 2h 一次
tid	每日 3 次	q6h	每 6h 一次
qid	每日 4 次	sos	需要时，限用一次
DC	停止用药	prn	必要时，长期服用应遵医嘱

练习巩固

1. 老年人对药品有疑问时正确的处理方法是（　　　）。

　　A. 需要再次核对无误才能给药

　　B. 告诉老人可以先服用

　　C. 不理睬

　　D. 不需要向老人解释说明

2. 关于老人服药后出现不良反应时，说法不正确的是（　　　）。

　　A. 立即停药，通知医生和家属

　　B. 密切观察老年人生命体征，并做好记录

　　C. 及时送往医院

　　D. 向老人解释此情况属于服药正常反应

3. 服用止咳糖浆的正确方法是（　　）。

  A. 饭前服用，服药后立即饮少量水

  B. 饭后服用，服药后立即饮少量水

  C. 咳嗽时服用，服药后立即饮少量水

  D. 在其他药物后服用，服药后不立即饮水

4. 养老护理员在协助老年人服药时，应注意核对，以下不属于核对内容的是（　　）。

  A. 给药途径　　　　　　　　B. 药物名称

  C. 老年人姓名及床号　　　　D. 药物作用

任务 7.2　外用药照护

7.2.1　任务导入

  王奶奶，77 岁，被诊断为右眼青光眼合并白内障，2 天前刚做完白内障手术。为了消炎和促进伤口愈合，医师下医嘱，让其右眼部用左氧氟沙星滴眼液滴眼，1 次 1 ~ 2 滴，1 天 3 次。今早医生查看老人情况时，老人说鼻痒、鼻塞、流鼻涕、耳鸣且伴有黄色分泌物。医生下医嘱，让其用盐酸萘甲唑啉滴鼻液滴鼻，每日 3 次，每次 2 滴；用氧氟沙星滴耳液滴耳，每日 3 次，每次 2 滴。作为养老护理员，协助老人正确使用外用药。

7.2.2　任务目标

- 知识目标：了解外用药的概述及外用药的种类；熟悉使用外用药的基本要求。
- 技能目标：能协助老人正确使用外用药，包含滴眼液、滴鼻剂、滴耳剂。

7.2.3　相关知识

7.2.3.1　外用药概述

  外用给药是指以贴、洗、擦、敷等方式作用于皮肤或五官，经局部吸收并发挥药物作用的一种常见给药方法，给药后在局部起到保护和治疗作用。老年人常患有眼、耳、鼻疾病，需养老护理员掌握各类外用药的使用方法。

7.2.3.2　外用药种类

常见的外用药有滴眼剂、滴耳剂、滴鼻剂等类型。

1. 滴眼剂

滴眼剂是指供滴眼使用的药物制剂，包括眼液、眼膏、眼凝胶。滴眼给药可达到消炎杀

菌、收敛、麻醉、缩瞳、散瞳等作用,也可以用来协助诊断。常用滴眼剂有左氧氟沙星滴眼液、氟康唑滴眼液、妥布霉素滴眼液等。

2. 滴耳剂

滴耳剂是用于耳道内的液体药物制剂,主要用于治疗和缓解耳道感染或局部疾患。常用滴耳剂有氧氟沙星滴耳液、苯酚滴耳液、盐酸洛美沙星滴耳液等。

3. 滴鼻剂

滴鼻剂是指在鼻腔内使用的药物制剂,常见的滴鼻剂有滴剂和喷雾剂,经鼻黏膜吸收从而发挥局部和全身作用。常用滴鼻剂有盐酸萘甲唑啉滴鼻剂、糠酸莫米松滴鼻剂、布地奈德滴鼻剂等。

7.2.3.3 使用外用药的基本要求

第一,外用药均为灭菌制剂,使用完后应该盖紧瓶盖,标好有效期,置于通风、阴凉处。

第二,操作前注意手部卫生,按规范洗手,必要时戴医用手套。

第三,严格遵医嘱用药,认真核对姓名、药名、用法、给药时间、给药途径、药品质量和有效期。

第四,用药前解释用药目的和方法,指导老年人配合用药。

第五,用药时注意药品开口不要直接接触老人身体或非无菌物品,以免污染药品。

第六,用药后观察老年人用药局部及全身反应。

第七,多种药物同时使用在老年人同一局部时,中间需间隔 5 ~ 10min。

7.2.4 任务分析

白内障术后会有眼部感染的风险,滴入左氧氟沙星滴眼液可达到消炎、杀菌的作用;盐酸萘甲唑啉滴鼻液能有效地解除鼻塞、减轻鼻部炎症、缓解鼻部过敏症状、镇痒等,减少患者不适感;王奶奶耳鸣且耳部有黄色分泌物,被诊断为中耳炎,氧氟沙星滴耳液可用于治疗敏感菌引起的中耳炎,缓解不适症状;养老护理员需了解滴眼剂、滴鼻剂、滴耳剂的基本作用与使用方法,并能正确地进行核对、解释、摆放体位、清洁、协助药物滴入等操作,以达到治疗疾病的目的。

7.2.5 任务实施

协助老年人使用滴眼剂的操作流程如表 7-3 所示。

协助老年人使用滴眼剂

表7-3 协助老年人使用滴眼剂的操作流程

流 程	操 作 要 点	备 注
沟通	(1) 核对老年人的个人信息,取得老年人的理解与配合。 (2) 介绍操作的目的。 (3) 介绍操作的内容。 (4) 介绍操作的时间	
评估	(1) 评估老年人的意识状态、合作程度,以及对所用药物的认知程度。 (2) 评估老年人有无药物过敏史。 (3) 了解老年人有无其他眼部疾病,评估眼部情况,确认左眼、右眼还是双眼用药	
准备	(1) 养老护理员:衣帽整洁,必要时修剪指甲,用七步洗手法洗手,戴口罩,举止端庄。 (2) 老年人:老年人取舒适体位配合操作。 (3) 环境:环境安静整洁,宽敞明亮,温、湿度适宜,无异味。 (4) 用物:服药单、滴眼液、棉签、口罩、黄色垃圾桶、记录单、笔、洗手液等	
实施	(1) 严格遵医嘱备药。双人核对老年人姓名、床号、服用药物名称及剂量、给药途径、给药时间,检查药物质量,携用物至老年人床旁。 (2) 协助老年人取合适体位。清洁老年人眼部,取棉棒擦拭眼部分泌物,将污染的棉棒放入黄色垃圾桶内。在老人颈部下垫软枕,使头部略向后仰,眼睛向上看。 (3) 协助老年人服药。再次核对老年人姓名、床号、药物名称及剂量、用法、服用时间,确保无误。打开滴眼液盖帽,将帽口向上,放在治疗盘内。 ① 左手拇指、食指将老年人上下眼睑分开固定,右手持眼药水瓶,距离眼睛1~2cm,遵医嘱将眼药水滴入下眼结膜囊内(1~2滴),如图7-1所示。 ② 松开左手拇指、食指,轻提下眼睑,右手拇指、食指轻提上眼睑,使老年人闭合眼睛,嘱老年人转动眼球,用棉棒擦拭眼部外溢眼药,压住泪囊部1~2min。 (4) 用药后再次核对药物。再次核对用药是否正确。观察药物疗效和不良反应,发现异常及时报告。 (5) 恢复老年人舒适体位	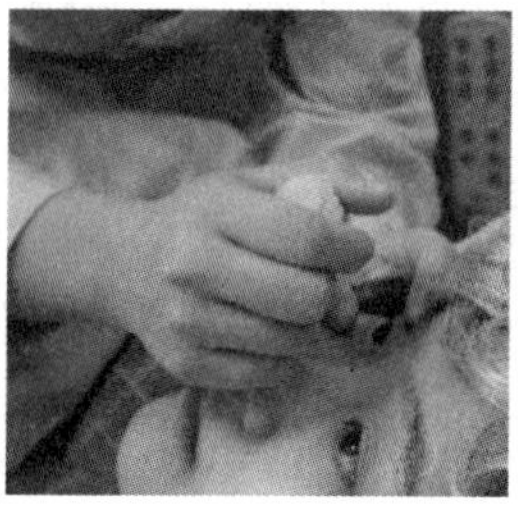 图7-1 滴眼剂
整理	(1) 整理用物,按要求储存药物。 (2) 洗手。 (3) 记录老年人姓名、药名及剂量、给药时间、途径、副作用,发药者要签名	
注意事项	(1) 严格遵医嘱给药,严格执行查验及核对制度。 (2) 滴眼液宜白天使用,使用眼药水应提前混匀药液,眼膏宜临睡前使用。 (3) 两眼都滴药时,先滴健侧眼,后滴患侧眼;先滴病情轻的眼,后滴病情重的眼。 (4) 同时使用多种眼药时,需间隔5min,利于药液充分吸收。使用时先滴抗生素类,再滴其他类或散瞳类,最后涂眼药膏。 (5) 使用眼药后勿用力眨眼,用干净的棉棒或纸巾拭去外溢的眼药	

续表

流　程	操　作　要　点	备　注
评价	(1) 模拟情景,评估养老护理员在真实情景下的反应和表现。 (2) 观察养老护理员与模拟老年人之间的互动,评估其沟通技巧、情感支持和认知支持等方面的表现。 (3) 根据评估结果,为养老护理员提供具体的反馈和建议,帮助他们提高技能和能力	

协助老年人
使用滴鼻剂

协助老年人使用滴鼻剂的操作流程如表 7-4 所示。

表 7-4　协助老年人使用滴鼻剂的操作流程

流　程	操　作　要　点	备　注
沟通	(1) 核对老年人的个人信息,得到老年人的理解与配合。 (2) 介绍操作的目的。 (3) 介绍操作的内容。 (4) 介绍操作的时间	
评估	(1) 评估老年人的意识状态、合作程度,以及对所用药物的认知程度。 (2) 评估老年人有无药物过敏史。 (3) 了解老年人有无其他鼻部疾病	
准备	(1) 养老护理员:衣帽整洁,必要时修剪指甲,用七步洗手法洗手,戴口罩,举止端庄。 (2) 老年人:老年人取舒适体位配合操作。 (3) 环境:环境安静整洁,宽敞明亮,温、湿度适宜,无异味。 (4) 用物:服药单、滴鼻剂、干棉签、0.9% 生理盐水、餐巾纸、弯盘、手电筒、黄色垃圾桶、记录单、笔、洗手液等	
实施	(1) 严格遵医嘱备药。双人核对老年人姓名、床号、服用药物名称及剂量、给药途径、给药时间,检查药物质量,携用物至老年人床旁。 (2) 协助老年人取合适体位。清洁鼻部,用棉棒或餐巾纸清洁鼻孔中的分泌物,将污染棉棒或餐巾纸放入黄色垃圾袋。在老年人颈部下垫软枕,使头部后仰,鼻孔朝上,如图 7-2 所示。 (3) 协助老年人用药。再次核对姓名、床号、药物名称及剂量、用法、服用时间,确保无误。打开滴鼻剂盖帽,将帽口向上放在治疗盘内。 ① 用一手轻推鼻尖以充分显露鼻腔,另一手持滴管距鼻孔约 2cm 处滴入药液,每侧 3 ~ 5 滴。 ② 轻轻按揉鼻翼两侧,使药液均匀分布在鼻黏膜上。 ③ 叮嘱老年人滴药后保持原体位 3 ~ 5min。如果有药液流入口腔,协助老人吐出至污物盘内。 (4) 服药后再次核对药物。再次核对用药是否正确。观察药物疗效和不良反应,发现异常及时报告。 (5) 恢复老年人舒适体位	图7-2　合适体位
整理	(1) 整理用物,按要求储存药物。 (2) 洗手。 (3) 记录老年人姓名、药名及剂量、给药时间、途径、副作用,发药者要签名	

续表

流 程	操 作 要 点	备 注
注意事项	(1) 严格遵医嘱给药,严格执行查验及核对制度。 (2) 滴鼻剂要专人专用。用药前认真核对,以确保用药安全。 (3) 如果鼻腔内有干痂,先用棉棒蘸取 0.9% 生理盐水浸润,使其变软后取出再给药。 (4) 向鼻部滴药时,注意瓶口不要触碰鼻部,防止药液污染。 (5) 尽量避免药液流入口腔,万一流入,协助老年人吐在污物盘内,消毒后清洗备用	
评价	(1) 模拟情景,评估养老护理员在真实情景下的反应和表现。 (2) 观察养老护理员与模拟老年人之间的互动,评估其沟通技巧、情感支持和认知支持等方面的表现。 (3) 根据评估结果,为养老护理员提供具体的反馈和建议,帮助他们提高技能和能力	

协助老年人使用滴耳剂的操作流程如表 7-5 所示。

协助老年人使用滴耳剂

表 7-5　协助老年人使用滴耳剂的操作流程

流 程	操 作 要 点	备 注
沟通	(1) 核对老年人的个人信息,得到老年人的理解与配合。 (2) 介绍操作的目的。 (3) 介绍操作的内容。 (4) 介绍操作的时间	
评估	(1) 评估老年人的意识状态、合作程度,以及对所用药物的认知程度。 (2) 评估老年人有无药物过敏史。 (3) 了解老年人有无其他耳部疾病,查看耳部情况,确认左耳、右耳或双耳用药	
准备	(1) 养老护理员:衣帽整洁,必要时修剪指甲,用七步洗手法洗手,戴口罩,举止端庄。 (2) 老年人:老年人取舒适体位配合操作。 (3) 环境:环境安静整洁,宽敞明亮,温、湿度适宜,无异味。 (4) 用物:服药单、滴耳药、干棉签、0.9% 生理盐水、棉球、手电筒、黄色垃圾桶、记录单、笔、洗手液等	
实施	(1) 严格遵医嘱备药。双人核对老年人姓名、床号、服用药物名称及剂量、给药途径、给药时间,检查药物质量,携用物至老年人床旁。 (2) 协助老年人取合适体位。协助老年人取坐位或半坐卧位,头偏向一侧,患耳朝上,用手电筒检查耳道。用棉棒蘸取生理盐水轻轻擦净老年人患侧耳道内分泌物,再用干棉棒擦拭。 (3) 协助老年人用药。再次核对姓名、床号、药物名称及剂量、用法、服用时间,确保无误。取滴耳药摇匀并温暖药液,打开盖帽,将帽口向上放在治疗盘内。 ① 一手将老年人耳廓向后上方轻轻牵拉,使耳道变直,另一手持药瓶,掌根轻靠耳旁,沿耳道后壁滴入 3 ~ 5 滴(遵医嘱),如图 7-3 所示。	图7-3　滴耳液

续表

流　程	操 作 要 点	备　注
实施	② 轻提耳廓或轻轻压住耳屏将气体排出,使药液充分进入耳中,用棉球塞入外耳道。 ③ 叮嘱老年人滴药后保持原体位 3～5min。 (4) 服药后再次核对药物。再次核对用药是否正确。观察药物疗效和不良反应,发现异常及时报告。 (5) 恢复老年人舒适体位	
整理	(1) 整理用物,按要求储存药物。 (2) 洗手。 (3) 记录老年人姓名、药名及剂量、给药时间、途径、副作用,发药者要签名	
注意事项	(1) 严格遵医嘱给药,严格执行查验及核对制度。 (2) 滴耳药专人专用。用药前认真核对,确保用药安全。 (3) 动作轻稳、熟练、准确、快捷、安全,运用人体力学原理实现节力。 (4) 向耳内部滴药时,注意瓶口不要触碰耳部,防止药液污染。 (5) 老年人耳聋、耳道不通或耳膜穿孔时,不应使用滴耳药	
评价	(1) 模拟情景,评估养老护理员在真实情景下的反应和表现。 (2) 观察养老护理员与模拟老年人之间的互动,评估其沟通技巧、情感支持和认知支持等方面的表现。 (3) 根据评估结果,为养老护理员提供具体的反馈和建议,帮助他们提高技能和能力	

7.2.6　知识拓展

安全风险因素

　　药物有质量问题或药物检验缺失会导致严重的后果;药物核对不当或错误,也会引发严重后果;养老护理员在操作过程中动作粗暴,会导致黏膜受损;养老护理员未严格洗手,操作顺序错误,会引发老年人眼部感染;照护过程中未能及时安装床挡,可能会使老年人发生坠床事件;眼药膏涂抹或散瞳药物滴用后会使视力模糊,增加老年人跌倒风险;耳药液温度过低,刺激内耳前庭器,会引发眩晕、恶心等不适症状;使用滴鼻剂时,鼻腔内干痂未充分软化即取出,会导致鼻腔疼痛和出血。

练习巩固

1. 眼药水一次滴入眼结膜囊 (　　) 滴。
　　A. 1～2　　　　　　B. 2～3　　　　　　C. 2～4　　　　　　D. 4～5
2. 两眼都滴药时,正确的方法是 (　　)。
　　A. 先滴患眼　　　　　　　　　　B. 先滴健眼
　　C. 顺序不做要求　　　　　　　　D. 先滴病情严重的眼

3. 滴鼻药后需保持原体位（　　）min。

　　A. 2 ~ 3　　　　　B. 3 ~ 5　　　　　C. 4 ~ 6　　　　　D. 8 ~ 10

4. 关于使用滴耳药的说法不正确的是（　　）。

　　A. 药液从冰箱取出后尽快低温使用

　　B. 使用前,清理耳道内的分泌物

　　C. 使用时,应将耳廓向后上方牵拉,使耳道变直

　　D. 使用后,应保持原体位 3 ~ 5min

任务 7.3　协助老年人雾化吸入

7.3.1　任务导入

汪爷爷,72 岁,吸烟十余年,每日吸烟量大约 20 余颗,间断咳嗽、咳痰 3 年。近一周出现咳嗽、咳痰,黏稠不易咳出,精神不振,食欲不佳,烦躁不安。遵医嘱给其布地奈德 2mL + 乙酰半胱氨酸 3mL + 生理盐水 30mL,超声波雾化吸入,每天两次。你作为养老护理员,协助汪爷爷进行超声波雾化吸入。

7.3.2　任务目标

- 知识目标:了解超声波雾化吸入法的作用原理及特点;熟悉雾化吸入的常用药物及给药目的。
- 技能目标:能协助老人按照医嘱正确完成雾化吸入给药的操作。

7.3.3　相关知识

7.3.3.1　超声波雾化吸入法

超声波雾化吸入法利用超声波声能将药液分散成细小的雾滴,经鼻、口吸入到呼吸道和肺部,通过人体的呼吸作用将雾滴送达终末支气管及肺泡,从而达到防治呼吸道疾病的作用。

雾化的特点是雾滴小而均匀,雾化液温暖舒适,雾量大小可根据需求调节。目前常用的雾化吸入法有超声波雾化吸入法、氧气雾化吸入法和压缩空气雾化吸入法等。

7.3.3.2　雾化吸入给药的目的

雾化吸入给药可预防和治疗呼吸道感染,消除炎症,减轻呼吸道黏膜水肿;能够控制支气管痉挛,改善通气功能,保持呼吸道通畅;湿化呼吸道,稀释痰液,祛痰,也可作为气管切

开术后常规治疗手段；雾化还可间歇吸入抗癌药物治疗肺癌。

7.3.3.3　雾化吸入常用药物及作用

（1）抗生素。如庆大霉素、卡那霉素等，其作用是预防和控制呼吸道感染。

（2）支气管解痉药物。如氨茶碱、舒喘灵等，其作用是解除支气管痉挛。

（3）稀释痰液、祛痰药物。如糜蛋白酶、痰易净、沐舒坦等，其作用是稀释痰液。

（4）减轻水肿药物。如地塞米松等，其作用是减轻呼吸道黏膜水肿。

7.3.3.4　超声波雾化吸入器仪器构造及其作用原理

（1）仪器构造。超声波雾化吸入器由超声波发生器、晶体换能器、水槽、雾化罐、透声膜、螺纹管口和口含嘴组成，如图7-4和图7-5所示。

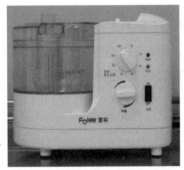 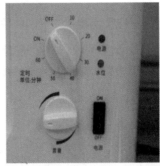 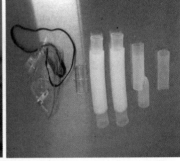

图7-4　超声波雾化吸入器　　　　　　　　图7-5　超声波雾化吸入器配件

（2）作用原理。超声波发生器通电后输出高频电能，水槽底部晶体换能器接收发生器输出的高频电能，并将其转换为超声波声能，声能透过雾化罐底部的透声膜作用于药液，破坏药液表面的张力和惯性，使药液变为细微雾滴，再经呼吸道吸入。

7.3.4　任务分析

随着年龄的增长，老年人的呼吸系统器官功能出现退行性改变，加上免疫功能下降、季节变化、不良习惯等因素影响，极易诱发呼吸系统疾病，出现咳嗽、咳痰、喘息等呼吸困难等症状，而雾化吸入作为一种简单易行、效果良好、不良反应小的治疗手段常被采用，可及时协助老年人雾化吸入，改善老人呼吸道症状。

7.3.5　任务实施

协助老年人超声波雾化吸入的操作流程如表7-6所示。

为老年人进行超声波雾化吸入

表7-6 协助老年人超声波雾化吸入的操作流程

流 程	操作要点	备 注
沟通	(1) 核对老年人的个人信息,取得老年人的理解与配合。 (2) 介绍操作的目的。 (3) 介绍操作的内容。 (4) 介绍操作的时间	
评估	(1) 评估老年人的意识状态、合作程度,以及对所用药物的认知程度。 (2) 评估老年人有无药物过敏史。 (3) 了解老年人面部、口腔和鼻腔有无异常情况	
准备	(1) 养老护理员:衣帽整洁,必要时修剪指甲,用七步洗手法洗手,戴口罩,举止端庄。 (2) 老年人:老年人取舒适体位配合操作。 (3) 环境:环境安静整洁,宽敞明亮,温、湿度适宜,无异味,半小时内无清扫、无尘土飞扬。 (4) 用物:服药单、药物、0.9%生理盐水、冷蒸馏水、注射器、超声波雾化器、螺纹管、口含嘴(或面罩)、弯盘两个、污物杯、水杯、吸管、毛巾、餐巾纸、利器盒、黄色垃圾桶、生活垃圾桶、记录单、笔、洗手液等	
实施	(1) 严格遵医嘱备药。双人核对老年人姓名、床号、服用药物名称及剂量、给药途径、给药时间,检查药物质量。向水槽加入冷蒸馏水,浸没雾化罐底部的透声膜,携用物至老年人床旁。 (2) 协助老年人取合适体位。协助老年人取坐位或半坐卧位,颌下围毛巾。 (3) 协助老年人用药。 ① 将药液稀释至30～50mL并放入雾化罐内,雾化罐放入水槽内,盖紧水槽盖,连接雾化管和口含嘴。 ② 接通电源,打开电源开关,先预热3～5min。 ③ 再次核对姓名、床号、药物名称及剂量、用法、服用时间,确保无误。 ④ 协助老年人温水漱口。 ⑤ 打开雾化开关,调节雾量,设定雾化时间,一般为15～20min。 ⑥ 确保雾气喷出后,将口含嘴放入老人口中,指导老人紧闭口唇,用嘴深吸气,鼻子呼气。 (4) 服药后再次核对药物。 ① 雾化结束,取下口含嘴。先关闭雾化开关,再关闭电源开关。协助老年人漱口,擦净面部,取舒适体位。 ② 再次核对用药是否正确。观察药物疗效和不良反应,发现异常应及时报告。 (5) 恢复老年人舒适体位	
整理	(1) 整理用物,雾化罐、口含嘴(面罩)和螺纹管浸泡消毒1h,晾干备用。 (2) 洗手。 (3) 记录老年人姓名、药名及剂量、给药时间、途径、副作用,发药者要签名	
注意事项	(1) 严格遵医嘱给药,严格执行查验及核对制度。 (2) 超声波雾化吸入使用的口含嘴或面罩、螺旋管路等应专人专用。吸入过程中要注意观察各连接处有无松动、脱落等异常情况,以保正常使用。 (3) 操作时动作轻、稳,以免损坏水槽底部晶体换能器和雾化罐底部的透声膜。 (4) 水槽内切忌加热水,注意水槽内的水温,超过50℃应更换冷蒸馏水。 (5) 连续使用超声波雾化器时,两次之间至少间隔30min	

续表

流　程	操　作　要　点	备　注
评价	(1) 模拟情景,评估养老护理员在真实情景下的反应和表现。 (2) 观察养老护理员与模拟老年人之间的互动,评估其沟通技巧、情感支持和认知支持等方面的表现。 (3) 根据评估结果,为养老护理员提供具体的反馈和建议,帮助他们提高技能和能力	

7.3.6　知识拓展

1. 健康指导

(1) 雾化前嘱老年人用温开水漱口,告知老年人雾化吸入治疗的目的和方法,缓解老年人紧张的情绪,以取得积极的配合。

(2) 使用时要根据病情适量调整雾量大小,对于心肾功能不全的老年人雾化量不宜过大,避免造成肺水肿。

(3) 雾化吸入时,指导老年人用口吸气,用鼻呼气,使胸廓活动度增大,肺活量增多,更有利于药物的吸入。

(4) 雾化吸入后应嘱老年人充分漱口,尤其对免疫功能低下的老年患者,避免引起口腔真菌感染。

(5) 雾化吸入后应给予叩背,叩背不仅可以使肺部和支气管的痰液松动,向大气管引流排出,而且可以促进心脏和肺部的血液循环,有利于支气管炎症的吸收,促进康复。

(6) 雾化结束后,需要对雾化罐、口含嘴或面罩、螺纹管进行消毒处理,本着“一用一消、一人一套”原则,防止交叉感染。

2. 雾化吸入过程中存在的安全风险因素

(1) 药物质量问题:未检查药物质量或药物质量问题引起的严重后果。

(2) 给药差错:未核对药物或核对药名、剂量、浓度、时间等出错,产生相应严重后果。

(3) 烫伤:水槽中误加热水,操作不当,造成烫伤。

(4) 呛咳:协助漱口时,未采用合适体位,出现反流,造成呛咳窒息。

(5) 感染:养老护理员未洗手,雾化罐、口含嘴或面罩、螺纹管消毒不彻底,造成老年人呼吸道感染。

(6) 坠床:照护过程中未及时抬起床挡,造成老年人坠床。

3. 氧气雾化吸入法

氧气雾化吸入法在老年人群中应用广泛,其原理是通过高速氧气气流将药液转化为雾状,进而通过鼻腔和口腔进入呼吸道与肺部,实现对呼吸道感染的控制和通气功能的改善,以达到治疗目的。此方法的优势在于,药液可直接作用于终末支气管和肺泡,疗效显著,起效迅速,用药剂量较小,不良反应较轻。因其特别适用于老年人,故照护老年人进行雾化吸入成为养老护理员必备的一项技能。

练习巩固

1. 超声雾化罐内放药液稀释至(　　)mL。

　　A. 2 ~ 5　　　　　B. 6 ~ 10　　　　C. 30 ~ 50　　　　D. 10 ~ 20

2. 使用超声波雾化器过程中,水槽内蒸馏水的温度超过(　　)℃时,要及时更换蒸馏水。

　　A. 60　　　　　　B. 70　　　　　　C. 40　　　　　　D. 50

3. 使用超声波雾化器时,水槽内加(　　)。

　　A. 冷蒸馏水　　　B. 自来水　　　　C. 温水　　　　　D. 热水

4. 使用超声波雾化器时,打开电源开关先预热(　　)min。

　　A. 1 ~ 2　　　　　B. 2 ~ 3　　　　　C. 2 ~ 4　　　　　D. 3 ~ 5

项目8 皮肤照护

素养目标

"慎独"语出《礼记·中庸》："君子戒慎乎其所不睹，恐惧乎其所不闻。莫见乎隐，莫显乎微，故君子慎其独也。"意思是说君子独处无人注意时，自己的行为也要谨慎不苟。在照护老年人的过程中，即使无人监督，养老护理员也应严格地要求自己，对本职工作要一丝不苟、尽职尽责。

任务8.1 冷热疗法

8.1.1 任务导入

吴奶奶，81岁，生活自理能力良好。既往有老年性骨关节炎病史长达10年。近期，气温急剧下降，吴奶奶双膝关节部位感到寒冷，夜间入睡时双脚冰冷，从而影响睡眠质量。你作为她的养老护理员，请选择适当的冷热疗法为吴奶奶进行服务，满足她的需求。

8.1.2 任务目标

- 知识目标：熟悉为老年人进行冷热疗法的目的、适应证和禁忌；了解影响冷热疗法效果的因素。
- 技能目标：学会为老年人使用冰袋、热水袋等常用冷热疗法的照护技术。

8.1.3 相关知识

8.1.3.1 冷热疗应用

冷热疗是通过将低于或高于人体温度的物质作用于皮肤，激发机体产生一系列效应，达到促进止血、抗炎、消肿、降温、祛寒湿、缓解疼痛、缓解疲劳、增进舒适感等目的的一种治疗方法。冷热疗根据热交换介质的不同，可分为干冷热疗（空气介导）和湿冷热疗（通常用水介导）；而根据作用面积和方式，又可分为局部和全身两种类型。冷热刺激可引起局部或全身皮肤和内脏的血管收缩或扩张，从而改变体液循环和新陈代谢。热疗应用指的是使用稍高于人体温度的物体（固体、液体或气体）使皮肤温度升高,以达到促进老年人血液循环、取暖等目的。反之,冷疗应用则是利用低于人体温度的物体（固体、液体或气体）使皮肤温度降低,以实现给高热老年人降温等目标。作为一种重要的物理治疗方法,冷热疗在养生保健、慢病管理和疾病康复等领域得到了广泛应用。

8.1.3.2 冷热疗目的

1. 冷疗目的

降温；缓解疼痛；控制炎症；减轻局部充血并促进止血等。

2. 热疗目的

取暖；缓解疼痛和痉挛；减轻深部组织充血,改善局部组织营养；促进伤口愈合,促进炎症的局限和消散；镇静催眠,放松肌肉,缓解疲劳等。

8.1.3.3 冷热疗适应证

1. 冷疗适应证

冷疗适应证包括高热、中暑、烧伤、烫伤、鼻出血、关节炎、急性扭挫伤、损伤的早期(48h内)、局部急性软组织感染、骨关节术后肿痛等。

2. 热疗适应证

热疗适应证包括疲乏、肌肉疲劳或痉挛、低体温；亚急性、慢性损伤,如肌肉劳损、急性扭挫伤48h后；亚急性、慢性炎症后期及多种疼痛,如乳腺炎、胃肠痉挛、颈肩腰腿痛；慢性无菌性炎症,如浅静肤炎、慢性淋巴结炎、神经炎等。

8.1.3.4 冷热疗禁忌

1. 冷疗禁忌

冷疗禁忌包括血液循环障碍者、慢性炎症或深部化脓性病灶处、大面积/严重组织损伤、破裂或有开放性伤口处、对冷过敏者。

昏迷、糖尿病伴神经病变、皮肤黏膜感觉异常、极度衰弱、严重心脏病、高血压、闭塞性脉管炎、红斑狼疮等老年人应慎用冷疗。

冷疗禁忌部位具体如下。

(1) 枕后、耳廓、阴囊处：极易造成严重冻伤。

(2) 心前区：会出现反射性心率减慢,甚至诱发心律失常。

(3) 腹部：易出现腹痛腹泻、尿失禁等相应症状。

(4) 足底：会诱发重要脏器应激反应,如一过性冠状动脉收缩会诱发心绞痛。

2. 热疗禁忌

热疗禁忌包括软组织扭伤或挫伤初期（发生扭伤、挫伤后 24～48h 内）、未经确诊的急性腹痛、鼻周围三角区的急性感染、各种脏器出血。

昏迷、糖尿病伴神经病变、皮肤黏膜感觉异常、急性炎症、严重心脏病、认知障碍的老年人应慎用热疗。

热疗禁忌部位：恶性肿瘤病变部位、有金属移植物的部位。

8.1.3.5 影响冷热疗效果的因素

1. 作用部位和距离

不同部位的皮肤各层组织厚度不同,血管神经分布也不同,故对冷热反应的效果存在差异。在确保安全的前提下,热源距离作用部位越近则疗效越好。

2. 作用时间

在一定时间内的疗效会随着时间的增加而增强,从而达到最大疗效。但如果时间过长,机体会产生继发效应来抵消治疗效应,甚至引发不良反应,如继发疼痛、皮肤苍白或潮红、麻痹、冻伤、烫伤等。

3. 作用面积

作用面积越大,冷热迁移越快,冷热效应就越迅速,反之则越弱。然而使用面积越大,老年人对冷热的耐受性越差,越容易引起全身反应。因此作用面积的确定,必须要经过详细评估。

4. 温度差

载热体与作用部位的温度差越大,热交换的速度越快,人体反应越强。但并非温差越大越好,在一定区间内的温差即最适温差将发挥最优的治疗效果,否则剧烈的冷热刺激不但会加重病情,甚至会诱发严重不良反应。另外,环境温度也可以影响冷热疗效,在环境温度高于或等于身体温度时用热疗,热效应会增强；相反,在干燥寒冷环境中用冷疗,冷效应会增强。

5. 个体差异

冷热疗的生物学效应具有普遍性,但不同年龄、性别、身体状况、生活环境、不同肤色等又使其生物学效应呈现出特殊差异。

8.1.4 任务分析

随着年龄的增长,老年人的各大系统、器官、组织结构及生理功能逐渐减退,应激反应能力减弱,产热与散热过程变得迟缓,体温调节能力下降。而冷热疗法是辅助调节体温的重要方法。在此案例中,吴奶奶因为脚冷影响睡眠,养老护理员可选择为她使用热水袋进行保暖。皮肤是人体最大的器官,是实施冷热疗的主要区域。然而,鉴于老年人多器官功能衰退,其皮肤的代谢功能和防御功能亦发生变化,不适宜的冷热疗可能对皮肤健康产生负面影响,破坏皮肤完整性,甚至引发慢性病急性发作。因此,全面评估和规范操作,对于充分发挥冷热疗效及降低安全风险具有重要意义。

8.1.5 任务实施

为老年人使用热水袋的操作流程如表 8-1 所示。

为老年人使用热水袋保暖

表 8-1　为老年人使用热水袋的操作流程

流　程	操 作 要 点	备　注
沟通	(1) 核对信息,进行沟通,得到老年人的理解与配合。 (2) 解释使用热水袋的目的。 (3) 介绍操作的内容,如部位、预期效果、注意事项等。 (4) 介绍操作的时间	
评估	(1) 评估老年人的意识状态、认知功能、活动能力、合作程度、心理状态。 (2) 评估老年人有无感觉障碍、运动功能障碍,有无痛觉、温度觉减退或消失。 (3) 评估皮肤状况,如完整性、色泽、水肿、硬结等	
准备	(1) 养老护理员:着装整洁,规范洗手,举止端庄。 (2) 老年人:根据病情和热疗需要,排尿后穿宽松衣物,选择舒适体位。 (3) 环境:整洁、安全,室温适宜。如有需要可关闭门窗,拉布帘或使用屏风遮挡。 (4) 用物:热水袋或电暖宝(图 8-1)及布套、毛巾、水壶(内盛 50℃热水)、温度计、记录单、笔、手消液等	图8-1　电暖宝
实施	摆体位,协助老年人取适宜体位,充分暴露热水袋作用的部位	
	再次评估老年人局部皮肤情况	
	(1) 准备热水袋。 ① 灌装橡胶热水袋。温度计测量水壶中的水温为 50℃,注入已经准备好的橡胶袋内,装总量的 1/2 ~ 2/3,置于平台上排尽袋内剩余空气,拧紧塞子,查无漏水,擦干外壁水渍,放入布套中。 ② 电暖宝充电,自动断电后拔除电源线。 (2) 用毛巾包裹热水袋置于作用部位上,袋口朝身体外侧	严禁热水袋直接接触皮肤
	询问老年人感受并观察老年人面部表情及肢体动作	
	每隔 10min 观察局部皮肤颜色,触摸皮肤,询问老年人感觉	若出现水泡等皮肤异常情况,立即移除热水袋
	热水袋使用 30min 后撤出	

续表

流　程	操作要点	备　注
整理	(1) 治疗结束,整理床单位,安置好老年人,取舒适体位。 (2) 妥善处理物品。 ① 橡胶热水袋倒空水,倒挂晾干后吹入空气,拧紧袋口橡胶塞,置于阴凉通风处,防止橡胶粘连。 ② 电暖宝待凉后放入包装盒备用。 (3) 洗手、记录(包括部位、时间、老年人情况等)	
注意事项	(1) 认真、及时观察,预防不良反应发生,若发现皮肤出现水泡、疼痛等异常情况,立即停止使用。 (2) 使用过程中避免锐器刺破热水袋,防止内容物泄漏。 (3) 操作过程中注意保护老年人隐私,避免暴露过多	
评价	(1) 模拟情境,评估养老护理员在真实情境下的反应和表现。 (2) 观察养老护理员与模拟老年人之间的互动,评估其沟通技巧、情感支持和认知支持等方面的表现。 (3) 根据评估结果,为养老护理员提供具体的反馈和建议,帮助他们提高技能和能力	

为老年人使用冰袋的操作流程如表 8-2 所示。

表 8-2　为老年人使用冰袋的操作流程

为高热老年人使用冰袋物理降温

流　程	操作要点	备　注
沟通	(1) 核对信息,进行沟通,得到老年人的理解与配合。 (2) 解释使用冰袋的目的。 (3) 介绍操作的内容,如部位、预期效果、注意事项等。 (4) 介绍操作的时间	
评估	(1) 评估老年人的意识状态、认知功能、活动能力、合作程度、心理状态。 (2) 评估老年人有无感觉障碍、运动功能障碍,有无痛觉、温度觉减退或消失及对冷过敏等现象。 (3) 评估皮肤状况,如完整性、色泽、水肿、硬结等	
准备	(1) 养老护理员:着装整洁,规范洗手,举止端庄。 (2) 老年人:根据病情和冷疗需要,排尿后取舒适体位。 (3) 环境:整洁、安全,室温适宜。如有需要则关闭门窗,拉布帘或使用屏风遮挡。 (4) 用物:冰袋(图 8-2)、毛巾、体温计、记录单、笔、手消毒液等	医用冰袋 图8-2　冰袋
实施	摆体位,协助老年人取适宜体位,充分暴露冰袋作用部位	
	再次评估老年人局部皮肤情况	
	放置冰袋,用毛巾包裹冰袋并置于作用部位	严禁冰袋直接接触皮肤
	询问老年人感受并观察老年人面部表情及肢体动作	
	每隔 10min 观察局部皮肤颜色,触摸皮肤,询问老年人感觉	若出现颤抖、疼痛加剧、麻木感、皮肤苍白、青紫时,立即移除冰袋

流　程	操 作 要 点	备　注
实施	使用冰袋 20～30min,将冰袋取出,物理降温后 30min 复测体温（在没有使用冰袋的一侧测量）	
整理	(1) 治疗结束,整理床单位,安置好老年人,取舒适体位。 (2) 妥善处理用物。 (3) 洗手、记录（包括部位、时间、老年人情况等）	
注意事项	(1) 每 10min 观察冰袋部位皮肤状况,预防不良反应发生,若发现异常情况,立即停止使用。 (2) 使用过程中避免锐器刺破冰袋,防止内容物泄漏。 (3) 操作过程中注意保护老年人隐私,避免暴露过多。 (4) 严格控制用冷时间,不可超过 30min。如需继续使用冰袋,应间隔 1h	
评价	(1) 模拟情境,评估养老护理员在真实情境下的反应和表现。 (2) 观察养老护理员与模拟老年人之间的互动,评估其沟通技巧、情感支持和认知支持等方面的表现。 (3) 根据评估结果,为养老护理员提供具体的反馈和建议,帮助他们提高技能和能力	

8.1.6　知识拓展

1. 使用热水袋注意事项

（1）安全风险因素。

① 烫伤：直接将热水袋长时间置于治疗部位,未及时观察,造成低温烫伤。

② 热水袋破漏：由于质量问题或老化热水袋突然破裂,内容物污染局部。

③ 触电：使用电热水袋时边充电边使用,造成触电。

（2）健康指导。

① 电暖宝充电时,务必保持插座干燥。

② 电暖宝切忌边充电边使用,以防因漏电而触电。

③ 电暖宝禁止使用强溶剂擦洗或浸泡在水中擦洗。

④ 电热水袋严禁针刺、重压,以免发生漏液、漏电现象。

⑤ 使用过久、老化的热水袋要及时更换,以免发生爆裂。

⑥ 老年人感觉多不灵敏,热水袋需用布套或毛巾包裹后再使用,用热 30min 后同一部位需间隔 1h 或变换部位后继续使用。

2. 使用冰袋注意事项

（1）安全风险因素。

① 冻伤：直接将冰袋长时间置于治疗部位,疏于巡查,造成冻伤。

② 冰袋破漏：由于质量问题或老化,冰袋突然破裂,内容物泄漏,污染局部。

（2）健康指导。

① 冰袋使用前要仔细检查有无渗漏,不使用破损冰袋。

② 市售化学冰袋应在冰箱冷冻,取出后室温静置 2 ～ 3min,拭干冰袋表面水汽,用毛巾包裹后使用。

③ 冷疗可引起血管收缩,不宜用于足底、腹部和会阴部,以免反射性血管痉挛导致重要脏器急剧供血障碍。

④ 老年人体温过高时,冰袋置于其前额、头颈部、体表大血管流经部位（颈部两侧、腋窝、腹股沟）。视冰袋体积和重量大小,可选用支架悬吊,要使冰袋紧贴作用部位,同时不给作用部位以压迫。

练习巩固

1. 下列不属于冷疗禁忌部位的是 （   ）。

A. 前额　　　　　B. 心前区　　　　C. 腹部　　　　　D. 足底

2. 同一部位持续用冷时间不可超过 （   ）min。

A. 10　　　　　　B. 20　　　　　　C. 30　　　　　　D. 60

3. 不属于热水袋（电暖宝）使用的安全风险因素的是 （   ）。

A. 烫伤　　　　　B. 冻伤　　　　　C. 触电　　　　　D. 热水袋破漏

4. (多选) 影响冷热疗效果的因素包括 （   ）。

A. 作用部位　　　B. 作用时间　　　C. 作用面积　　　D. 作用距离

任务 8.2　压疮（压力性损伤）预防

8.2.1　任务导入

朱爷爷, 90 岁, 3 年前因无人照护入住养老机构,老人平日可使用手杖独立行走,昨日朱爷爷在走廊行走时不慎摔倒,近期需卧床休养。养老护理员应注意朱爷爷床单位及个人卫生,协助其定时翻身,避免压力性损伤的发生。

8.2.2　任务目标

- 知识目标：掌握压力性损伤的分期、多发部位和预防方法；了解压力性损伤概念及其形成原因。
- 技能目标：能为老年人进行压力性损伤预防的操作。

8.2.3　相关知识

8.2.3.1　压力性损伤概念

压力性损伤（pressure injury，PI）是指身体局部组织（皮肤和／或皮下）长期受压，血液循环障碍，局部组织持续缺血、缺氧、营养缺乏而导致的局限性损伤，由压力或压力合并剪切力作用所致，通常发生在骨隆突部位，也可能与医疗器械或其他物体有关。

2016 年美国国家压疮咨询委员会（National Pressure Ulcer Advisory Panel，NPUAP）公布了一系列有关压疮术语的修正，并且更新了压力性损伤的分期系统。

8.2.3.2　压力性损伤的分期及其表现

压力性损伤分为四期和两种特殊情况：四期分为 1、2、3、4 期；两种特殊情况指深部组织损伤和不可分期。

1.1 期

压力性损伤 1 期有以下表现。

（1）1 期指压时红斑不会消失（非苍白性发红）。

（2）局部组织表皮完整，出现非苍白性发红。深肤色人群可能会出现不同的表现。

（3）局部呈现的红斑或感觉、温度或硬度变化可能会先于视觉的变化。

（4）颜色变化不包括紫色或褐红色变色，出现这些颜色可能表明深部组织损伤。

2.2 期

压力性损伤 2 期有以下表现。

（1）部分真皮层缺失。伤口床是有活力的，基底面是粉红色或红色，潮湿，可能会呈现完整或破裂的血清性水泡，但不会暴露脂肪层和更深的组织。不存在肉芽组织、腐肉和焦痂。

（2）2 期应与潮湿相关的皮肤损伤（MASD），如尿失禁性皮炎（IAD）、擦伤性皮炎（ITD）、医用胶黏剂相关的皮肤损伤（MARS）或创伤性伤口（皮肤撕裂、烧伤、擦伤）区分。

3.3 期

压力性损伤 3 期有以下表现。

（1）全层皮肤缺损，溃疡面可呈现皮下脂肪组织和肉芽组织，伤口边缘会有卷边（上皮内卷）现象。腐肉或焦痂可能存在。

（2）深度按解剖位置而异。皮下脂肪较多的部位可能会呈现较深的创面，在没有皮下脂肪组织的地方是表浅的，包括鼻梁、耳朵、枕部和踝部。潜行和窦道也可能存在。

（3）不暴露筋膜、肌肉、肌腱、韧带、软骨和骨头。如果腐肉或坏死组织掩盖了组织缺损的程度，即出现不明确分期的压力性损伤。

4. 4 期

压力性损伤 4 期有以下表现。

（1）全层皮肤和组织的损失，溃疡面暴露筋膜、肌肉、肌腱、韧带、软骨或骨溃疡。

（2）伤口床可见腐肉或焦痂。上皮内卷，潜行、窦道经常可见，深度因解剖位置而异。

（3）如果腐肉或坏死组织掩盖了组织缺损的程度，即出现不明确分期的压力性损伤。

5. 深部组织损伤

深部组织损伤有以下表现。

（1）皮肤呈持续的非苍白性深红色、栗色或紫色。

（2）完整或破损的皮肤出现局部持续的非苍白性深红色、栗色或紫色，或表皮分离呈现深色的伤口疱或充血水疱。

（3）疼痛和温度变化通常先于颜色改变出现。此种损伤是因强烈或长期的压力和剪切力作用于骨骼和肌肉交界面导致。

（4）伤口可迅速发展暴露组织缺失的实际程度，也可能溶解而不出现组织缺失。

（5）厚壁水疱覆盖的黑色伤口疱进展可能更快，足跟部最常见。

（6）伤口恶化很快，即使给予积极的处理，病变也可迅速发展，致多层皮下组织暴露。

6. 不可分期

不可分期有以下表现。

（1）全层皮肤和组织的缺损因腐肉或焦痂而掩盖了组织损伤的程度。

（2）一旦腐肉和坏死组织去除后，将会呈现 3 期或 4 期压力性损伤。

不可分期压力性损伤彻底清除坏死组织或焦痂后，会暴露出创面基底，可帮助确定压力性损伤的实际深度和分期。清理创伤前通常渗液较少，甚至干燥，痂下感染时可出现溢脓、恶臭。在缺血性肢体、踝部或足跟部会有稳定的焦痂（干燥、黏附牢固、完整且无发红或波动），相当于机体自然的（或生物的）屏障，不应去除。

8.2.3.3　压力性损伤形成的原因

（1）力学因素。包括以下方面。

① 垂直压力：是引起压力性损伤的最主要原因。

② 摩擦力：指相互接触的两物体，在接触面上发生的阻碍相对运动的力。

③ 剪切力：压力和摩擦力共同作用的结果，与体位有关。

（2）活动受限，感觉障碍。

（3）营养不良或水肿。

（4）局部潮湿和排泄物刺激。

（5）医疗器械使用不当。

8.2.3.4 发生压力性损伤的高危老年人

（1）神经系统疾病的老年人。昏迷、瘫痪的老年人需长期卧床，自主活动丧失，身体局部组织长时间受压。

（2）身体肥胖或瘦弱的老年人。肥胖的老年人机体过重，承受的压力过大；瘦弱的老年人营养不良，受压处缺乏肌肉组织和脂肪组织保护。

（3）水肿的老年人。水肿时皮肤抵抗力降低，同时也增加了承重部位的压力。

（4）疼痛的老年人。为避免疼痛而处于强迫体位，机体活动减少，局部组织受压过久。

（5）使用医疗器械的老年人。如石膏固定、牵引及应用夹板的老年人，翻身和活动受限，固定不恰当而导致受压部位血液循环不良。

（6）大小便失禁的老年人。皮肤经常受潮湿、摩擦的刺激。

（7）发热的老年人。体温升高可致排汗增多，皮肤经常受潮湿的刺激。

（8）使用镇静剂的老年人。自身活动减少，局部组织受压过久。

8.2.3.5 压力性损伤多发部位

多发于经常受压和无肌肉包裹或基层较薄、缺乏脂肪组织保护的骨隆突处。体位不同，受压点不同，多发部位也不同。具体内容如下：

（1）仰卧位。多发于枕骨粗隆、肩胛部、肘部、骶尾部、足跟。

（2）侧卧位。多发于耳廓、肩峰、肘部、髋部、膝关节、内外踝。

（3）俯卧位。多发于面颊、耳廓、肩峰、髂嵴、膝盖等处。

（4）坐位。多发于坐骨结节、足跟。

8.2.3.6 压力性损伤风险程度分级常用量表

Braden 评估量表是预测压力性损伤危险因素的有效工具，如表 8-3 所示。

表 8-3 Braden 评估量表（压力性损伤危险因素）

因子分值/分	感觉程度	皮肤潮湿度	改变体位能力	身体活动程度	营养摄食情况	摩擦和剪切力
1	完全丧失	持续	完全不能	卧床	恶劣	有
2	严重丧失	十分	严重限制	床上活动	不足	潜在危险
3	轻度丧失	偶尔	轻度限制	偶尔步行	一般	无
4	未受损害	很少	不受限制	经常步行	良好	—

风险程度分级：极高危 ≤ 9 分，高危 10 ～ 12 分，中危 13 ～ 17 分，低危 ≥ 18 分。分数越低，风险程度越高。

8.2.3.7　压力性损伤防范措施

1. 皮肤护理

（1）使用中性温和的清洁剂清洁身体皮肤，使用乳液维持皮肤滋润。

（2）受潮皮肤及时用柔软毛巾和温水清洗。使用吸收垫或干燥垫控制潮湿并及时更换。

（3）保持床单位、衣物的清洁、平整。若使用纸尿裤，应松紧度适宜，尿垫平整。

（4）若老年人有使用器械，应定期调整器械位置，避免同一位置长期受压。

2. 体位与活动

（1）定期（一般为 2h，特殊情况酌情增减时间间隔）翻身或更换体位。

（2）侧卧位小于 30°；床头抬高小于 30°。

（3）坐轮椅至少每 15～30min 抬臀一次。

（4）鼓励老年人尽量做力所能及的活动，如下床、关节自主运动、肢体功能练习等。

3. 辅助用品

（1）合理使用软枕、翻身垫、气垫床。

（2）骨突部位预防性使用敷料予以保护。足跟部悬空，如图 8-3 所示，避免受压。

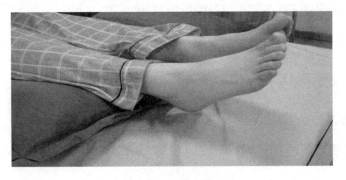

图8-3　足跟部悬空

（3）积极采取措施减少二便失禁造成的皮肤伤害，如采用导尿、使用尿袋或使用大便收集器（如使用造口袋收集大便）等方式。

（4）敷料使用，如水胶体、泡沫辅料等。

4. 注意营养摄入

在老年人身体状态允许的情况下，给予高热量、高蛋白、高维生素饮食，补充维生素、矿物质，增强机体免疫力和组织修复能力。

5. 健康教育

（1）告知老年人压力性损伤的风险及防范目的。

（2）让老年人了解预防压力性损伤的知识。

（3）指导老年人翻身、肢体活动及防护用品的使用方法。

8.2.4 任务分析

案例当中的朱爷爷因不慎摔倒需要卧床休养，不能下床活动，若长期卧床会增加发生压力性损伤的可能性。养老护理员需根据老年人具体情况，如感知觉、活动能力、移动能力、营养状况、皮肤潮湿程度、局部皮肤受压情况等进行压力性损伤风险评估并分析，评定风险程度，从皮肤护理、体位与活动、辅助用品、敷料使用等方面采取干预措施，预防压力性损伤发生。若已发生压力性损伤，应及时处理，防止压力性损伤进一步发展，必要时寻求专业医护人员帮助。

8.2.5 任务实施

老年人压力性损伤预防操作流程如表 8-4 所示。

表 8-4 老年人压力性损伤预防操作流程

流　程	操　作　要　点	备　注
沟通	（1）核对信息，进行沟通，取得老年人理解与配合。 （2）解释操作的目的。 （3）介绍操作的内容。 （4）介绍操作的时间	
评估	（1）评估老年人意识状态、认知功能、活动能力、合作程度、心理状态。 （2）评估老年人营养状态，有无二便失禁。 （3）评估皮肤状况，如完整性、色泽、水肿、硬结等	
准备	（1）养老护理员：着装整洁，规范洗手，举止端庄。 （2）老年人：老年人取舒适体位配合操作。 （3）环境：整洁、安全、室温适宜。如有需要就关闭门窗，拉布帘或使用屏风遮挡。 （4）用物：软枕若干、毛巾、浴巾、脸盆（内盛温水）、润肤露、翻身记录卡、笔、手消液等	
实施	协助卧床老年人翻身。 （1）掀开被角，将老年人近侧手臂放于枕边，远侧手臂放于胸前。 （2）在盖被内将远侧下肢搭在近侧下肢上。 （3）养老护理员双手分别扶住老年人的肩和髋部向近侧翻转，使老年人呈侧卧位。 （4）双手环抱住老年人的臀部，移至床中线位置，老年人面部朝向养老护理员	翻身时动作应轻柔、缓慢，避免拖、拉、拽
	放置软枕，在老年人胸前放置软枕。上侧手臂搭于软枕上。小腿中部垫软枕。保持体位稳定舒适	

流　程	操 作 要 点	备　注
实施	检查背部皮肤,掀开老年人背部盖被,检查背部、臀部皮肤是否完好	根据老年人具体情况与体位检查其他骨隆突处皮肤情况
	擦背,整理上衣。铺上浴巾,用温热毛巾擦净背部、臀部,必要时涂润肤露并按摩背部,拉平上衣	
	安置体位,用软枕支撑背部,在老年人手、脚等关节间隙部位垫上软枕,保持体位稳定舒适,盖好盖被	
整理	(1) 整理床单位,被褥平整、干燥、无褶皱。 (2) 妥善处理用物。 (3) 洗手,记录（包括翻身时间、体位、皮肤情况等）	
注意事项	(1) 应根据老人病情和局部受压情况决定更换体位的频率,一般每2h变换体位一次。 (2) 变换体位时不要拖、拉、推老人身体,以避免造成摩擦损伤。 (3) 禁止剧烈摩擦皮肤。 (4) 皮肤干燥时应及时为老人涂润肤露。 (5) 照护过程中注意和老年人沟通并观察老年人情况	
评价	(1) 模拟情境,评估养老照护员在真实情境下的反应和表现。 (2) 观察养老照护员与模拟老年人之间的互动,评估其沟通技巧、情感支持和认知支持等方面的表现。 (3) 根据评估结果,为养老照护员提供具体的反馈和建议,帮助他们提高技能和能力	

8.2.6　知识拓展

1.1 期压力性损伤的处理

（1）局部避免再次受到压力或剪切力的作用,观察局部发红皮肤颜色消退状况,对于深色皮肤的老年人,观察局部的皮肤颜色与周围皮肤颜色的变化。

（2）使用液体敷料（如赛肤润）或薄型水胶体敷料促进愈合；也可以不用湿性敷料,做到不再受压即可；密切观察。

2.2 期压力性损伤的处理

根据渗液情况选择合理敷料,保护皮肤,避免感染。如果创面渗液少,可选择水胶体敷料,如透明贴、溃疡贴等。换药间隔为3～5天。

（1）小水疱（直径小于0.5cm）：注意保护,可使用水胶体敷料。

（2）大水疱（直径大于0.5cm）：可使用无菌刀片或注射器针头划开切口,早期保留疱皮,用透明贴或溃疡贴等水胶体敷料外敷。未破的小水疱应减少摩擦,防感染。可任其自行吸收,也可用无菌注射器抽出水疱内液体后覆盖水胶体敷料。

（3）渗液过多的伤口,应使用泡沫敷料吸收渗液（根据渗液情况及时更换敷料）。如果伤口有感染迹象,建议使用抗菌敷料（如银离子藻酸盐敷料）,然后使用水胶体或泡沫敷料覆盖伤口及周围皮肤。

3.3 期及 4 期压力性损伤的处理

（1）黑色期坏死组织：机械清创,外科清创或自溶清创后,充分引流（藻酸盐、脂质水胶体）+ 高吸收性敷料外敷。换药间隔为 1 ～ 2 天。

（2）黄色腐肉期：清创,清创胶、藻酸盐类敷料 + 高吸收敷料,或者水胶体敷料或纱布外敷。换药间隔为 2 ～ 3 天。

（3）红色期：高吸收性敷料或水胶体敷料外敷。换药间隔为 3 ～ 5 天。

（4）窦道（潜行）：渗出液少者,用水胶体糊剂 + 吸收性敷料或纱布外敷。渗出液多者用藻酸盐填充条 + 高吸收性敷料或纱布外敷。

（5）感染伤口：抗菌敷料（如银离子藻酸盐敷料）+ 泡沫敷料。如果坏死组织难以去除且渗液量不多时,建议加用清创胶。

4. 深部组织损伤

（1）局部皮肤使用液体敷料（如赛肤润）或水胶体敷料,避免用力按摩。

（2）如出现水疱,可按 2 期压力性损伤处理,如形成薄的焦痂,可按焦痂伤口处理。

（3）谨慎处理,不能被表象所迷惑。

（4）严禁强烈和快速地清创。

5. 不可分期

清创是基本的处理原则。足跟部稳定的干痂应予以保留。

6. 局部处理注意事项

（1）严格遵守无菌操作原则（感染伤口做到清洁换药）。

（2）可用碘伏消毒或涡流式冲洗创面,0.9% 氯化钠清洗或 0.9% 氯化钠涡流式冲洗创面（不主张创面过多使用消毒液）,冲洗范围包括创面及周围 5cm 区域,纱布擦干或干燥后用敷料贴敷创面。

（3）必要时寻求专业医护人员帮助。

练习巩固

1. 不属于导致老年人压力性损伤的力学因素是（　　　　）。

　A. 阻力　　　　　B. 摩擦力　　　　　C. 剪切力　　　　　D. 垂直压力

2. 长期卧床老年人一般每（　　）h 翻身一次。

    A. 1　　　　　　　　B. 2　　　　　　　　C. 3　　　　　　　　D. 4

3. Braden 评估量表中，属于压力性损伤高危的分值是（　　）分。

    A. ≤ 9　　　　　　B. 10 ～ 12　　　　C. 13 ～ 17　　　　D. ≥ 18

4. 不属于仰卧位时压力性损伤多发部位的是（　　）。

    A. 足跟　　　　　　B. 肩胛部　　　　　C. 骶尾部　　　　　D. 坐骨结节

项目9 康复照护

素养目标

古语有云："医者仁心，护者情长。"今时之康复照护，既承古人之仁心，又融现代之科技，乃在于全人关怀，促进患者身心之和谐。康复照护，技艺与人文并重，如春日暖阳，照亮人心。如清泉流淌，润泽心田。关注老年人的康复照护，就是关注他们身体的恢复与生活的质量。此项目旨在培养学生细致的观察力，以便及时发现老年人的身体变化与需求；使养老护理员具备持久的耐心和高度的责任感，确保每一次照护都能为老年人带来实质性的帮助。

任务 9.1 文娱活动

9.1.1 任务导入

罗奶奶，76岁，既往有糖尿病和高血压10余年，一年前发生脑梗死，经治疗出院后，罗奶奶意识清晰，左侧肢体活动欠灵活，尤其手功能不佳，右侧肢体良好，目前想要锻炼手功能。你作为她的养老护理员，请你对罗奶奶开展一些有助于手功能康复的文娱活动。

9.1.2 任务目标

- 知识目标：熟悉老年人文娱活动的概念、目的和分类；了解老年人娱乐游戏活动的作用和分类。
- 技能目标：能示范、指导老年人进行文娱活动。

9.1.3 相关知识

9.1.3.1 文娱活动

针对老年人的心理和生理特点，在老年工作者或老年社会工作者的协助、辅导下，通过开展语言交流、肢体活动、老年志愿服务等各种形式的活动，满足老年人心理和生理的需要，促进其健康，提高他们的生活质量。

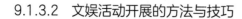

9.1.3.2 文娱活动开展的方法与技巧

1. 老年个案文娱活动

老年个案康乐（下面称个案康乐）主要适用于不喜欢参加集体活动或活动能力缺失较严重的老年人（如长年卧床、四肢活动能力缺失等）。这部分老年人的文娱活动主要由工作人员或老年志愿者以语言或简单的活动等形式开展。由于这部分老年人群体存在着与其他群体不同的生理特点和心理特点，因此在开展工作时要遵循以下原则和要求。

（1）从价值观上尊敬并接受老人。如果在观念上就对老年人持排斥和歧视的态度，视他们为社会和家庭的负担，觉得他们老朽、昏庸、无能，只能消极地适应生活，那么，我们就从根本上无法从事这份工作。只有从观念上接纳并尊敬老人，才有信心帮助老年人改变生存环境，提高生活质量，使他们有一个幸福的晚年。

（2）建立相互信赖的关系。这一原则是保证以交流为主要形式的文娱活动顺利开展的重要条件。只有那些与老年人接触时，持不批判态度并给老年人积极支持的老年工作者，才有望与老年人建立信赖关系。

（3）有耐心、多鼓励。老年人有多种性格。有些老年人性格内向，寡言少语；另一类老年人则可能表现出喋喋不休，自顾自地不停说话。应以多鼓励为主，对于老年人取得的任何一点小成绩都应及时地给予称赞，比如语言功能严重受损的老年人会发出简单的喊叫，对此应给予鼓励和称赞，以促进他们自信心的建立。但切忌不符合实际的奉承和过分的夸奖。

（4）让老年人自我选择、自我决定。在老年人参与活动时，有时需要老年人自我做出决定，这时工作人员只是协助者，而真正作决定的是老年人自己，这样才能让老年人在与工作人员交流和活动中习得解决问题的能力。

（5）个别化原则。人们总是很容易按照某种固化的思维去理解老年人，认为老年人大多难以交流，而老年人实际的状况要比人们想象的好得多。尽管老年人随着年龄的增长会带来生理及心理的变化，但这些变化并不是千篇一律地按统一模式发生在每位老年人身上。

2. 老年小组文娱活动

老年小组文娱活动是通过组织老年人参加各种小组文娱活动，提高老年人活动的水平，建立老年人间的互助网络，以帮助他们摆脱孤独、寂寞并使晚年生活更加充满乐趣。老年小组文娱活动的开展主要有以下几个基本原则。

（1）不要先假设有些老年人喜欢参加小组活动，有些老年人不喜欢参加小组活动。事实上，绝大多数老年人都有被关注以及与人交往的愿望。

（2）工作人员一定要有耐心、细致、周到的工作态度，要尽可能考虑到每位老年人的特殊需要。如果一名工作人员总是举着图片示意大家活动规则而不是传阅,必然挫伤视力不好的老年人的自尊心。

（3）小组组员的选择要恰当。小组组员的合适安排,是使老年人能够继续参加活动并对小组活动感兴趣的重要因素。一般来说,宜把教育水平大致相当、身体活动能力无甚差别的老年人组织到一个小组。

（4）不强求原则。工作人员虽然应尽可能调动所有老年人参加小组活动的积极性,但对个别不愿意参加活动的老年人,则应尊重他们的选择。

3. 老年文娱活动开展的具体技巧

（1）工作人员在活动之前,要做好充足的准备工作。工作人员事先要有周密的考虑,包括语言的运用、游戏类型的选择、让大家互相熟悉的方式等。活动要使相关人员感到轻松自然、愉快开心、活动有趣。

（2）所组织的活动或游戏一定要简单易学,使老年人一听一看就懂,要使游戏具有趣味性,切记不要太难,否则老年人会因做不到而感到自己无能。工作人员应以缓慢、清晰、大声的语言讲解规则,要确保每个人都明白规则。

（3）工作人员应不失时机地赞赏,通过赞赏可以增加参加者的自信心,特别是对一些完成某项任务有困难的老年人,适时的赞赏对其增强自信心特别有效。

（4）工作人员要关心参加者对活动的感受,发现参加者对活动反应冷淡时,要适当调整活动程序,以避免冷场。

（5）在活动中,工作人员应协助参加者表述对活动的感受,从中发现问题,总结经验,以使以后开展的活动更符合老年人的兴趣爱好。

（6）活动结束时,工作人员应对活动进行评估。

9.1.4 任务分析

文娱活动方式有很多种。脑梗死可能会导致老年人的手失去控制,使其失去手功能的自理能力,因此手功能康复训练成为卒中患者康复治疗中的重中之重。另外,通过手功能康复训练可以缓解和改善卒中患者肌力、脑力及关节功能,尽量恢复患者的日常生活自理能力,这就需要养老护理员指导卒中老年人进行手工活动。

康复护理中的手工活动是指通过评估老年人的能力和功能障碍,有针对性地选择一些项目对老年人进行训练,以缓解症状和改善功能。

9.1.5 任务实施

协助训练老年人手功能文娱活动的流程如表 9-1 所示。

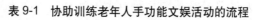

表 9-1　协助训练老年人手功能文娱活动的流程

流　程	操 作 要 点	备　注
沟通	(1) 得到老年人的理解与配合。 (2) 介绍操作的目的。 (3) 介绍操作的内容。 (4) 介绍操作的时间	
评估	(1) 罗奶奶,左侧肢体活动欠灵活,尤其手功能不佳,右侧肢体良好,目前想要锻炼手功能。 (2) 正确评估老年人的手功能,需要帮助其锻炼手功能。 (3) 了解老年人的活动意愿、兴趣爱好等,评估老年人的意识和肢体活动能力	
准备	(1) 养老护理员:着装整洁,规范洗手,戴口罩,举止端庄。 (2) 老年人:老年人处于舒适体位并配合操作。 (3) 环境:环境整洁,光线明亮,温、湿度适宜,宽敞桌面,舒适椅子。 (4) 用物:选择安全的手工活动物品、工具,如剪刀、无毒无刺激气味的颜料等。(剪纸类—剪纸)色纸、小剪刀;(剪纸类—撕纸贴画)色纸、图案纸、胶水;(编织类—串珠手链)大颗粒彩色串珠、尼龙线、安全剪刀;(园艺类—树叶剪贴画)图画纸、水彩、调色盘、水彩笔、胶水、各类树叶;(艺术类—指印画)颜料、画纸、吸水海绵	
实施	养老护理员态度和蔼、耐心示范活动步骤。每个步骤一边做一边讲解示范,重点和难点部分要多次示范,放慢速度。活动中要随时观察老年人的反应,遇到老年人有畏难情绪或者逃避情绪,要积极采取语言鼓励,提供一定的帮助和行为支持。活动过程中没有对错,对老年人不批判、不否定,尝试多种解决问题的办法	
	剪贴类—剪纸:工作人员先展示剪纸作品并说明制作方法;将色纸以对角方式对折数次,自由发挥创意,在边缘剪出小图案,展开即成对称的美丽图案	
	剪纸类—撕纸贴画:将各种不同颜色的纸撕成小片,自由发挥创意,贴在图画纸上,构成一幅画	
	编织类—串珠手链:根据老年人手腕粗细裁剪尼龙线长度,两边各留 5cm。将彩色串珠根据自己喜爱的方式串联。在尼龙线两端打结,完成作品	
	园艺类—树叶剪贴画:树叶背面涂上颜色,按压在纸上后再拿开叶片,"树叶"就拓印在画纸上。依照自己喜爱的方式粘贴材料。在图案空白处,使用其他材料画上颜色,完成作品	
	艺术类—指印画:把颜料调好,倒进吸水海绵,放在每张桌子上。用手指蘸颜料,像盖印章一样的方式印在图纸上,以各种缤纷颜色创作自己喜爱的图画	
整理	活动结束,养老护理员鼓励老年人对参与活动的过程分享感受。养老护理员做好记录,评估活动目的是否达成以及需要改进的方面等	
注意事项	根据老年人的心理、生理等特点,组织与其相对应的语言交流、肢体活动等;保持良好的情绪;操作中注意老年人的安全问题;随时观察老年人,以防出现不良情况	
评价	(1) 给予认可:能体贴、耐心、有爱心地照护老年人。 (2) 提出不足:帮助老年人锻炼的过程中,让老年人感觉到不舒服的行为。 (3) 加以总结及鼓励:相信只要用心、有爱心,就一定会是很棒的养老护理员	

9.1.6 知识拓展

1. 手工活动的目的

（1）增强手部功能。手工活动需要大量地运用手部力量,活动中进行手部精细动作的训练,可锻炼手、眼协调能力。

（2）增强感官能力。手工材料的不同形状、触感和色彩可以训练老年人的视觉、触觉等感官能力。

（3）增强自信心。手工活动的过程是完成作品创作的过程。告诉老年人每件作品都是独特的,也都是有价值的,可增强老年人的自信心。

2. 糖尿病人适宜的活动

（1）散步是最理想的运动项目之一,其他还有慢跑,打太极拳,蹬脚踏车等。

（2）腿部运动,如爬楼梯,踢脚跟,弯膝,甩腿,踮脚尖等。

（3）勃氏运动,身体平躺,腿部抬高 15° ~ 45° 维持 3min。

3. 预防冠心病的活动

（1）走路。首先要准备一双弹性良好的运动鞋与轻便吸汗的衣服,在空气清新的早晨出门,尽量选择在空旷无车的平坦路面走路。

（2）游泳。水中运动有许多好处,特别是在水中可舒缓关节疼痛,放松压力。游泳又是全身性的运动。虽然游泳有很多好处,但仍要提醒,下水前务必做足热身与全身拉筋。

4. 适合阿尔茨海默病人群的活动

（1）阅读。读书或者读报时,通过眼睛和大脑的结合,可以锻炼患病者去思考,延缓病情发展。

（2）回忆过去。有些患者对久远的事情记忆清晰,可以引导他们回忆过去,尽量控制好范围,选择相对轻松的话题回忆,有助于延缓患者病情。

5. 适合卧床老人的活动

（1）手指操。如果老人的手指可以动,那么每天要安排一次手指操,不仅是对手部的灵活运用,更是对大脑的健康保护。

（2）活动眼睛。如果老人四肢都无法活动,那么养老护理员可以用食指作"指挥棒",向上、下、左、右各个方向缓慢移动,要求卧床老人的眼睛始终追随着"指挥棒"。眼睛的活动可以明目健脑,增加头部血液流通。

练习巩固

1. 下列不属于手工活动作用的是（　　）。

    A. 增强手部功能，锻炼手眼协调能力

    B. 增强感官能力

    C. 治疗老年人的慢性疾病

    D. 学习新技能，提高自信心

2. 示范、指导老年人进行手工活动的操作步骤是（　　）。

    A. 告知→评估→讲解、实施活动→工作准备→整理、记录

    B. 告知→评估→工作准备→示范、实施活动→整理、记录

    C. 评估→告知→讲解、实施活动→工作准备→整理、记录

    D. 评估→告知→工作准备→讲解、实施活动→整理、记录

3. 带老年人参加手工活动时，以下说法错误的是（　　）。

    A. 活动的选择要充分考虑老年人的能力和爱好

    B. 安排活动时间要得当，避开老年人休息时间

    C. 活动中注意观察老年人表现，出现身体不适等情况应立即停止

    D. 不用征求老年人对活动的意见和建议

4. 带老年人参加文娱活动时，以下说法错误的是（　　）。

    A. 整理所用物品时可邀请老年人参与整理

    B. 应让老年人完成全部活动，中途不要退场

    C. 告知老年人活动进行的内容，取得老年人的配合

    D. 活动中态度和蔼，多用鼓励语言

任务 9.2　轮 椅 训 练

9.2.1　任务导入

    章爷爷，70岁，武术家。确诊为帕金森病4年，长期服用左旋多巴，行动迟缓，站位平衡为1级，坐位平衡为3级，极易摔倒，口齿稍含糊，认知状况良好，生活能自理。老人很喜欢傍晚去公园散步，最近因平衡功能变差，不方便外出，只能闷闷不乐地待在家里，害怕与人交流。老人的儿女为老人买来了轮椅，却不知道怎么用。请你帮助章爷爷进行轮椅训练。

9.2.2　任务目标

- 知识目标：根据疾病选择合适的轮椅，掌握轮椅转移、轮椅转运的操作训练方法。

● 技能目标：协助老人进行床—椅转移，能帮助、指导老年人进行轮椅训练。

9.2.3　相关知识

9.2.3.1　轮椅概念

轮椅通常是指带有行走轮子的座椅，是康复常用的重要辅助工具之一。它不仅是肢体伤残患者的代步工具，还能使患者借助于轮椅进行身体锻炼，利于参与各类社会活动，轮椅如图9-1所示。康复医学工作者可根据患者的具体情况选择相应的轮椅供其使用，并指导患者正确操作，以提高日常生活活动能力，使之回归社会。

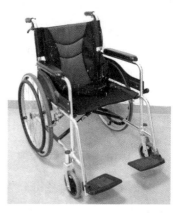

图9-1　轮椅

轮椅转移是指通过使用轮椅，将个体从一处移动到另一处的活动。这通常涉及将个体从床上、椅子或其他固定位置转移到轮椅上，以便进行移动或进行其他活动。轮椅转移的目的是提供便利性和独立性，使个体能够自主地从一个地方移动到另一个地方，如床椅转移。

轮椅转运是指使用轮椅将个体从一个地点转移到另一个地点的过程。这可能涉及在不同房间、建筑物、医院或社区之间的移动。轮椅转运的目的是确保个体能够安全、舒适地从一个地方转移到另一个地方，并在这个过程中提供必要的护理和支持，如轮椅上下坡、轮椅上下台阶、轮椅进出电梯。

9.2.3.2　轮椅种类

1. 按驱动方式分类

按驱动方式分类，轮椅可分为手动轮椅、电动助力轮椅、电动轮椅。

（1）手动轮椅：借助手臂力量推动，或由他人在后方帮助推动。手动轮椅重量不等，种类繁多，是应用范围最广的轮椅。

（2）电动助力轮椅：在手动轮椅的基础上，增加外接电动马达，或在轮子上增加电动助力装置。电动助力轮椅可根据患者手臂肌力和运动状况选择力放大的系数，使患者能以尚存的上肢肌力操纵轮椅。它对训练手臂功能、改善体能起到积极的作用，适合肌力偏弱、运动功能欠佳的患者使用。

（3）电动轮椅：这是通过电池供电的轮椅，由使用者通过轮椅上的摇杆或开关控制。对使用者要求较低，有较强的灵活性，可以增加体位变换功能，也可以添加组件（如呼吸机、沟通设备、环境控制设备、专用开关等）以适应使用者所有的需求。

2. 按适用对象分类

按适用对象分类，轮椅可分为成人轮椅、儿童轮椅、婴幼儿轮椅（推车）。

（1）成人轮椅：为成人设计，在尺寸上符合成人使用者体格，且功能多样，亚分类众多。成人轮椅与儿童轮椅说法相对。

（2）儿童轮椅：专为儿童设计，更像是成人轮椅的缩小版，可以安装与成人轮椅类似的固定装置和组件。多数儿童轮椅需要随时进行调整，如靠背高度、座椅宽度、扶手和脚托高度，以适应儿童的生长发育。

（3）婴幼儿轮椅（推车）：适用于婴幼儿使用者，与市面上出售的婴儿手推车类似，但此类轮椅大多具有较多固定配件。

3. 按用途分类

按用途分类，轮椅可分为普通轮椅、护理轮椅、单手驱动轮椅、运动轮椅、站立轮椅、手摇轮椅、电动小轮车、全地形轮椅。

（1）普通轮椅：多指普通手动轮椅，驱动轮直径在 22 ~ 24cm 范围内，小轮直径为 6 ~ 8cm。扶手、脚托板等位置固定，靠背上端位于腋窝后缘的下方，以乘坐者上肢驱动或陪伴者推动，适合大多数用户使用。

（2）护理轮椅：和普通轮椅的区别在于后轮直径为 10 ~ 12cm，没有驱动手圈；刹车手柄安装在靠背推手把的位置上，由养老护理员操纵，适合没有能力驱动轮椅的患者使用。

（3）单手驱动轮椅：在两驱动轮之间安装传动轴，在一侧驱动轮上安装双手圈驱动装置，可用单侧手臂操纵轮椅，适合偏瘫患者或下肢残疾并伴随单侧上肢功能障碍者使用。

（4）运动轮椅：根据运动项目，可分为静态类和动态类，而动态类的又分对抗型和非对抗型。例如，射击轮椅属于静态类，对轮椅的稳定性、调节性和个性化适配结构要求比较高；篮球轮椅属于动态类对抗型，强调快捷、灵活、耐碰撞、抗疲劳。运动轮椅是残疾人完成康复治疗后回归社会，开始新生活，体验、参与竞技运动项目的重要工具，其制作材料、工艺要求、功能特性以及外形设计高于普通轮椅，并且不同于各类康复轮椅，具有较强的专业性。运动轮椅需求者务必根据所从事的运动项目和自身条件请专业生产厂家量身定做。

（5）站立轮椅：站立轮椅是所有轮椅中最吸引使用者的一类。当使用者站立时，他们会与身边的人们并肩站立，平等且有尊严。但由于价格昂贵，很少有人购买。

（6）手摇轮椅：手摇轮椅体积相对较大，乘坐者摇动曲柄驱动大齿轮，通过链条带动前轮并控制方向，行驶速度快于手动四轮轮椅。适合上臂肌力较强的使用者在室外的安全环境下使用。

（7）电动小轮车：电动小轮车也是一种轮椅，其配置更像是一个电动车。它也被称为电动车、小轮车、踏板车或电动踏板车。从最初的三轮发展到四轮甚至五轮，这让电动小轮车越来越趋于稳定。

（8）全地形轮椅：专为越野爱好者设计，适用于多种地形。

随着科技的发展，越来越多的功能性轮椅出现在大家的视野中。

9.2.3.3 普通轮椅的结构与选择

普通轮椅一般由大车轮、小车轮、手轮圈、刹车、坐椅、坐垫、靠背、扶手、脚托等部分组成。轮椅结构如图 9-2 所示。

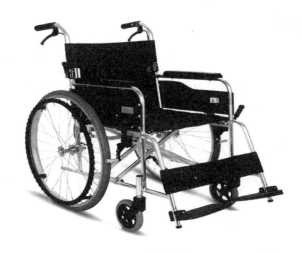

图9-2 轮椅结构

坐位高度：测量腘窝至地面高度，一般为 45 ～ 50cm。

坐位宽度：测量坐位时两侧臀部最宽处的距离再加 5cm，一般为 40 ～ 46cm。

坐位深度：测量臀部向后最突出处至小腿腓肠肌间的水平距离再减 5cm，一般为 41 ～ 43cm。

扶手高度：测量在上臂自然下垂肘关节屈曲 90° 时肘下缘至椅面的距离再加 2.5cm，一般为 22.5 ～ 25cm。

靠背：低靠背高度测量是从椅面到腋窝的实际距离再减去 10cm ；高靠背的高度测量是从椅面到肩部或后枕部的实际高度。

脚托高度：与座位高度有关。为了安全，脚托与地面应至少保持 5cm 的距离。

坐垫选择：为了舒服和防止褥疮，轮椅的椅座上应放坐垫。常见的坐垫有泡沫橡胶垫（5 ～ 10cm 厚）或凝胶垫。为防止坐位下陷，可在坐垫下放一张 0.6cm 厚的胶合板。

轮椅其他辅助件：为了满足特殊患者的需要而设计，如增加手柄摩擦面，车匣延伸，防震装置，扶手安装臂托，或是方便患者吃饭、写字的轮椅桌等。

9.2.3.4 适应证

步行功能减退或丧失者：如截瘫、下肢骨折未愈合、严重的下肢关节炎症或疾病等；非运动系统本身疾病但步行对全身状态不利者：如严重的心脏疾病或其他疾病引起的全身衰竭；中枢神经系统疾病使独立步行有危险者：如痴呆、脑损伤、严重帕金森或脑瘫等；高龄老年人、步履困难易出意外者、长期卧床者。

9.2.3.5 禁忌证

严重的臀部压疮或骨盆骨折未愈合者，不宜使用坐式轮椅；缺乏足够视力、判断力和运动控制能力者，不宜选用电动轮椅。

9.2.3.6 轮椅使用

1. 坐姿的维持

为能耐受长时间的坐位，必须让使用者在轮椅中处于安全舒适的姿势。轮椅给使用者以稳定的支撑，防止局部过度受压。

2. 减压训练

指导乘坐者进行有效的减压动作，减压动作两侧交替进行，一般每隔 30min 左右一次。

9.2.4 任务分析

生理：帕金森病的主要临床特征有哪些？

心理：章爷爷最近因平衡功能变差，只能闷闷不乐地待在家里，请问你如何帮助他重新振作？

社会文化：章爷爷口齿稍含糊，怕说的话别人听不懂，得不到别人的尊重，因此不敢与人交流。请问你如何处理此事？

行动：如何为其选择合适轮椅并进行训练？

9.2.5 任务实施

协助老年人轮椅训练的流程如表 9-2 所示。

使用轮椅协助老年人转运

表 9-2　协助老年人轮椅训练的流程

流　程	操 作 要 点	备　注
沟通	(1) 得到老年人的理解与配合。 (2) 介绍操作的目的。 (3) 介绍操作的内容。 (4) 介绍操作的时间	
评估	(1) 章爷爷不会使用轮椅。 (2) 养老护理员态度和蔼，语言亲切，询问老年人身体状况。 (3) 了解老年人的活动意愿、兴趣爱好等，评估老年人的意识和肢体活动能力	

续表

流　程		操　作　要　点	备　注
准备		(1) 养老护理员：着装整洁,用七步洗手法洗净双手,戴口罩,举止端庄。 (2) 老年人：老年人处于舒适体位,配合操作。 (3) 环境：环境整洁,光线明亮,温、湿度适宜,无障碍物。 (4) 用物：轮椅,两个软枕,一条小毛毯	
实施	床位转移	(1) 轮椅摆放。 (2) 轮椅与床边呈 30°～45°角。 (3) 固定刹车	
		(1) 协助老年人坐起。 (2) 养老护理员嘱老年人健侧手握住患侧手并放在胸腹前。 (3) 将老年人双下肢移到床边下,穿防滑鞋。 (4) 养老护理员左手放在老年人右颈肩部。 (5) 养老护理员右手放在老年人左髋部。 (6) 协助老年人坐起,整理衣物	
	轮椅转移	(1) 协助老年人站立、转移。 (2) 养老护理员嘱老年人健侧手握住患侧手,环抱住养老护理员颈肩部。 (3) 养老护理员用与患侧相对的膝关节内侧抵住老年人患侧膝关节的外侧。 (4) 养老护理员两手臂穿过老年人腋下,环抱其腰部夹紧,两人身体靠近。 (5) 养老护理员屈膝并嘱老年人抬臀、伸膝时同时站起。 (6) 养老护理员以自己的身体为轴转动。 (7) 将老年人移至轮椅上	
		(1) 调整到舒适的坐立位置。 (2) 协助老年人调整靠椅坐稳。 (3) 后背垫软枕。 (4) 系好安全带。 (5) 双脚放于脚踏板上,双腿盖上小毛毯	
		(1) 垫软枕,准备水杯、纸巾。 (2) 胸腹前垫大软枕,老年人双手放在软枕上。 (3) 带好水杯、餐巾纸,放于轮椅靠背后面布袋中	
	轮椅转运	轮椅使用。 (1) 向老人解释,松开刹车,平稳前行。 (2) 出门转弯	
		上下坡	
		上下台阶	
		进出电梯	
整理		(1) 推轮椅回老人房间,养老护理员向老年人询问坐轮椅的感受,询问老年人的需求。 (2) 暂坐轮椅休息,固定手闸,确保安全	

流　程	操　作　要　点	备　注
注意 事项	(1) 当养老护理员帮助老年人转移时,因养老护理员的腿要踏入轮椅的空隙处, 　　需要撤掉架腿布。 (2) 能自由移动坐轮椅的老年人,为了保证使用安全,需要撤掉架腿布;老年人 　　每次坐轮椅时间不可过长。 (3) 每隔30min 协助老年人变换体位,避免臀部长期受压造成压疮;天气寒冷 　　时,注意在老年人腿上盖毛毯保暖。 (4) 外出时,根据老年人需求协助饮水等	
评价	(1) 给予认可:体贴、耐心,能有爱心地照护老年人。 (2) 提出不足:在协助老年人锻炼的过程中,让老年人感觉不舒服。 (3) 加以总结及鼓励:相信只要用心、有爱心,就一定会是很棒的养老护理员	

9.2.6　知识拓展

1. 轮椅的正确坐姿

(1) 上身挺直,坐于轮椅正中部位,双肩放松,颈部不可前伸或侧倾,双手扶住扶手,偏瘫患者上肢处于功能位。轮椅的高度要保证乘坐者坐位时髋、膝关节屈曲90°,头、颈、躯干尽量保持在一条垂线上。

(2) 臀部紧贴后靠背,大小腿之间的角度为110°～130°,以120°为最佳。系上安全带固定,以保证乘坐者的安全。

(3) 双侧上肢和双手一起放置于手桌板上,颈部及躯干不可前伸或侧倾,双侧肩胛带平行。

(4) 两足平行,且间距与骨盆同宽,注意避免双下肢出现外展、外旋姿势。

(5) 与膝盖左右宽度保持一致,背部尽量贴合在椅背上,双肘自然弯曲并放在轮椅两侧扶手上;大腿紧贴椅座,臀部紧贴椅背,双侧下肢平行,双脚完全踩在踏板上。

轮椅的侧面坐姿如图 9-3 所示,轮椅的正面坐姿如图 9-4 所示。

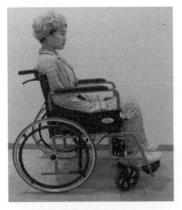

图9-3　轮椅的侧面坐姿

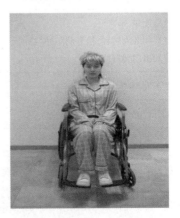

图9-4　轮椅的正面坐姿

2. 轮椅减压

（1）抬臀减压。缓解骶尾部和坐骨结节处的压力负荷。

方法1：双手支撑轮椅扶手，向上抬臀每15～30min一次，每次15s，可以自己心里默数5s，也可打节拍，如1234、2234、3234、4234。抬臀减压如图9-5所示。

方法2：固定轮椅刹车，双手拉住固定物，身体向前倾斜，骶尾部离开座椅面15s，以起到减压作用。向前减压如图9-6所示。

方法3：身体向轮椅一侧倾斜，双手拉住近侧轮胎借力将另一边臀部抬起，持续15s，再交换减压。侧方减压如图9-7所示。

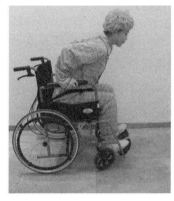
图9-5 抬臀减压

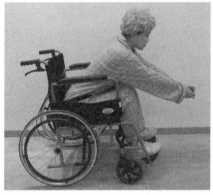
图9-6 向前减压

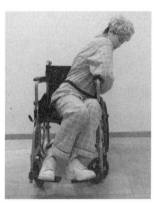
图9-7 侧方减压

（2）坐垫减压。选择合适的轮椅坐垫，可以起到支撑身体，分散体压，保持姿势和舒缓紧张的作用。

（3）轮椅减压操。适合上肢功能好且年轻、体力好的截瘫患者，最好配合音乐一起做，可以增加趣味性。轮椅减压操能减少压疮的发生，使人保持心情愉悦。

练习巩固

1. 按驱动方式将轮椅分类，错误的是（   ）。

    A. 手动轮椅　　　　　　　　　B. 电动助力轮椅

    C. 电动轮椅　　　　　　　　　D. 成人轮椅

2. 在从床到轮椅的转移过程中，轮椅与床的夹角的描述正确的是（   ）。

    A. 25°～35°　　　B. 15°～35°　　　C. 30°～45°　　　D. 45°～60°

3. 关于使用轮椅前的准备，正确的是（   ）。

    A. 刹车灵敏　　　　　　　　　B. 不用检查胎压

    C. 安全带可有可无　　　　　　D. 打开与收起不顺畅

    E. 脚踏板有一处损坏

4. 关于使用轮椅的说法,不正确的是（　　）。

　　A. 患者坐轮椅在欲起立时或坐前,应将轮椅的闸刹住

　　B. 轮椅闸的性能要好,放置轮椅滑动推乘坐轮椅的患者下坡时应倒行,确保患者安全

　　C. 长期坐轮椅的患者要防止压疮的发生

　　D. 对身体不能保持平衡的患者乘坐轮椅时可以不使用保护带

任务 9.3　使用助行器

9.3.1　任务导入

李爷爷, 65 岁,丧偶,务农。老人 5 月前突发脑卒中,经医院治疗,好转后入住某养老院已有 5 天了。目前老人右侧上下肢肌力 4 级,左侧正常,行走需搀扶,但其每次看到养老院里的伙伴能自在地出入并独立行走时,总会流露出落寞的神态。为了帮助老人独立行走,且保证行走安全,请你为李爷爷选择合适的助行器,并帮助他使用。

9.3.2　任务目标

- 知识目标：掌握助行器辅助器具的使用与基本分类。
- 技能目标：能示范、指导老年人进行步行功能训练。

9.3.3　相关知识

9.3.3.1　助行器简介

1. 助行器的定义

帮助下肢功能障碍患者减轻下肢负荷,辅助人体支撑体重,保持平衡,辅助人体稳定站立和行走的工具或设备称为助行器,也可称为步行辅助器。

2. 助行器的作用

助行器的作用包括保持身体平衡,支持体重,增加肌力,辅助行走。

3. 使用前检查

助行器在使用前应进行检查,包括检查把手是否完好、稳固；橡胶是否完好,有无间隙；防滑垫是否完好；锁扣是否拧紧等。

（1）手杖的高度。使用者取站立位,站立时手杖的脚放在距离使用者足外侧 15cm 处,手柄高度与使用者的股骨大转子高度相平（股骨大转子高度为站立位时屈髋屈膝可摸到的大腿根外侧的凹陷处）。

（2）助行架高度。当助行架放在身旁，手按手柄时，手肘应该微曲约30°，或者助行架的高度与股骨大转子的高度同等。

9.3.3.2　助行器选用总原则

全面了解患者病情及身体状况，如身高、体重、年龄等；明确应用助行器的目的；对患者的平衡能力、下肢承重能力、下肢肌力、步态和步行功能、上肢肌力，以及手的握力与抓握方式等方面进行全面评估；充分考虑患者的家居环境及社区环境；充分考虑患者的认知及学习能力；最后考虑患者的生活方式及个人爱好等。

9.3.3.3　助行器的种类及选配

根据结构和功能，临床上常将助行器分为两大类，即杖和助行架。

1. 杖

杖是指一类单个或成对使用的步行辅助器具，包括手杖、腋杖、肘杖、前臂支撑拐等。

（1）手杖。手杖是一只手扶持以助行走的助行器，是症状较轻的下肢功能障碍者辅助行走的用具，只可分担小于25%的体重。使用手杖时，上肢及肩的肌力必须正常。手杖可分为单足手杖与多足手杖两大类，每一类中又包括若干种类。单足手杖按长度是否可调，分为长度不可调手杖和长度可调手杖。单足手杖如图9-8所示；按其把手形状，可分为钩形杖、丁字形杖、斜形杖、铲形杖、球头杖、鹅颈形杖等。多足手杖可分为三足手杖和四足手杖。多足手杖如图9-9所示。

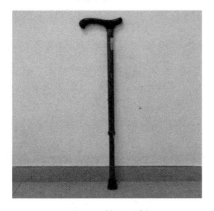

图9-8　单足手杖

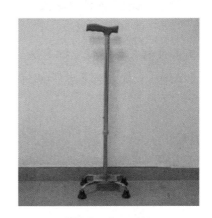

图9-9　多足手杖

手杖主要适用于偏瘫人下肢肌力减退、平衡功能障碍、下肢骨与关节病变、单侧下肢截肢或佩戴假肢、偏盲或全盲等患者及老年人。单足手杖适用于握力好、上肢支撑力强的患者或老年人；三足手杖适用于平衡能力稍欠佳且使用单足手杖不安全的患者或老年人；四足手杖适用于平衡能力欠佳、臂力较弱或上肢患有震颤麻痹、用三足手杖不够安全的患者或老年人。

（2）腋杖。腋杖是一种木制或轻金属制常用的助行器，具有较好减轻下肢承重和保持身体平衡的作用。临床上可分为标准式与长度可调式两种，前者不能调节，一般为木制；后者可调其长度范围。腋杖如图 9-10 所示。

任何原因导致步行不稳定，且手杖或肘杖无法提供足够稳定性能的情况均可选择腋杖。腋杖的选择主要有下列两种情况。

① 单侧下肢无力而不能部分或完全负重的情况，如下肢骨折术后患者。

② 双下肢功能不全，不能用左、右腿交替迈步的情况，如截瘫患者。

（3）肘杖。肘杖是一种带有一个立柱、一个手柄和一个向后倾斜的前臂支架的助行器。由于支撑架上部的肘托托在肘部的后下方，因此命名为肘杖。由于带有一个向后倾斜的前臂支架，也可称其为前臂杖。肘杖可以单用或成对使用。一般由铝管制成，具有前臂套，使用较为灵活。肘杖如图 9-11 所示。

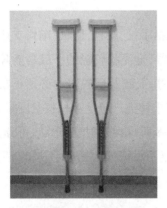

图9-10　腋杖

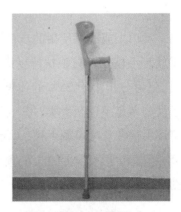

图9-11　肘杖

（4）前臂支撑拐。前臂支撑拐是一种带有一个特殊设计的手柄和前臂支撑支架的拐杖，常用于单侧或双侧下肢无力而腕、手又不能负重的患者，如类风湿关节炎，上、下肢均有损伤等。

2. 助行架

单个使用由双臂操作的框架式步行辅助器具称为助行架 (walking frame)，包括标准型助行架、轮式助行架、助行椅及助行台。

（1）标准型助行架。这是一种三边形（前面和左右两侧或后面和左右两侧）的金属框架，没有轮子，由手柄和支脚提供支撑的步行辅助用具，一般用钢管或铝合金管制成，重量很轻，可将患者保护在其中，支撑面积较大，稳定性较好。另外，当患者同时伴有上肢无力时，可使用带有铰链结构的交互式助行架，其左侧或右侧可以先向前移动，然后右侧或左侧再向前移动。

在下列情况下患者常选用此类助行架：单侧下肢无力或截肢，需要比杖类助行器更大支持的患者，如老年性骨关节炎患者；全身或双下肢肌力降低或协调性差，需要独立、稳定站立的患者,如多发性硬化症患者;广泛性体能减弱,需要广泛支持,以帮助活动和建立自信心,如慢性阻塞性肺疾病患者。

(2)轮式助行架。这是由轮子、手柄和支脚提供支撑的双臂操作助行器,可分为两轮式及四轮式;另外,它可根据患者的功能状态加配手闸制动及其他辅助支撑等。轮式助行架适用于下肢功能障碍,且不能抬起助行架步行的患者。

(3)助行椅。这是带有一个座和吊带的轮式助行架,包括助行自行车。它既是拐杖,又是轮椅,还是购物车。其特点为"轻、灵、稳"及安全、舒适。它是用铝合金、钢管制成的,配有可锁刹车手闸、座椅、扶手、篮筐、高强度防锁死刹车系统及轴承脚轮、12层板半软包座面,适用于行走不便的人。

(4)助行台。这是一种高度到胸部,有轮子和前臂支撑架,由上肢驱动的助行器。患者通常依靠前臂托或台面支撑部分体重和保持身体平衡。助行台主要适用于下列情况:上、下肢功能障碍且需要使用助行架或前臂支撑拐的患者,如类风湿关节炎患者;手与腕不能承重且上、下肢功能均有不同程度障碍的患者;前臂有明显畸形且前臂支撑拐不适用的患者。

9.3.4 任务分析

生理:老人拄拐行走前,身体状况应做哪些方面的康复评估?

心理:从一个身强力壮的健康人变成一个右侧偏瘫的老人,请问会出现哪些心理问题?你有哪些方法帮助老人?

社会文化:李爷爷每次看到其他健康老人做操或进行活动时,都不愿参加,怕表现不好影响其他人,作为养老护理员,你怎么处理此事?

运动:应如何指导李爷爷的步行训练?

9.3.5 任务实施

使用四脚拐杖进行步行的训练流程如表9-3所示。

协助老年人使用拐杖进行行走训练

表9-3 使用四脚拐杖进行步行的训练流程

流 程	操 作 要 点	备 注
沟通	(1)得到老年人的理解与配合。 (2)介绍操作的目的。 (3)介绍操作的内容。 (4)介绍操作的时间	
评估	(1)养老护理员应正确评估老年人身体状况,确认可否进行训练。 (2)了解老年人的活动意愿、兴趣爱好等,评估老年人的意识和肢体活动能力	

流　程	操　作　要　点	备　注
准备	(1) 养老护理员：着装整洁,规范洗手,戴口罩,举止端庄。 (2) 老年人：着装合体,穿好防滑鞋,坐在椅子上配合操作。 (3) 环境：环境整洁,光线明亮,温、湿度适宜,地面平坦。 (4) 用物：四脚拐杖、安全腰带、毛巾、笔、记录单等	
实施	讲解、示范。 (1) 三步法。 (2) 两步法。 (3) 上楼梯步行法。 (4) 下楼梯步行法	
	训练前准备。 (1) 养老护理员为老年人系上安全带。 (2) 教老年人正确使用拐杖	
	三点式训练。 (1) 指导老年人行走,先手杖,再患侧,最后健侧。 (2) 养老护理员站在老年人的患侧保护	
	二点式训练。 (1) 指导老年人行走,先手杖和患脚,再健脚。 (2) 养老护理员站在老年人的患侧保护	
	上楼梯。 (1) 指导老年人持杖行走,先上健脚。 (2) 再上拐杖。 (3) 最后上患脚行走。 (4) 养老护理员站在老年人患侧的后方（一手扶托患侧手臂,一手提拉腰带）	
	下楼梯。 (1) 指导老年人持杖行走,拐杖先下一阶梯。 (2) 再下患脚。 (3) 最后下健脚。 (4) 养老护理员站在老年人患侧的前方（双手托扶患侧前臂）保护	
整理	(1) 训练过程中及结束后,应注意观察、询问老年人的感受。 (2) 养老护理员协助指导解决,预约下次训练时间。 (3) 整理、记录（训练起始时间、训练过程中老年人的感受）	
注意事项	(1) 使用手杖前,告知老年人注意事项。 (2) 严格遵从医生或康复师对手杖的选择和步行的指导要求,指导老年人使用。 (3) 平时将手杖放在老年人随手可及的固定位置。 (4) 行走中避免拉、拽老年人胳膊,以免造成跌倒和骨折	
评价	(1) 给予认可：体贴、耐心,有爱心地照护老年人。 (2) 提出不足：在协助老年人锻炼的过程中,让老年人感觉不舒服的行为。 (3) 加以总结及鼓励：相信只要用心、有爱心,就一定会是很棒的养老护理员	

协助老年人使用助行架
进行步行训练

使用助行架进行步行训练的流程如表 9-4 所示。

表 9-4　使用助行架进行步行训练的流程

流　程	操 作 要 点	备　注
沟通	(1) 得到老年人的理解与配合。 (2) 介绍操作的目的。 (3) 介绍操作的内容。 (4) 介绍操作的时间	
评估	(1) 正确评估老年人的身体状况,确认可否进行训练。 (2) 了解老年人的活动意愿、兴趣爱好等,评估老年人的意识和肢体活动能力	
准备	(1) 养老护理员:着装整洁,规范洗手,戴口罩,举止端庄。 (2) 老年人:着装合体,穿好防滑鞋,坐在椅子上,配合操作。 (3) 环境:环境整洁,光线明亮,温、湿度适宜,地面平坦。 (4) 用物:标准助行架、安全腰带、毛巾、笔、记录单等	
实施	讲解、示范。 (1) 三步法。 (2) 两步法	
	训练前准备。 (1) 养老护理员为老年人系上安全带。 (2) 教老年人正确使用助行架	
	四点式训练。 (1) 抬头挺胸,将助行架一侧向前移。 (2) 迈对侧下肢。 (3) 移动助行架对侧。 (4) 移动另一侧下肢	
	三点式训练。 (1) 提起助行架,放置身前一臂远的地方。 (2) 向前迈出患侧或肌力较弱的腿,足跟落在助行架两后腿连线位置且略靠前。 (3) 迈出好腿,开始步行	
整理	(1) 训练过程中及结束后,应注意观察、询问老年人的感受。 (2) 养老护理员协助指导解决,预约下次训练时间。 (3) 整理、记录(训练起始时间、训练过程中老年人的感受)	
注意事项	(1) 使用助行架前,告知老年人注意事项。 (2) 严格遵从医生或康复师对手杖的选择和步行的指导要求,指导老年人使用。 (3) 平时将助行架放在老年人随手可及的固定位置。 (4) 行走中避免拉、拽老年人胳膊,以免造成跌倒和骨折	
评价	(1) 给予认可:体贴、耐心,有爱心地照护老年人。 (2) 提出不足:在协助老年人锻炼的过程中,让老年人感觉不舒服的行为。 (3) 加以总结及鼓励:相信只要用心、有爱心,就一定会是很棒的养老护理员	

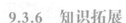

9.3.6　知识拓展

1. 腋杖的高度

腋杖又称标准拐,主要由上端的腋托、中间的把手、支撑杆、套头组成。

腋拐合适高度的测量方法如下。

方法 1:用身长减去 41cm 即为腋杖的长度。

方法 2:取站立位,将腋杖放在腋下,与腋窝保持 3 ～ 4cm(2 指)的距离;两侧拐杖分别置于脚尖前方和外侧方直角距离各 15cm 处;肘关节屈曲约 30°,手柄部位与大转子高度相同。

2. 腋杖的步行训练

(1)一点式。

摆至步:这是开始步行时常用的方法。这种训练方式步行稳定,具有实用性,但速度较慢,适用于道路不平或人多、拥挤的场合下使用。步行时先移双拐,再移双脚(行动时双脚未超过双拐位置)。

摆过步:常在摆至步成功后开始应用。这种训练方式步幅较大、速度快、姿势轻、美观,适用于路面宽阔且行人较少的场合。步行时先移双拐,再移双脚(行动时双脚超过双拐位置)。

(2)两点式。适用于一侧下肢疼痛需要借助于拐杖减轻负重,以减少疼痛刺激,或是在掌握四点步行后练习。虽稳定性不如四点步行,但步行速度比四点步行快,步行环境与摆过步相同。左拐杖与右脚一致,右拐杖与左脚一致。

(3)三点式。步行速度快,稳定性良好,这是常用的步行方式之一。适用于一侧下肢患病且不能负重的患者。移动顺序:双侧拐杖→患脚→健脚。

(4)四点式。步行速度较慢,但稳定性好,步态与正常步行相近似,训练难度小,适用于恢复早期,这是双下肢运动功能障碍患者经常采用的步行方式之一。移动顺序:左拐→右脚→右拐→左脚。

3. 养老护理员指导助行器行走训练的注意要点

肢障老年人的康复训练要有计划性、规律性,并持之以恒;养老护理员要尊重、理解肢体有障碍的老年人,鼓励老年人及家属主动参与,积极配合训练;老年人的表现有进步时要及时给予肢体和语言的鼓励;对训练过程中老年人出现的错误不责备,不否认,决不能训斥甚至嘲笑,以免伤害老年人的自尊心和拒绝今后的训练;训练过程中多使用表情和手势等非语言形式与老年人交流;讲解训练步骤时应语速缓慢,态度温和,分步讲解,反复示范、指导老年人练习,得到老年人的反馈后再进行下一步训练,不可操之过急;老年人使用拐杖行走前,养老护理员要告知老年人使用拐杖的注意事项;拐杖应放置在老年人随手可及的固定位置；训练路线合理，减少转弯，步行速度缓慢，不拉扯老年人，转弯时应以健侧为轴，以免造成老年人跌倒和骨折；随时擦净汗液。

练习巩固

1. 助行器的作用不包括（　　　）。

    A. 增加上肢肌力　　　　　B. 保持平衡　　　　C. 支撑体重

    D. 辅助行走　　　　　　　E. 增强日常生活能力

2. 使用双拐步行训练时，正确的姿势是（　　　）。

    A. 腋下杖高度与大转子高度一致

    B. 肘关节伸直

    C. 身体重心向前倾

    D. 保持身体平衡

3. 关于拐杖步行训练的作用，以下选项描述错误的是（　　　）。

    A. 提高平衡能力　　　　　　B. 增加肌肉力量

    C. 改善心肺功能　　　　　　D. 加重残疾程度

4. 拐杖步行训练的初始阶段，患者应该（　　　）。

    A. 大步快走　　　　　　　　B. 小步慢走

    C. 正常行走速度　　　　　　D. 跑步前进

5. 在拐杖步行训练中，以下需要注意的安全事项是（　　　）。

    A. 快速转弯　　　　　　　　B. 跨越障碍物

    C. 保持视线清晰　　　　　　D. 倒行练习

6. 关于单拐步行训练，以下选项描述正确的是（　　　）。

    A. 患侧手握住拐杖手柄，腋下置于拐杖上方的扶手

    B. 健侧手握住拐杖手柄，患侧手自然下垂

    C. 双侧手均握住拐杖手柄

    D. 患侧脚先行，然后是拐杖和健侧脚同时迈出

任务 9.4　穿戴弹力足踝矫形器

9.4.1　任务导入

张奶奶，76岁，患有轻度关节炎和轻度足部畸形，导致她走路时经常感到不适。经过康复治疗师的推荐，她决定尝试使用弹力足踝矫形器来改善症状。由于张奶奶年纪较大，行动不便，她的家人寻求我们的帮助，请你协助张奶奶正确地穿戴弹力足踝矫形器。

9.4.2 任务目标

- 知识目标：掌握弹力足踝矫形器的使用方法和注意事项，了解老年人足部健康的重要性。
- 技能目标：能够正确地指导老年人穿戴弹力足踝矫形器。

9.4.3 相关知识

9.4.3.1 弹力足踝矫形器

矫形器是指装配于人体四肢、躯干等部位的体外器具的总称，其目的是预防或矫正四肢、躯干的畸形或治疗骨关节及神经肌肉疾病并补偿其功能。

弹力足踝矫形器(ankle foot orthosis，AFO)是一种用于改善足部健康状况的辅助器具，它具有弹性和支撑作用，可以提供足部和踝关节的稳定性和支撑力，减轻足部疼痛和不适感。这种矫形器通常由弹性材料制成，可以根据个人需求进行定制，适用于老年人、足部畸形或足部疾病患者的康复和辅助治疗。足踝矫形器如图9-12所示。

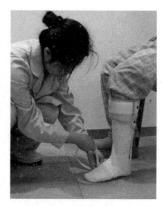

图9-12 足踝矫形器

9.4.3.2 弹力足踝矫形器的作用

弹力足踝矫形器的作用主要基于两个方面：一是提供足够的支撑和稳定性，帮助患者纠正足部畸形，改善步态和减轻疼痛；二是利用弹性和压力，缓解足部疲劳和不适感，促进血液循环，预防和缓解足部疾病的发生和发展。

9.4.3.3 弹力足踝矫形器的分类

1. 保护型足踝支具

采用带软内衬的踝足成品，限制跖屈，并跖屈角度可调。其功能为保持和最大限度地增加背屈，当静躺时减少跖屈位，预防足下垂。这款支具适用于老年卧床不起者。

2. 运动型足踝矫形器

(1) 固定足踝矫形器：采用聚丙烯塑料制成，手工定制。其功能为在步态周期内保持踝关节在中立位，矫正足下垂、膝反屈、踝关节内外翻。其适用于已发生变形的踝关节。

(2) 后片弹性足踝矫形器：采用聚丙烯塑料制品、注塑预制成品或手工定制品。其功能为在步态周期内保持踝关节在中立位，防止足下垂、膝反屈。其适用于偏瘫初期的行走。

(3) 链式足踝矫形器：采用在踝关节水平位置以塑料或金属踝铰链连接上下两片，以病人的小腿和足部为模型定制而成。其功能为提供中间/侧向稳定,跖屈/背屈控制;典型的用法是允许背屈而限制跖屈。其适用于矫正足下垂和足内外翻。

（4）地面反射式足踝矫形器:采用胫骨近端前侧覆以塑料片,并和下体连接,是手工定制品。其功能为在膝关节承重期控制并预防由于股四头肌无力而致膝关节突然跪下的情况,并提供在腓肠肌、比目鱼肌无力情况下的蹬地力量。其适用于膝无力合并足下垂和内翻者。

9.4.3.4 适应证

足踝是我们人体承重的重要支撑部位,因此,应保持足踝稳定性,维持足踝正常的生物力学。踝关节不稳定、足踝部骨折或损伤、中等程度以上的内翻足或外翻足、足下垂、脑瘫、偏瘫、截瘫等患者可能需要足踝矫形器。

9.4.3.5 弹力足踝矫形器的适配

1. 穿着检查

（1）是否符合需要佩戴足踝矫形器的要求。

（2）患者能否没有困难地穿上足踝矫形器。

2. 站立位检查

要求患者穿上鞋,双足间距为 5～10cm,双下肢均匀承重。进行以下检查:①鞋的肥瘦、长度是否合适;②鞋底和鞋跟在地上是否放平;③弹力足踝矫形器的上缘位于腓骨头的下方 2cm,以免压迫腓总神经;④鞋底、鞋内附加物(垫片、横条、鞋垫)及 T 形矫正带的位置、力量是否合适,会不会引起很大的不适、疼痛;⑤鞋和足托的前部分是否有利于滚动的前跷;⑥金属条或塑料壳的部分与腿的轮廓是否相符,两侧金属条与腿之间间隙是否均匀,儿童矫形器金属条是否可以延长;⑦足踝矫形器踝铰链轴心位于内踝下缘;⑧患者能否稳定地站立。

3. 步行中检查

在平路上步行,应注意观察有无异常步态;有无特殊的响声。

4. 坐位检查

观察患者能否屈膝 105°,使患者舒适地坐着。

5. 脱去矫形器检查

肢体有无皮肤压迫症状;在没有任何控制下观察踝关节运动有无异常;检查矫形器内、外侧踝铰链的制动装置跖屈或背屈时,是否能同时接触;从矫形器工艺和外观角度检查是否满意;询问患者对矫形器重量、功能、舒适、外观等方面的满意程度。

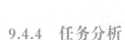

9.4.4 任务分析

考虑到张奶奶的年龄和身体状况,我们首先需要确保弹力足踝矫形器的尺寸合适,并确保其舒适度。在穿戴弹力足踝矫形器之前,我们与张奶奶进行了详细的沟通,了解了她的足部情况,并按照她的需求进行了适当的调整。我们耐心地解释了弹力足踝矫形器的作用和使用方法,以确保张奶奶能够理解并正确使用。

9.4.5 任务实施

协助老年人穿脱弹力足踝矫形器的流程如表 9-5 所示。

表 9-5　协助老年人穿脱弹力足踝矫形器的流程　协助老年人穿脱足踝矫形器

流　程	操 作 要 点	备　注
沟通	(1) 得到老年人的理解与配合。 (2) 介绍操作的目的。 (3) 介绍操作的内容。 (4) 介绍操作的时间	
评估	(1) 全身情况(如精神状态、饮食、大小便、睡眠等)。 (2) 局部情况(如肌力、肢体活动度、检查双侧脚部皮肤情况)。 (3) 特殊情况(坐位平衡、呼吸、末梢循环的颜色、足下垂的程度)	
准备	(1) 养老护理员:着装整洁,规范洗手,戴口罩,举止端庄。 (2) 老年人:老年人处于舒适体位,配合操作。 (3) 环境:环境整洁,光线明亮,温、湿度适宜,宽敞桌面,舒适椅子。 (4) 用物:矫形器、洗手液、记录单、毛巾、水杯等	
实施	(1) 协助老年人坐稳。 (2) 检查床刹是否牢固。 (3) 协助老年人在床边坐稳,方法正确(安全、科学、规范、有效、节力、尊重),注意保暖。 (4) 操作中注意运用老年人自身的力量。 (5) 操作中有安全意识。 (6) 操作中注意观察老年人反应。 (7) 操作中注意保护患侧肢体	
实施	(1) 穿矫形器。 ① 老年人呈坐位,养老护理员位于老年人患侧。 ② 为老年人穿好健脚鞋子,将患侧裤腿塞进患侧脚袜子里,协助老年人双脚着地。 ③ 解释矫形器的各个部位及功能,检查矫形器是否完好且可以使用,将矫形器垂放在患侧脚旁。 ④ 协助老年人将患足跟紧贴矫形器后叶足跟处,踩稳。 ⑤ 粘贴矫形器小腿部魔术搭扣,将小腿外侧绑带穿过内侧卡环,反折粘贴加强固定。 ⑥ 询问松紧度,必要时调整。 ⑦ 将小腿内侧弹力绷带自足背外侧向下绕足一周,再包绕矫形器足底,从足内侧向小腿外侧牵拉。	

流　程	操　作　要　点	备　注
实施	⑧ 调整松紧度,穿过卡环反折粘贴固定。 ⑨ 询问松紧度并调整舒适。 ⑩ 协助老年人的患脚穿好鞋子。 (2) 操作中有安全意识。 (3) 操作中注意动作要轻柔稳妥,注意与老年人沟通和交流	
	(1) 协助老年人适应足踝矫形器。 (2) 协助老年人站起,让老年人患足平踏地面,与小腿垂直。 (3) 感受弹力绷带力度是否适中,必要时调整。 (4) 询问老年人足部舒适度,使用纱布或棉花填塞矫形器内侧,保护足跟和足踝 　　两侧骨隆突处免受损伤。 (5) 协助老年人站立,指导老年人抬起患侧脚行走。 (6) 行走时间以老年人能够耐受为准。 (7) 观察老年人的反应,如果感觉劳累,帮助老年人坐下休息。 (8) 操作中注意保护老年人。 (9) 操作中注意动作要轻柔稳妥,注意与老年人沟通和交流	
	(1) 脱下足踝矫形器。 ① 老年人取坐位,养老护理员位于老年人患侧。 ② 指导并协助老年人依次松开弹力绷带搭扣、小腿部固定带及魔术搭扣,褪下 　　矫形器。 ③ 检查老年人小腿至足踝皮肤无异常,并询问老年人的感受。 ④ 检查足踝矫形器完好无异常,放置固定位置备用。 ⑤ 安排老年人采用坐位休息,询问有无需求。 (2) 操作及检查方法正确。 (3) 操作中注意动作要轻柔稳妥,注意与老年人沟通和交流	
整理	活动结束,养老护理员鼓励老年人对参与活动的过程分享感受。养老护理员做好记录,评估活动目的是否达成、需要改进的方面等	
注意事项	根据老年人的心理、生理等特点,组织与其相对应的语言交流、肢体活动等;保持良好的情绪;操作中注意老年人的安全问题;随时观察老年人,以防出现不良情况	
评价	(1) 给予认可:体贴、耐心,有爱心地照护老年人。 (2) 提出不足:在协助老年人锻炼的过程中,让老年人感觉不舒服。 (3) 加以总结鼓励,相信只要用心、有爱心,就一定会是很棒的养老护理员	

9.4.6　知识拓展

1. 协助老年人穿脱弹力足踝矫形器的健康教育

在照护过程中,结合老年人情况开展使用足踝矫形器的作用和维持情绪稳定的健康教育或心理支持,包括但不限于以下方面。

(1) 使用足踝矫形器的作用。防止畸形的发展,矫正畸形;稳定关节,利于活动,改善步态;分担关节负荷,减轻关节受力。

（2）维持情绪稳定。指导老年人进行心理调节，鼓励老年人参加集体活动；使用放松训练法进行心理调节，调节呼吸，使肌肉得到充分放松；指导老年人使用音乐疗法进行心理调节。

2. 注意事项

选择合适的尺寸和型号，确保矫形器与足部形状和尺寸相匹配，避免过紧或过松；注意穿戴方式和时间，通常建议在白天使用，避免长时间连续穿戴，并根据医生或专业人士的指导进行穿戴；观察足踝矫形器的使用效果，如果出现不适或不良反应，应及时停止使用并咨询专业人士。

练习巩固

1. 足踝矫形器主要用于矫正的问题是（　　　）。

    A. 脚部畸形   B. 脚部骨折

    C. 脚部疼痛   D. 脚部感染

2. 在选择足踝矫形器时，以下因素最重要的是（　　　）。

    A. 矫形器的颜色   B. 矫形器的材质

    C. 矫形器的尺寸   D. 矫形器的品牌

3. 穿戴足踝矫形器后，以下描述正确的是（　　　）。

    A. 可以立即参加剧烈运动   B. 需要定期调整矫形器的松紧度

    C. 可以长时间连续穿戴   D. 无须关注足部卫生问题

4. 对于足部骨折的患者，开始穿戴足踝矫形器的时间是（　　　）。

    A. 骨折发生时   B. 骨折愈合后

    C. 开始康复训练时   D. 无须穿戴矫形器

5. 以下情况不适合穿戴足踝矫形器的是（　　　）。

    A. 足部扭伤   B. 足部骨折愈合后

    C. 长期站立或行走的职业   D. 足部感染或炎症

项目10 应 急 照 护

素养目标

作为养老护理员应具有严谨、耐心、专注、坚持、敬业的"工匠精神"。当面临突发事件时，要有临危不惧和临危不乱的心理素质、高度的责任心、慎独严谨的品行，在应急时要有不怕脏、不怕苦、不怕累的献身精神。

任务 10.1　快速血糖监测

10.1.1　任务导入

张大爷，69岁，入住养老机构半年，生活能够自理。身高167cm，体重75kg；饮食喜好：蛋糕、饼干、香蕉；既往病史：2型糖尿病史15年，平日通过注射胰岛素控制血糖水平。今日张大爷在体育锻炼的过程中，突然感到头晕心慌、出冷汗、发抖、面色苍白。请养老护理员立即为张大爷进行紧急处理。

10.1.2　任务目标

- 知识目标：知晓血糖正常范围，了解低血糖表现与处理方法。
- 技能目标：掌握血糖测量的操作方法，能正确记录血糖值，监测血糖水平。

10.1.3　相关知识

10.1.3.1　老年人血糖监测意义

减少糖尿病老年患者低血糖的发生风险；体现饮食管理、运动疗法及药物治疗的效果；掌握血糖波动，对日常生活、活动、饮食及合理用药具有指导作用；当血糖水平超出正常参考范围时，提示血糖偏低或偏高，须及时干预处理。

10.1.3.2　糖代谢状态分类

血糖值是指人体血液中的葡萄糖浓度。血糖水平受到许多因素的影响，如饮食、运动、激素水平和身体状态等。了解血糖正常值对人体健康至关重要,它可以帮助我们预防和管理糖尿病。

1. 血糖正常值

空腹血糖(指禁食 8h 以上后的血糖浓度)为 3.9 ~ 6.1mmol/L,餐后 2h 血糖 < 7.8mmol/L。

2. 空腹血糖受损（IFG）

空腹血糖为 6.1 ~ 7.0mmol/L,餐后 2h 血糖 < 7.8mmol/L。

3. 糖耐量减低（IGT）

空腹血糖 < 7.0mmol/L,餐后 2h 血糖为 7.8 ~ 11.1mmol/L。

4. 糖尿病

空腹血糖 ≥ 7.0mmol/L ；餐后 2h 血糖 ≥ 11.1mmol/L。

血糖正常值的范围可能会因个体差异、仪器设备和检测方法等因素而略有不同。某些状况下毛细血管的血糖值会受到强烈的影响,如严重的脱水、血压过低、休克、高血糖症、红细胞异常状况（有或无酮症）,这些状况可能影响采集的血样,也影响测试结果的准确性。因此,在判断血糖水平时,应参考医生或其他专业人士的建议。

10.1.3.3 引起血糖变化的因素

1. 血糖增高

（1）生理性因素：饭后 1 ~ 2h、情绪紧张时。
（2）病理性因素：糖尿病。

2. 血糖降低

（1）生理性因素：饥饿、剧烈运动、注射胰岛素后、口服降糖药后。
（2）病理性因素：注射胰岛素过量、糖代谢异常。

10.1.3.4 低血糖表现及其处理方法

低血糖是指血糖水平低于正常范围,可能导致身体出现一系列不适症状。了解低血糖的表现和识别方法,对于预防及时处理低血糖状况至关重要。常见的低血糖症状包括出汗、饥饿感、心慌、心跳加速、头晕、恶心、呕吐、视觉模糊、情绪波动（如焦虑、烦躁、易怒、精神不集中等）、疲乏无力、手脚发抖、面色苍白、唇舌麻木、反应迟钝、行为改变、进行性躯体移动不协调或缓慢等,甚至出现昏迷。

若出现以上低血糖表现,应积极处理。有条件者立即进行快速血糖监测。神志清醒者口服含 15 ~ 20g 糖的食物,如糖果、巧克力、饼干、蛋糕、糖水、果汁及含糖量高的水果等均可。

每 15min 监测血糖一次,如血糖仍未上升至正常水平,再次口服含糖食物,直至血糖恢复正常。按时进餐是预防低血糖的关键,应做到按照规定的时间和量进餐,并合理安排每日运动时间及运动量。同时,根据医生意见,调整胰岛素或降糖药的剂量与频次,严格遵医嘱用药。

10.1.4 任务分析

张大爷是一位糖尿病患者,他平日通过注射胰岛素来控制血糖。然而,在日常生活中,尤其是在体育锻炼过程中,糖尿病患者容易出现低血糖的情况。这是一种紧急状况,需要及时处理。今天,张大爷在锻炼时出现了头晕、心慌、出冷汗和发抖等症状,这些都是低血糖的典型表现。作为养老护理员,需要迅速采取干预措施。首先,立即为张大爷进行快速血糖监测,了解他此时的血糖值。这是判断低血糖程度的关键步骤,也是制定相应处理措施的依据。如果血糖值过低,应尽快补充含糖食物或饮用含糖饮料。同时,避免剧烈运动,让张大爷休息,等待血糖水平逐渐恢复正常。确保其生命安全,提高生活质量。同时,对其加强健康教育,降低低血糖发生的风险。

10.1.5 任务实施

为老年人快速监测血糖的操作流程如表 10-1 所示。

为老年人快速检测血糖

表 10-1 为老年人快速监测血糖的操作流程

流 程	操 作 要 点	备 注
沟通	(1) 核对信息,进行沟通,取得老年人的理解与配合。 (2) 解释操作的目的。 (3) 介绍操作的内容。 (4) 介绍操作的时间	
评估	(1) 评估老年人的意识状态、认知功能、活动能力、合作程度、心理状态。 (2) 评估测量部位皮肤状况,如完整性、色泽、有无硬结等。 (3) 询问老年人的感受	
准备	(1) 养老护理员:着装整洁,规范洗手,戴口罩,举止端庄。 (2) 老年人:舒适体位,能够配合操作。 (3) 环境:整洁、安全、室温适宜。	 图10-1 血糖仪 图10-2 血糖采血针与采血笔

流　程	操　作　要　点	备　　注
准备	(4) 用物：血糖仪（图 10-1）、血糖试纸、血糖采血针与采血笔（图 10-2）或血糖采血器（图 10-3）、干棉签、75% 酒精溶液或酒精消毒棉签、记录单、笔、手消液等	 图10-3　血糖采血器
实施	开机，确认血糖试纸的编号与血糖仪设置的编号一致，准备好血糖试纸	
	准备：指导老年人手臂下垂 5 ~ 10s。安装采血针头，调节到深浅适宜，使采血笔处于备用状态。用酒精消毒手指的指腹，手指向上直立待干	
	取出试纸，检查有无潮湿、弯曲、划痕。手持试纸两边水平插入血糖仪测试端，插入后血糖仪自动开机，自检通过后显示屏会显示待检测图案	
	选择手指两侧任一部位（避开指腹神经末梢丰富部位，减轻疼痛），将采血笔紧紧压住采血部位，按下释放按钮并采血。不要挤压出血点局部，以防组织液析出影响测量结果。第一滴血液用干棉签拭去，用第二滴血液进行测试。将第二滴血液轻触试纸端，试纸自行吸入	若使用血糖采血器，取下保护帽后，向前挤压即可采血
	等待测试结果，用棉签按压测试点至无出血，发现异常情况立即报告医生	若确认为低血糖，立即摄入含糖食物或饮料，15min 后复测血糖
整理	(1) 治疗结束，整理床单位，安置好老年人，取舒适体位。 (2) 妥善处理用物。 (3) 洗手，记录（血糖结果、时间、老年人情况等）	
注意事项	(1) 血糖仪要定期检查、清洁、保养，定期做质控和性能检测。 (2) 妥善保管试纸，防止试纸条变质、变性。 (3) 按时进行血糖监测，以确保准确判断异常数值。 (4) 选用酒精作为消毒液，切勿使用碘伏进行消毒。 (5) 在消毒并干燥后进行采血，以保证数值的准确性。 (6) 在针刺采血后，需轻轻拭去第一滴渗出的血液，监测后续渗出的血液。应避免血液中混入消毒液，从而影响读数的准确性。采血量合适，同时采血时避免因血流不畅而过度挤压。血样过多可能导致测试结果偏高；血样过少可能导致测试结果偏低	
评价	(1) 模拟情境，评估养老护理员在真实情境下的反应和表现。 (2) 观察养老护理员与模拟老年人之间的互动，评估其沟通技巧、情感支持和认知支持等方面的表现。 (3) 根据评估结果，为养老护理员提供具体的反馈和建议，帮助他们提高技能和能力	

10.1.6 知识拓展

1.糖尿病的病因和发病机制

糖尿病是一种常见的慢性疾病,全球患病人数逐年上升。糖尿病可分为1型、2型、妊娠糖尿病和其他特殊类型糖尿病。在我国,2型糖尿病占据糖尿病的主要比例,已成为严重影响人们健康的生活疾病。

(1)遗传因素:糖尿病具有家族遗传倾向,家族中有糖尿病患者的人更容易发病。

(2)肥胖:肥胖是2型糖尿病的主要危险因素,脂肪细胞分泌的炎性细胞因子可影响胰岛素信号传导,导致胰岛素抵抗。

(3)饮食不当:高热量、高脂肪、高糖分的饮食习惯容易导致肥胖和糖尿病。

(4)生活习惯:缺乏运动、吸烟、饮酒等不良生活习惯会增加糖尿病的发病风险。

(5)内分泌紊乱:如甲状腺功能减退、皮质醇增多症等内分泌疾病可导致糖尿病。

2.糖尿病的临床表现

(1)多饮、多尿、多食:糖尿病患者由于胰岛素分泌不足或胰岛素作用受阻,导致糖代谢紊乱,从而出现多饮、多尿、多食的症状。

(2)体重下降:尽管食欲增加,但体重仍然下降,提示可能存在糖尿病。

(3)疲劳、乏力:胰岛素缺乏导致细胞能量供应不足,患者感到疲劳、乏力。

(4)皮肤瘙痒、感染:高血糖导致皮肤抵抗力下降,容易发生感染和瘙痒。

(5)视力下降、肾病、神经病变等:长期高血糖可导致微血管病变,影响眼、肾、神经等器官功能。

3.糖尿病相关并发症

(1)糖尿病足:糖尿病足是一种常见且非常严重的并发症,特别是老年患者,容易发生足部溃疡或坏疽等。因此,应特别注意预防糖尿病足。经常进行足部运动,改善下肢血液循环;做好足部保健,预防因血管或神经障碍引起的小腿、足趾感染;每天温水洗脚、按摩、剪趾甲,注意勿将趾甲剪得过深,不要用锐器抠老茧和鸡眼;穿合脚、舒适的鞋袜。若发现足部疼痛、有感染症状,应及时就医。

(2)高血糖反应:多饮、多食、多尿、恶心、呕吐、视物模糊或复视、头痛、腹痛、嗜睡、虚弱、皮肤潮红、呼吸深快、脉搏细数、体温升高、丙酮味呼吸、低血压、进行性昏迷。若患者处于清醒状态,可以喝不含糖饮料,饮水可降低高渗状态,并及时请示医生给予处理。

预防措施:嘱患者遵医嘱控制血糖,控制饮食,有规律地用药,预防感染、应激状态等诱发因素。

4. 治疗糖尿病的"五驾马车"

"五驾马车"是指在糖尿病治疗过程中五种主要的方法,分别是血糖监测、饮食治疗、运动疗法、药物治疗、健康教育。这五种方法相互配合,共同帮助糖尿病患者控制血糖水平,预防并发症,提高生活质量。

(1)血糖监测:血糖监测是糖尿病治疗过程中不可或缺的一部分。通过定期监测血糖,患者可以了解自己的血糖控制情况,为调整治疗方案提供依据。糖尿病患者应掌握正确的血糖监测方法,定期进行血糖监测,并根据血糖结果调整饮食、运动和药物治疗等措施。

(2)饮食治疗:饮食治疗是糖尿病治疗的基础。合理的饮食结构可以帮助患者控制血糖、血压和血脂,减轻体重。糖尿病患者应根据自身的身体状况、工作性质和运动量来制订合适的饮食计划,遵循"适量、均衡、多样"的原则,确保营养摄入充足,同时避免血糖波动过大。

(3)运动疗法:适当的运动可以提高胰岛素敏感性,降低血糖,改善心肺功能,增强体质。糖尿病患者应根据自身的健康状况选择合适的运动方式,如散步、慢跑、游泳、太极拳等,并确保每周保持一定的运动频率和强度。

(4)药物治疗:药物治疗是治疗糖尿病的关键。根据患者的病情,医生会为其选择合适的药物,如口服降糖药、胰岛素等。药物治疗可以有效地降低血糖,预防并发症。患者在使用药物时应遵医嘱,切勿自行调整剂量或停药。

(5)健康教育:患者需要了解糖尿病的病因、发病机制、临床表现、治疗方法以及自我管理的重要性。通过系统化的糖尿病教育,患者可以更好地认识疾病,增强治疗的信心,积极参与自我管理。

练习巩固

1. 测量血糖时,要选择(　　)作为皮肤消毒剂。

　　A. 碘酊　　　　　　B. 碘伏　　　　　　C. 碘酒　　　　　　D. 酒精

2. 低血糖表现不包括(　　)。

　　A. 多饮、多食、多尿　　　　　　B. 手脚发抖

　　C. 心慌出汗　　　　　　　　　　D. 视觉模糊

3. 若确认老年人出现低血糖,在摄入含糖食物或饮料(　　)min 后需复测血糖。

　　A. 5　　　　　　B. 15　　　　　　C. 30　　　　　　D. 60

4. 空腹血糖正常值通常为(　　)mmol/L。

　　A. 2.8～5.7　　　　　　　　　　B. 3.1～6.9

　　C. 3.9～6.1　　　　　　　　　　D. 4.5～7.0

任务 10.2　烫伤的初步处理

10.2.1　任务导入

刘奶奶,80岁,患有高血压病、糖尿病十余年。刘奶奶今早起床后,坐在床边,因为口渴,自行取暖水瓶往水杯里倒开水,不慎将热水溅在右手手背上,导致右手手背疼痛、发红,面积约2cm×2cm,无水疱及溃破,考虑为Ⅰ度烫伤,已报告医生。请养老护理员立即为老年人进行烫伤急救初步处理。

10.2.2　任务目标

- 知识目标:了解烫伤分级;熟悉预防烫伤的措施。
- 技能目标:掌握烫伤的初步处理方法;能对老年人进行预防烫伤的健康教育。

10.2.3　相关知识

10.2.3.1　烫伤概述

烫伤是指由高温液体(沸汤、沸水、热油)、高温蒸汽或高温固体(烧热的金属等)所致的损伤。老年人与儿童是烫伤的高危人群,重点在于预防烫伤,关键在于烫伤后立即采取正确的处理方法。

10.2.3.2　老年人烫伤的原因

(1) 皮肤老化。随着年龄的增长,老年人皮肤的弹性和韧性下降,变得薄而脆弱,容易受到热刺激而导致烫伤。

(2) 感觉减退。老年人的神经系统功能减退,对热量的敏感度降低,容易在不知情的情况下接触到高温物体。

(3) 视力减退。老年人视力下降,可能看不清周围的危险环境,如热水壶、炉子等。

(4) 行动不便。老年人在行动时可能出现迟缓、失衡等,容易在行走过程中摔倒,导致烫伤。

(5) 环境不安全。居住环境中热水壶、炉子等高温物品摆放不当,电源线、地毯等易导致老年人摔倒。

(6) 照护不当。养老护理员对老年人的照护不周,未能及时发现和处理危险因素。

10.2.3.3　预防老年人烫伤的措施

(1) 增强安全意识。养老护理员和老年人都要提高安全意识,关注生活中的危险因素。如在洗澡时,先开启冷水再开启热水,结束时先关闭热水后关闭冷水。

（2）改善生活环境。保持居住环境整洁,热水壶、炉子等高温物品远离老年人活动区域。将热水瓶放置在固定位置或房间角落等不易倾倒的地方;若需在房间内使用蚊香,需将蚊香专用器放置在安全地带;在使用电器时,需反复告知注意事项,并定期检查电器是否正常运行。

（3）加强照护。养老护理员要密切关注老年人的日常生活,及时提醒和协助老年人避免危险。尤其是对于患有感觉运动缺失等后遗症的老年人,更应高度重视并保持警惕。如在提供热汤或热水给老年人时,应提前将其放置至适宜温度。

（4）宣传教育。加强老年人烫伤预防宣传教育,提高老年人与家属的防范意识。告知老年人烤灯、湿热敷、热水坐浴等正确使用方法,避免随意调整仪器参数。

（5）其他。老年人应适当锻炼,提高行动敏捷度和活动能力。老年人定期检查眼部,有问题及时干预治疗,加强视力保护。

10.2.4　任务分析

鉴于老年人的生理及病理特点,烫伤成为老年人常见的意外损伤之一。这类损伤可能导致老年人承受剧烈疼痛等不适,严重者甚至可能出现休克、感染以及影响自我形象等严重后果。由于老年人多患有糖尿病等慢性疾病,一旦遭受烫伤,愈合过程更为困难。因此,预防老年人烫伤成为老年照护领域的重要任务之一。同时,养老护理员应了解烫伤面积估算、烫伤深度评估等相关知识,掌握烫伤后的处理方式,以确保在老年人发生烫伤意外时,能够迅速、准确地进行应对。

10.2.5　任务实施

老年人烫伤的初步处理操作流程如表 10-2 所示。

为Ⅰ度烫伤老年人进行急救初步处理

表 10-2　老年人烫伤的初步处理操作流程

流　程	操作要点	备　注
沟通	（1）核对信息,进行沟通,取得老年人的理解与配合。 （2）解释操作的目的。 （3）介绍操作的内容。 （4）介绍操作的时间	发现老年人烫伤后应第一时间迅速脱离热源,以免继续损伤。养老护理员边沟通边处理
评估	（1）评估老年人的意识状态、认知功能、活动能力、合作程度、心理状态。 （2）了解伤情,判断烫伤部位、面积和程度,安抚伤者,稳定其情绪。 （3）询问老年人的感受	
准备	（1）养老护理员:着装整洁,规范洗手,举止端庄。 （2）老年人:离开危险现场,取舒适体位。 （3）环境:整洁、安全、室温适宜。 （4）用物:水盆（内盛 2/3 冷水,需浸没过烫伤部位,水温不低于 5℃）、毛巾、烫伤膏、棉签、记录单、笔、手消液等	必要时准备纱布、胶布、毛毯

流　程		操　作　要　点	备　　注
实施	Ⅰ度烫伤的紧急处理	立即将伤处浸在凉水中进行"冷却治疗";如有冰块,也可将冰块用毛巾包裹后敷于伤处,"冷却"30min。必要时盖毛毯保暖	
		若烫伤部位不是手或足,不能将伤处浸泡在冷水中时,则可将受伤部位用毛巾包好,再在毛巾上浇水,或用冰块敷	
		冷却治疗后用干净毛巾轻轻沾干,用棉签取适量烫伤膏涂于烫伤部位,一般3~5天可自愈。切勿使用酱油、牙膏、肥皂等涂抹伤处,以免贻误病情甚至导致感染等不良后果	"冷却治疗"有降温,减轻余热损伤,减轻肿胀,止痛,防止起疱等作用
	Ⅱ度烫伤的紧急处理	泡:用凉水低压冲洗或浸泡30min进行"冷却治疗"	降温止痛防感染,保护水疱并送医院。若伤处水疱已破,不可浸泡,以防感染。可用无菌纱布或干净手帕包裹冰块,冷敷伤处周围,立即就医
		脱:冲洗降温后,脱下烫伤处的衣物,脱衣过程必须谨慎,严防加大创面,必要时可以剪掉伤处的衣物	
		盖:用干净的布或衣服、毛巾等盖住伤处,保护水疱,防止感染	
		送:按上述方法处理后立即送往医院就医	
	Ⅲ度烫伤的紧急处理	立即用清洁的被单或衣服简单包扎,避免污染和再次损伤,创面不要涂擦药物,保持清洁,立即报告,迅速就医	
		如发现老年人面色苍白、神志不清甚至昏迷,应及时拨打急救电话120	
整理		(1) 治疗结束,整理床单位,安置好老年人,取舒适体位。妥善处理用物。 (2) 洗手、记录（包括老年人烫伤原因、伤处面积、程度及处理方法）	
注意事项		(1) 若穿着衣服或鞋袜部位被烫伤,切勿急忙脱去被烫部位的鞋袜或衣裤,以免造成表皮拉脱。应先用冷水直接浇到伤处及周围,然后脱去鞋袜或衣裤。 (2) "冷却治疗"在烫伤后要立即进行,浸泡时间越早,水温越低,效果越好,因为烫伤后5min内余热还在继续损伤皮肤。但水温不能低于5℃,以免冻伤。冬天需注意身体其他部位的保暖。 (3) 必要时转送医院继续诊治	
评价		(1) 模拟情境,评估养老护理员在真实情境下的反应和表现。 (2) 观察养老护理员与模拟老年人之间的互动,评估其沟通技巧、情感支持和认知支持等方面的表现。 (3) 根据评估结果,为养老护理员提供具体的反馈和建议,帮助他们提高技能和能力	

10.2.6　知识拓展

1.烫伤深度估计及表现

烫伤程度取决于烫伤的深度与面积大小。常用三度四分法评估烫伤深度。烫伤深度,由轻到重、由浅至深分为三度,包括Ⅰ度烫伤、Ⅱ度（又分为浅Ⅱ度和深Ⅱ度）烫伤、Ⅲ度烫伤。

（1）Ⅰ度烫伤：局部呈现红肿、热痛症状，伴有烧灼感，但无水疱出现。该损伤仅涉及表皮生发层，通常在 3 ～ 5 天内可实现愈合，无瘢痕遗留。

（2）浅Ⅱ度烫伤：有水疱，创面底部呈现肿胀、发红现象，伴有感觉过敏和剧烈疼痛。伤及真皮的乳头层，通常 2 周可愈合，无瘢痕遗留。

（3）深Ⅱ度烫伤：有水疱，皮温稍低，创面呈浅红或红白相间，感觉迟钝、微痛。伤及真皮深层，通常 3 ～ 4 周愈合，留有瘢痕。

（4）Ⅲ度烫伤：创面无水疱、蜡白或焦黄，形成焦痂，皮肤温度较低，感觉消失。伤及皮肤全层，可达皮下组织、肌肉组织、骨骼等。通常 2 ～ 4 周焦痂会分离，肉芽组织生长，形成瘢痕。

2. 烫伤面积估算

（1）手掌法：基于人体手掌的面积与体表面积的比例进行烫伤面积的估算，一个人的手掌面积约占其体表面积的 1%。因此，通过五指并拢的一只手掌可以大致估算出烫伤面积。手掌法适用于小面积烫伤的估算，如轻微烫伤、浅度烫伤等。对于大面积烫伤，手掌法估算的结果可能存在较大误差，此时建议采用其他更精确的估算方法。

（2）新九分法：适用于成年人（包括老年人），Ⅰ度烫伤不计入其中。将身体分区，每区约占身体表面面积的 9%。

① 头、面、颈部：共计 1 个 9%，包括头部 3%、面部 3%、颈部 3%。

② 两上肢：2 个 9%，共计 18%，包括双手 5%、双前臂 6%、双上臂 7%。

③ 躯干：3 个 9%，共计 27%，包括腹侧 13%、背侧 13%、会阴 1%。

④ 两下肢：5 个 9% 再加 1%，共计 46%，包括双臀 5%、双足 7%、双小腿 13%、双大腿 21%。

练习巩固

1. 烫伤程度最为严重的是（　　　）。

    A.Ⅰ度烫伤   B. 浅Ⅱ度烫伤

    C. 深Ⅱ度烫伤   D.Ⅲ度烫伤

2. Ⅰ度烫伤进行冷却治疗后可用来涂于烫伤部位的是（　　　）。

    A. 酱油   B. 牙膏   C. 肥皂   D. 烫伤膏

3. 烫伤后进行冷却治疗时，水温不能低于（　　　）℃。

    A. 0   B. 3   C. 5   D. 8

4. 不属于老年人发生烫伤的原因是（　　　）。

    A. 皮肤老化   B. 嗅觉减退   C. 视力减退   D. 感觉减退

任务 10.3　协 助 吸 痰

10.3.1　任务导入

刘爷爷，86 岁，年老体弱、慢性咳嗽、咳痰 20 余年，3 天前因受凉感冒后咳嗽、咳痰加重，意识清醒，口唇轻度发绀，听诊老年人呼吸道内有大量分泌物无法咳出，而且痰液黏稠。医嘱予以吸痰。

10.3.2　任务目标

- 知识目标：掌握吸痰的操作步骤和操作要点，熟悉中心负压吸痰装置和电动吸引器。
- 技能目标：掌握吸痰的方法，能协助医护人员进行吸痰操作。

10.3.3　相关知识

10.3.3.1　吸痰法定义

吸痰法是指经口腔、鼻腔、人工气道将呼吸道内分泌物吸出，以保持呼吸道通畅，预防吸入性肺炎、肺不张、窒息等并发症的一种方法。

10.3.3.2　吸痰适应证

临床上主要用于年老体弱、危重、昏迷、麻醉未清醒等各种原因引起的呼吸道分泌物不能有效咳出、无法排痰者。

10.3.3.3　吸痰目的

清除呼吸道分泌物，以保持呼吸道通畅；预防吸入性肺炎、肺不张、窒息等并发症；促进呼吸功能，改善肺通气。

10.3.3.4　吸痰装置

1. 中心负压装置（中心吸引器）

医养结合的养老机构设置中心负压装置，如图 10-4 所示，连接到各房间床单位设备带上，使用时插入吸痰相关设备即可。

2. 电动吸引器

电动吸引器如图 10-5 所示，由马达、偏心轮、气体过滤器、压力表、贮液瓶等组成。贮液瓶贮液量为 1000mL，瓶塞上有两根玻璃管，并有橡胶管相互连接。接通电源后马达带动偏心轮，从吸气孔吸出瓶内空气，并由排气孔排出，不断循环转动，使瓶内产生负压，将

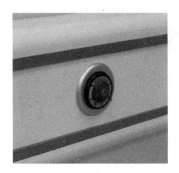

图10-4　中心负压装置

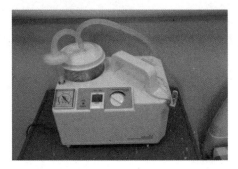

图10-5　电动吸引器

痰液吸出。

3. 其他方式

（1）注射器：若无中心负压装置（中心吸引器）和电动吸引器，可用 50 ～ 100mL 的注射器连接导管抽吸痰液。

（2）口对口吸痰：紧急状况下，可选择口对口吸痰，即操作者托起老年人下颌，使其头后仰并捏住老年人鼻孔，口对口吸出呼吸道的分泌物，解除呼吸道梗阻症状。

10.3.4　任务分析

指导老年人有效咳嗽及为老年人叩背排痰都是促进痰液排出的方法，但如果老年人因年老体弱等原因不能进行有效咳嗽，无法将痰液自行咳出时，此时可选择吸痰法，以保持呼吸道通畅并促进呼吸功能。此案例中，听诊刘爷爷呼吸道内有大量分泌物无法咳出，而且痰液黏稠，已具备吸痰指征。吸痰法是临床非常常用和实用的护理技术，掌握此项技术可有效应对老年人气道被痰液堵塞时的紧急情况。

10.3.5　任务实施

协助吸痰操作流程如表 10-3 所示。

为老年人吸痰

表 10-3　协助吸痰操作流程

流　程	操 作 要 点	备　注
沟通	（1）核对信息，进行沟通，取得老年人的理解与配合。 （2）解释操作的目的、配合要点及注意事项。 （3）介绍操作的内容。 （4）介绍操作的时间	
评估	（1）评估老年人的意识状态、认知功能、活动能力、合作程度、心理状态。 （2）评估老年人的年龄、病情、治疗情况，自行排出呼吸道分泌物的能力。 （3）评估目前老年人痰多的征象，喉部有无痰鸣音或肺部听诊听到痰鸣音，是否有缺氧症状；评估血氧饱和度情况；评估老年人口腔、鼻腔有无破损及溃疡，有无活动义齿，若有则需取下	听诊部位为锁骨上窝、锁骨中线上中下部、腋前线上下部、腋中线上下部、肩胛区上下部。听诊部位可以选择 4 ～ 6 个部位

续表

流 程	操 作 要 点	备 注
准备	(1) 养老护理员：着装整洁,规范洗手,戴口罩,举止端庄。 (2) 老年人：老年人于舒适体位配合操作。 (3) 环境：整洁、安全,室温适宜。 (4) 用物： ① 治疗盘内备：治疗碗2个(试吸和冲洗分开,内盛无菌生理盐水)、一次性无菌吸痰管数根、无菌纱布、无菌血管钳或镊子、手套、弯盘、手电筒、听诊器、治疗巾、记录单、笔、手消液等。 ② 治疗盘外备：电动吸引器或中心负压吸引器。必要时备压舌板、张口器、舌钳、电源插板等	
实施	携用物至老年人床旁,给予老年人高流量吸氧3～5min	
	连接吸引器、连接管,接通电源,打开开关,检查连接是否正确、紧密,有无漏气,检查吸引器性能,调节负压,一般成人为40.0～53.3kPa(300～400mmHg)	
	老年人头部偏向养老护理员一侧,颌下铺治疗巾,放置弯盘	
	戴手套,连接吸痰管,在试吸碗中试吸少量生理盐水,湿润导管前端并检查导管通畅性	
	在无负压的情况下,用戴无菌手套的手或无菌血管钳(镊)持吸痰管前端,插入口咽部(10～15cm)。插管若遇到阻力时,可适当调整后再行插入,勿强行插入。插管时不可带有负压,以免引起呼吸道黏膜损伤	若气管切开吸痰,注意无菌操作,先吸气管切开处,再吸口(鼻)部
	在有负压的情况下进行吸引,将吸痰管用食指和拇指左右旋转,同时向上提拉,边吸边提,将呼吸道内分泌物充分吸尽。在痰多处停留以提高吸痰效率。先吸口咽部分泌物,再吸气管内分泌物(经鼻腔插入20～25cm至气管)	切忌将吸痰管上下提插,一次吸引时间不宜超过15s,一般连续吸痰次数不超过3次
	观察吸出痰液的颜色、性状及量,观察老年人的反应,气道是否通畅,并关注面色、呼吸、心率、血压等	全过程动态评估老年人
	吸痰完毕,拔出吸痰管时,在冲洗碗中用生理盐水抽吸冲洗,分离吸痰管,脱手套,关闭开关	
	再次给予老年人高流量吸氧3～5min	
	拭净老年人脸部分泌物,撤去治疗巾、弯盘,检查老年人鼻腔、口腔黏膜情况,听诊呼吸音,判断吸痰效果	
整理	(1) 治疗结束,整理床单位,安置好老年人,取舒适体位。妥善处理用物。 (2) 洗手,记录(痰液的量、颜色、黏稠度、气味、老年人的反应等)	吸痰用物根据情况每班或每日更换
注意事项	(1) 操作前检查吸引器性能是否良好,安装连接是否紧密正确。 (2) 佩戴义齿的老年人在吸痰过程中需取下,防止义齿脱落。 (3) 严格执行无菌技术操作,每次吸痰应更换吸痰管。 (4) 插入吸痰管时,不能带负压,以免损伤气管黏膜;吸痰时,必须带负压才能吸出痰液。负压要适宜,动作要轻柔,防止出现呼吸道黏膜损伤。 (5) 痰液黏稠时,可配合叩击、雾化吸入、蒸汽吸入,提高吸痰效果。 (6) 每次吸痰时间不得超过15s,避免引起老年人缺氧。吸痰前后给予老年人高流量吸氧3～5min。	

流　程	操　作　要　点	备　注
注意 事项	(7) 贮液瓶内液体应及时倾倒,液面不能超过瓶身体积的 2/3,以免液体 　　过多吸入马达内损坏仪器。 (8) 若口腔吸痰有困难,可由鼻腔吸引;昏迷老年人可用压舌板或张口 　　器帮助其张口	
评价	(1) 模拟情境,评估养老护理员在真实情境下的反应和表现。 (2) 观察养老护理员与模拟老年人之间的互动,评估其沟通技巧、情感 　　支持和认知支持等方面的表现。 (3) 根据评估结果,为养老护理员提供具体的反馈和建议,帮助他们提 　　高技能和能力	

10.3.6　知识拓展

1. 吸痰操作相关安全风险因素

(1) 缺氧、低氧血症。

① 临床表现：初期表现为呼吸加深、加快,脉搏加强,脉率加快,血压升高,肢体协调动作差等;缺氧进一步加重时,表现为疲劳、精细动作失调、注意力减退、反应迟钝、思维紊乱似酒醉者;严重时,出现头痛、发绀、眼花、恶心、呕吐、不能自主运动和说话,很快出现意识丧失,心跳减弱,血压下降,抽搐,张口呼吸,心跳停止,死亡。

② 预防与处理：吸痰管的管径选择要适当。吸痰过程中老年人若有咳嗽,可暂停操作;不宜反复刺激气管隆突处。吸痰不宜深入到支气管。吸痰前后给予高浓度吸氧。尽量避免因工作繁忙而未及时给老年人吸痰。吸痰时密切观察心率、心律、动脉血压和血氧饱和度的变化。

(2) 呼吸道黏膜损伤。

① 临床表现：气道黏膜受损可吸出血性痰;口唇黏膜受损可见有表皮的破损甚至出血;纤支镜检查可见受损处黏膜糜烂、充血肿胀、渗血甚至出血。

② 预防与处理：使用优质、前端钝圆有多个侧孔、后端有负压调节孔的吸痰管。吸引前先蘸无菌蒸馏水或生理盐水使其润滑;选择型号适当的吸痰管。成人一般选 12 ~ 18 号,插入长度为有咳嗽或恶心反应即可。插入动作应轻柔,不可用力过猛。禁止带负压插管。抽吸时,必须旋转向外拉,严禁提插。每次吸痰时间不宜超过 15s,痰未吸净,可暂停 3 ~ 5min 再次抽吸。每次吸痰前必须测试导管是否通畅和吸痰负压是否适宜,成人负压控制在适宜范围。仔细观察口腔黏膜有无损伤,牙齿有无松脱,如发现口腔黏膜糜烂、渗血等,可用双氧水、碳酸氢钠进行口腔护理。

(3) 感染。

① 临床表现：口鼻局部黏膜感染时,出现局部黏膜充血、肿胀、疼痛,有时有脓性分泌物;肺部感染时,出现寒颤、高热、痰多、黏液痰或浓痰。

② 预防与处理：吸痰时严格遵守无菌技术操作原则，采用无菌吸痰管，使用前认真检查有效期，以及外包装有无破损等。痰液黏稠的老年人，遵医嘱予雾化吸入稀释痰液。加强口腔护理，一般常规使用生理盐水或其他溶液。

（4）心律失常。

① 临床表现：轻者无症状，重者出现乏力、头晕等症状。原有心脏病患者可因此而诱发或加重心绞痛或心力衰竭。听诊心律不规则，触诊脉搏杂乱；严重者可致心搏骤停。

② 预防与处理：所有防止低氧血症的措施均适合于防止心律失常。一旦发生心搏骤停，立即施行准确有效的胸外心脏按压进行抢救。如发生心律失常，立即停止吸引，退出吸痰管，并给予吸氧或加大氧浓度。

（5）阻塞性肺不张。

① 临床表现：急性大面积的肺不张，可出现咳嗽、喘鸣、咳血、脓痰、畏寒和发热，或出现嘴唇及指甲紫绀。

② 预防与处理：选择型号合适的吸痰管。采用间歇吸引的方法，将拇指交替按压、放松吸引管的控制孔。每次操作最多吸引 3 次，每次持续不超过 15s，避免压力高。吸引管拔出应边旋边退。插入吸痰管前或吸痰过程中必须观察吸引管是否通畅，防止无效吸引。每 1 ~ 2h 协助老年人翻身、叩背排痰，还可以超声雾化湿化气道，稀释痰液。吸痰前后听诊肺部呼吸音，密切观察呼吸频率及深度、血氧饱和度及心率的变化。

2. 健康指导

（1）教会清醒的老年人吸痰时正确的配合方法，向老年人及家属讲解呼吸道疾病的预防保健知识，如有效咳嗽、叩背排痰。

（2）指导老年人呼吸道有分泌物时应及时排出，确保气道通畅，改善呼吸，纠正缺氧。

练习巩固

1. 使用吸引器为老年人吸痰时，负压一般调节至（   ）kPa。

    A. 40.0 ~ 53.3   B. 0.04 ~ 0.0533

    C. 300 ~ 400   D. 30 ~ 40

2. 吸气管内分泌物时，经鼻腔插入（   ）cm 至气管。

    A. 10 ~ 15   B. 15 ~ 20   C. 20 ~ 25   D. 25 ~ 30

3. 每次吸痰时间不得超过（   ）s。

    A. 5   B. 10   C. 15   D. 20

4. 贮液瓶内液体应及时倾倒，液面不能超过瓶身体积的（   ）。

    A. 1/2   B. 2/3   C. 3/4   D. 1/3

任务 10.4　协 助 吸 氧

10.4.1　任务导入

沈奶奶，80 岁，入住医养结合机构 1 年。患有慢性阻塞性肺疾病 10 年，高血压 15 年，脑梗死 1 年，认知功能障碍半年。沈奶奶神志清楚，言语不利，血压平稳。最近天气转凉，近 1 周沈奶奶咳嗽、咳痰症状明显加重，咳白色泡沫痰，伴气短，测氧饱和度为 88%，体力活动明显受限，并逐渐加重。医嘱予低流量吸氧。

10.4.2　任务目标

- 知识目标：熟悉老年人缺氧的表现及安全用氧注意事项。
- 技能目标：掌握为老年人进行氧气吸入的操作方法，能协助老年人进行氧气吸入操作。

10.4.3　相关知识

10.4.3.1　氧气疗法

氧气疗法是指通过供给机体氧气，提高机体动脉血氧分压和动脉血氧饱和度，增加动脉血氧含量，纠正各种原因引起的缺氧状态，促进组织的新陈代谢，维持机体生命活动的一种治疗方法。

10.4.3.2　缺氧危害与表现

缺氧是指组织得不到足够的氧气或不能充分利用氧气，组织的代谢、功能及形态结构都发生异常改变的病理过程。

1. 缺氧危害

（1）老年人长期处于缺氧状态，免疫力会降低，易感冒，运动耐力下降。

（2）慢性脑血氧不足会导致睡眠障碍、行为异常、个性改变等。

（3）缺氧还会引起老年痴呆症、脑梗死、心律失常、心力衰竭等。

2. 老年人缺氧的表现

老年人轻度缺氧时一般会头晕、头痛、耳鸣、眼花、四肢软弱无力、恶心、呕吐、心慌、气急、气短、呼吸急促、心跳快速无力。随着缺氧的加重，容易产生意识模糊，全身皮肤、嘴唇、指甲青紫，血压下降，瞳孔散大，昏迷，严重的甚至导致呼吸困难、心跳停止、缺氧窒息而死亡。常见缺氧有以下三种类型。

（1）轻度缺氧：可能出现轻度口唇、甲床发绀的现象，基本没有意识障碍和明显的呼吸困难,可能仅表现为呼吸急促,一般血氧饱和度＞80%。此时可以开窗通风,加速空气流通,呼吸新鲜空气后不适的症状可能会有所缓解。但如果有呼吸困难时,需给予低流量吸氧。

（2）中度缺氧:老年人意识清醒或烦躁不安,有呼吸困难,并且口唇、甲床出现明显发绀,血氧饱和度在60%～80%,需氧疗。

（3）重度缺氧:老年人会出现明显的意识障碍、嗜睡、昏迷,无法与老年人交流。全身紫绀,严重的吸气性呼吸困难可伴有三凹征,如图10-6所示,即胸骨上窝、锁骨上窝和肋间隙出现凹陷的现象,血氧饱和度<60%。

10.4.3.3 氧气吸入装置

1. 氧气筒式供氧

（1）总开关:在氧气筒的顶部,可控制筒内氧气的放出。使用时,用手将总开关向逆时针方向拧松、旋转,即可放出足够的氧气,不用时将总开关顺时针方向旋紧即可关闭。氧气筒式供氧装置如图10-7所示。

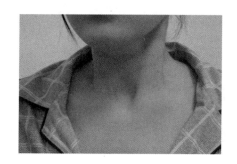

图10-6　三凹征

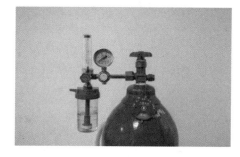

图10-7　氧气筒式供氧装置

（2）气门:在氧气筒颈部的侧面,与氧气表相连,氧气经气门自氧气筒中输出。

（3）压力表与流量表:氧气压力表连接好氧气筒以后,从表上的指针能测出氧气筒内氧气压力,单位为MPa（兆帕）。筒内压力越大,说明氧气储存量越多。流量表内装有浮标,用于测量每分钟氧气流出量。旋转旋钮开关调节氧流量,氧气通过流量表时将浮标吹起,从浮标上端平面所指刻度可知每分钟氧气的流出量。常用氧流量分类:轻度缺氧为1～2L/min,中度缺氧为2～4L/min,重度缺氧为4～6L/min。氧流量与吸入氧浓度的关系可通过下列公式估计:吸氧浓度（%）=21+4×氧流量（L/min）。如氧流量为3L/min时,此时的吸氧浓度为（21+4×3）/100=33%。

（4）湿化瓶:用于湿润氧气,以免呼吸道黏膜干燥。瓶内装入1/3～1/2灭菌蒸馏水或冷开水,通气管浸入水中,出气管和吸氧管相连。

2. 中心供氧系统

在医院和医养结合养老机构内,一般会配备中心供氧系统,如图10-8所示。

（1）中心供氧系统：由中心供应站设管道至各病房或各房间设备带上，将氧气表插入氧气端口，打开流量表即可使用。

（2）氧气表：由上面的流量表和下面的湿化瓶组成。有定位鞘的接口插入氧气端口与中心供氧系统相连，听到"咔"的一声响后，即表明连接成功；另一接口为出气口，与吸氧管相连。通过旋转流量旋钮来控制氧气吸入流量。停氧取表流程：摘取老年人的吸氧管或面罩→关闭流量调节阀→取下吸氧管→用手重压氧气端口后可取下氧气表。

3. 氧气枕

氧气枕如图10-9所示，可用于老年人、危重病人抢救及转运时，以代替氧气装置。氧气枕是一长方形橡胶枕，枕的一角有橡胶管，上有调节器可调节氧流量。氧气枕充入氧气，接上吸氧导管即可使用。

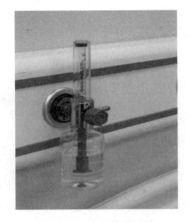

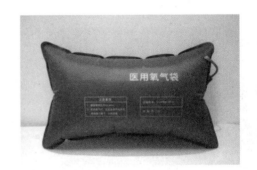

图10-8　中心供氧系统　　　　　　图10-9　氧气枕

4. 家庭供氧方法

随着便携式供氧装置及家庭用氧源的进步，众多慢性呼吸系统疾病患者及持续低氧血症的老年人得以在家中接受氧疗。慢性阻塞性肺病（COPD）患者因长期通气功能障碍、同期功能障碍及通气血流比例失调而导致缺氧与二氧化碳潴留，尤其在夜间低氧血症更为严重。因此，对COPD患者的氧疗日益受到关注。家庭氧疗通常包括制氧设备、小型氧气瓶等途径，这些方法对于改善老年人健康状况，提高生活质量和运动耐力具有显著疗效。

（1）家用制氧机：家用制氧机如图10-10所示，它操作简便，携带便捷，适宜老年人在家中使用。其工作原理系运用分子筛物理吸附与解吸技术。制氧机内装有分子筛，加压时可将空气中的氮气吸附，剩余的未被吸收的氧气则被收集，经过净化处理后，便可获得高纯度氧气。减压时，分子筛将所吸附的

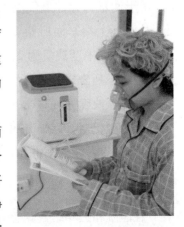

图10-10　家用制氧机

氮气释放回环境空气,在下一次加压时又可吸附氮气并制氧,整个过程为周期性动态循环,分子筛并无消耗。对于慢性阻塞性肺疾病老年患者,氧疗处理至关重要。医生须进行长期治疗与随访管理,随访频率通常为每 1 ~ 2 个月一次,内容包括患者治疗方案合规性、吸入剂型药物使用方法的正确性、康复训练指导以及提醒患者在急性加重时及时就诊,以防病情延误。

（2）便携式制氧器:纯度高,供氧快,方便操作与携带。其原理是制氧剂 A 和催化剂 B 在反应仓中与水产生化学反应后制造氧气。但维持时间短,约 20min,老年人如需反复用氧,要不断更换制剂。

（3）小型氧气瓶:小巧方便、经济实用,有各种不同容量,如 2L、4L、8L、10L、12L、15L 等。小型瓶装医用氧属于天然纯氧,适用于患哮喘、支气管炎、肺气肿等慢性疾病的老年人。

5. 吸氧管道

吸氧管道是指吸氧时一头与流量表出气口相接,另一头连接老年人呼吸道,从而输送氧气的通道。

（1）鼻塞式:适用于长期用氧的老年人,分为单侧鼻塞式吸氧管与双侧鼻塞式吸氧管,如图 10-11 所示。单侧鼻塞式吸氧管操作时将鼻塞塞入一侧鼻孔前庭内给氧,两侧鼻孔可交替使用。双侧鼻塞式吸氧管操作时将双侧鼻导管插入双鼻孔内,深约 1cm,并固定。

（2）面罩式:老年人的口、鼻部均能吸入氧气,效果较好,适用于氧流量需求大时,一般 6 ~ 8L/min。将氧气面罩置于老年人口鼻部供氧,如图 10-12 所示,氧气从下端输入,呼出的气体从面罩两侧孔排出。

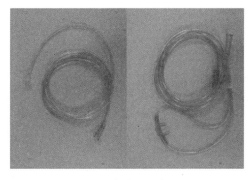

图10-11　鼻塞式吸氧管道

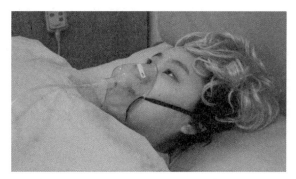

图10-12　面罩式吸氧

10.4.4　任务分析

氧气疗法是慢性阻塞性肺疾病常用的照护技术。该案例中沈奶奶由于天气转凉,近 1 周咳嗽、咳痰症状明显加重,咳白色泡沫痰,伴气短,测氧饱和度为 88%,已出现缺氧表现,需进行吸氧来缓解其缺氧情况。而氧气吸入的装置可分为氧气筒式供氧、中心供氧系统、氧

气枕、家用制氧机等,吸氧管道包括双侧鼻导管、单侧鼻塞管、氧气面罩等。在需要进行氧气吸入时,可根据老年人病情需要及现场的设备条件选择适宜的给氧方式。

10.4.5　任务实施

协助吸氧操作流程如表 10-4 所示。

为老年人血氧监测并吸氧

表 10-4　协助吸氧操作流程

流　程	操作要点	备　注
沟通	(1) 核对信息,进行沟通,取得老年人的理解与配合。 (2) 解释操作的目的、配合要点及注意事项。 (3) 介绍操作的内容。 (4) 介绍操作的时间	
评估	(1) 评估老年人的意识状态、认知功能、活动能力、合作程度、心理状态。 (2) 评估老年人的年龄、病情、治疗情况、氧饱和度,有无发绀,呼吸是否困难。 (3) 评估老年人呼吸道通畅情况与鼻腔情况,鼻黏膜有无破损、疼痛等	
准备	(1) 养老护理员:着装整洁,规范洗手,戴口罩,举止端庄。 (2) 老年人:老年人于舒适体位配合操作。 (3) 环境:环境整洁、安静、安全,室温适宜,通风良好,房内距离氧气筒要摆放位置 5m 内无明火,1m 内无暖气。 (4) 用物:氧气筒(压力在 0.5MPa 以上)、压力表及流量表、湿化瓶(内装 1/3 ～ 1/2 灭菌蒸馏水)、通气管、吸氧管、弯盘、治疗碗(冷开水或蒸馏水)、棉签、记录单、笔、手消液等	必要时选择氧气面罩
实施	安装氧气压力表。 (1) 将氧气筒置于氧气架上或平放于地面上。 (2) 冲尘,逆时针旋转开总开关,使少量气体从气门处流出吹走气门的灰尘,随即迅速关上,避免灰尘吹入氧气表,达到清洁的目的。 (3) 装氧气压力表,氧气表稍后倾,将表的螺帽与氧气筒的螺丝接头衔接,用手初步旋紧,再用扳手拧紧,使氧气表直立于氧气筒旁。 (4) 连接通气管,将通气管和氧气表连接旋紧。 (5) 连接湿化瓶,将装有 1/3 ～ 1/2 灭菌蒸馏水的湿化瓶装在氧气压力表上,旋紧。 (6) 检查通气,开总开关,打开流量调节阀检查氧气流出是否通畅,全套装置无漏气,向下旋紧关闭流量开关	
	检查鼻腔有无分泌物及异常。取一根棉签蘸蒸馏水或冷开水伸入一侧鼻孔约 2cm,紧贴鼻腔黏膜轻轻旋转,清洁鼻腔,同法清洁另一侧鼻腔	
	打开吸氧管包装,取出吸氧管检查质量,与氧气流量表出口接头相连	
	遵医嘱旋转流量按钮,调节氧流量,使流量表内浮球所指的刻度与医嘱规定的氧流量一致	
	调节好氧气流量后,将吸氧管头端贴近操作者面部,感受是否有气流吹出,有则表示管路通畅;或将鼻导管放入装有蒸馏水或冷水的治疗碗中,有气泡冒出则表示氧气管路通畅,同时湿润前端	
	将鼻导管插入老年人鼻腔,询问老年人感受	

续表

流　程	操　作　要　点	备　注
实施	将氧导管绕过老年人双耳至下颌锁住，或至头顶锁住固定。必要时使用胶布、别针进行固定	
	健康宣教。嘱老年人及家属在房内注意用氧安全，做到"四防"，即防油、防热、防火、防震，勿擅自调节氧流量	
	吸氧过程中随时巡视观察老年人缺氧症状有无改善、氧气装置是否通畅，氧气筒内氧气是否保留 0.5MPa 以上	
	在老年人缺氧症状改善后（老年人由烦躁不安变为安静、呼吸平稳、心率变慢、血压上升、发绀好转、脸色红润等表现，说明缺氧症状得到改善），遵医嘱停止氧气吸入。 （1）松开氧气管的锁圈，摘下氧气鼻导管。 （2）关氧气筒总开关。 （3）放尽余气后，关闭氧气流量表开关	
整理	（1）治疗结束，整理床单位，安置好老年人，取舒适体位。 （2）妥善处理物品。 （3）洗手，记录（氧气吸入的时间、氧流量、停止吸氧时间、老年人体征变化等）	
注意事项	（1）吸氧前，应确保氧气管道通畅、无漏气。 （2）停止吸氧时，务必先摘下老年人的鼻导管，再关闭氧流量开关，以免影响老年人呼吸。若吸氧过程中需要调节氧流量，不可直接旋转流量表开关，同样要先摘下老年人的鼻导管，调节后再戴上。嘱咐老年人及家属勿擅自调节氧流量。 （3）氧气筒内氧气勿用尽，压力表内至少要保留 0.5MPa 以免灰尘进入筒内，再充气会引起爆炸。对未用完或已用尽的氧气筒应分别悬挂"满"或"空"的标志，便于及时调换和急用时搬运。 （4）严格遵守操作规程，注意用氧安全，做好四防，即防油、防热、防火、防震。如氧气表及螺旋口上勿涂油，避免引起燃烧；嘱咐老年人及家属勿在房间内吸烟、点火；避免倾倒撞击氧气筒	
评价	（1）模拟情境，评估养老护理员在真实情境下的反应和表现。 （2）观察养老护理员与模拟老年人之间的互动，评估其沟通技巧、情感支持和认知支持等方面的表现。 （3）根据评估结果，为养老护理员提供具体的反馈和建议，帮助他们提高技能和能力	

10.4.6　知识拓展

1. 吸氧操作相关安全风险因素

（1）无效吸氧。

① 临床表现：氧气不足，呼吸费力，胸闷，烦躁，不能平卧，缺氧症状无改善，氧分压下降，口唇及指（趾）甲床发绀，鼻翼扇动等；呼吸频率、节律、深浅度均发生改变。

② 预防与处理：检查氧气装置、供氧压力、管道连接是否漏气。吸氧前检查吸氧管的

通畅性,妥善固定避免脱落、移位,检查吸氧导管有无阻塞。根据医嘱与老年人病情调节吸氧流量。及时清除呼吸道分泌物,保持气道通畅。严密观察缺氧症状有无改善,监测血氧饱和度。一旦出现无效吸氧,立即查找原因,采取措施,恢复有效供氧。

(2)烧伤。

① 临床表现:Ⅰ度:轻度红、肿、热、痛,感觉过敏;Ⅱ度:剧痛,感觉过敏,温度增高,有水泡,水肿明显;深Ⅱ度:有附件残留,基底湿润苍白,有出血小点,水肿明显,痛觉迟钝;Ⅲ度:损伤累及皮下组织、肌肉、骨骼,干燥如皮革样,局部表现为蜡白或焦黄、炭化,感觉消失;无水泡,干燥,可见栓塞静脉呈树枝状。

② 预防与处理:注意安全用氧,严禁烟火。妥善固定吸氧装置,防止氧气外漏。需穿棉质外衣,忌穿腈纶质地的衣服和枕巾,避免产生静电火花而引起火灾。发生火灾及时关闭氧气源,用床单保护老年人并将火扑灭。如果老年人烧伤,则按烧伤处理。

(3)气道黏膜干燥。

① 临床表现:刺激性咳嗽,无痰或痰液黏稠,不易咳出;部分病人鼻出血或痰中带血。

② 预防与处理:每天更换湿化瓶。及时补充湿化液,张口呼吸的老年人可用湿纱布覆盖口腔并定时更换。根据老年人缺氧情况调节氧流量,轻度缺氧 1 ~ 2L/min,中度缺氧 2 ~ 4L/min,重度缺氧 4 ~ 6L/min。气道黏膜干燥者,超声雾化吸入,随时调节雾量的大小,温化、湿化气道。

(4)氧中毒。

① 临床表现:氧中毒的特点是肺实质改变,如肺泡壁增厚、出血,连续吸纯氧 6h 后,即可出现胸骨后灼热感、咳嗽、恶心、呕吐、烦躁不安、面色苍白、胸痛、肺活量减少;吸纯氧 1 ~ 4 天后可发生进行性呼吸困难,出现视力或精神障碍。

② 预防与处理:严格掌握吸氧指征、停氧指征,选择恰当的给氧方式。吸氧浓度不超过 45%,及时调整吸氧流量和时间。告知老年人与家属吸氧过程中不能擅自调节氧流量。

(5)感染。

① 临床表现:出现局部或全身感染症,如畏寒、发热、咳嗽、咳痰、败血症等。

② 预防与处理:每日更换吸氧管、湿化瓶、湿化液,湿化瓶每日消毒。瓶内液体为灭菌处理的冷开水、蒸馏水。每日口腔护理 2 次。如有感染者,消除引起感染的原因,遵医嘱应用抗生素治疗。

(6)腹胀。

① 临床表现:缺氧症状加重,烦躁,腹胀明显,腹壁张力大,呼吸急促、表浅,胸式呼吸减弱,口唇青紫,脉搏细速,严重者危及生命。

② 预防与处理:正确掌握鼻导管的使用方法,插管不宜过深,成人深度以 2cm 为宜。用鼻塞吸氧法、鼻前庭或面罩吸氧法能有效地避免此并发症的发生。发生急性腹胀,及时进行胃肠减压和肛管排气。

（7）肺组织损伤。

① 临床表现：呛咳、咳嗽，严重者产生气胸。

② 预防与处理：在调节氧流量后，供氧管方可与鼻导管连接。原面罩吸氧老年人在改用鼻导管吸氧时，要及时调整氧流量。

（8）二氧化碳麻醉。

① 临床表现：神志模糊，嗜睡，脸色潮红，呼吸浅、慢、弱，皮肤湿润，情绪不稳，行为异常甚至呼吸停止。

② 预防与处理：缺氧和二氧化碳潴留并存者，低流量持续给氧。慢性呼吸衰竭采用限制性给氧，氧流量控制在 1 ~ 2L/min。对老年人及家属说明低流量吸氧的重要性，避免老年人或家属擅自调大吸氧流量，一般以氧浓度 25% 为宜，不超过 29%。

（9）鼻出血。

① 临床表现：鼻腔黏膜干燥、出血，血液自鼻腔流出。

② 预防与处理：正确掌握鼻导管插管技术，动作轻柔，如有阻力，排除鼻中隔畸形的可能，改用鼻塞法或面罩法吸氧。选择质地柔软、粗细合适的吸氧管。长时间吸氧者，做好鼻腔湿化。拔除鼻导管前，应先用湿棉签或液状石蜡湿润，轻摇鼻导管，待结痂物松脱后才拔管。如发生鼻出血，报告医生，作局部止血处理。如出血量多，必要时请耳鼻喉科医生作鼻孔填塞止血。

（10）肺不张。

① 临床表现：吸入高浓度氧气后，肺泡内氮气被大量置换，一旦支气管有阻塞时，其所属肺泡内的氧气被肺循环血液迅速吸收，引起吸入性肺不张。表现为烦躁，呼吸、心率增快，血压升高，继而出现呼吸困难、发绀、昏迷。

② 预防与处理：措施是鼓励老年人做深呼吸，多咳嗽和经常变换体位，防止呼吸道分泌物阻塞。

2. 氧气筒内氧气可供应时数的计算

可供应时间（min）=［剩余氧气压力（MPa）−应保留压力（MPa）］× 氧气筒容积（L）

×10 个大气压 ÷ 氧流量（L/min）

（应保留压力为 0.5MPa；1MPa ≈ 10 个大气压）

【例 10-1】5L 的小氧气桶剩余 5MPa 时，给予 4L/min 的流量可以使用多长时间？

答案：（5MPa − 0.5MPa）×5L × 10 个大气压 ÷4L/min ≈ 56min。

【例 10-2】40L 的氧气桶剩余 2MPa 时，给予 4L/min 的流量可以使用多长时间？

答案：（2MPa − 0.5MPa）×40L × 10 个大气压 ÷4L/min=150min=2.5h。

3. YYX 型一次性使用吸氧管

目前临床 YYX 型一次性使用吸氧管得到了广泛的应用。有研究证明，YYX 型一次性使用吸氧管湿化气道的效果明显优于传统吸氧管。其使用方法如下。

（1）氧气流量计处于关闭状态，将流量计插入设备带。

（2）拔除加湿通路瓶体进口密封帽或撕下密封膜后，将加湿通路瓶体进气口插入流量计快插接头内，听到"咔"声并略用力向下拉动不脱离，即为连接成功。

（3）拔下加湿通路瓶体出气口密封帽或撕下密封膜，接通氧气调至所需流量。

（4）10s 后，将输送管路与加湿通路瓶体出气口连接，即可吸氧。

（5）卸载时，应确保流量计处于关闭状态，握持加湿通路瓶体的同时将快插接头压套上提，即可取下产品。

练习巩固

1. 氧气筒内氧气勿用尽，压力表内至少要保留（　　　）MPa。

    A. 0.5　　　　　　　B. 1　　　　　　　　C. 2　　　　　　　　D. 5

2. 氧流量为 2L/min 时，此时的吸氧浓度为（　　　）。

    A. 21　　　　　　　B. 25　　　　　　　 C. 29　　　　　　　D. 33

3. 严重的吸气性呼吸困难可伴有三凹征，不包括（　　　）。

    A. 胸骨上窝凹陷　　　　　　　　B. 肩胛骨凹陷

    C. 肋间隙凹陷　　　　　　　　　D. 锁骨上窝凹陷

4. 氧气吸入时，湿化瓶内应装有（　　　）灭菌蒸馏水。

    A. 1/3 ～ 2/3　　　B. 1/4 ～ 1/2　　　C. 1/2 ～ 3/4　　　D. 1/3 ～ 1/2

项目11 感染防控

素养目标

宋代温革在《琐碎录》中说："沟渠通浚,屋宇洁净无秽气,不生瘟疫病。"明确指出环境卫生对于防疫的意义。有效防控能减少感染风险,保障健康,对老年人的健康与福祉具有重要意义。在感染防控过程中,每个人都应学会承担个人和社会的责任,养成良好的卫生习惯。

任务 11.1 配置消毒液对老年人居室进行消毒

11.1.1 任务导入

王爷爷,74 岁,为失智老人,患有中度的阿尔茨海默病,近日老人身体机能日益衰弱,身体抵抗力下降,反复发生上呼吸道感染。你作为他的养老护理员,请你对王爷爷的房间进行居室消毒,降低感染事件发生,提高老年人的生活质量。

11.1.2 任务目标

- 知识目标:了解消毒液的消毒原理、分类及适用范围。
- 技能目标:能够正确地配置所需的消毒液,并对老年人的居室环境进行清洁消毒。

11.1.3 相关知识

一个清新舒适的环境,不仅能够让人心情愉悦,更有助于预防疾病的发生。作为养老护理员,我们需要深入了解居室卫生清洁与消毒的知识,为老年人创造一个洁净、卫生的生活环境,从而让他们身心健康,远离疾病的困扰。

消毒液是一种杀菌消毒功效显著的液体,是由水与消毒剂混合而成的溶液。其具备抑制细菌滋生与繁衍的能力,应用范围广泛,包括但不限于皮肤、黏膜、排泄物、周边环境以及塑料制品等消毒领域。

11.1.3.1 消毒液的消毒原理

消毒液的奥秘在于其能使菌体蛋白凝固,令酶蛋白失去活性,从而抑制细菌的代谢与生长过程。此外,它还能在一定程度上破坏细菌细胞膜的结构,改变其通透性,使细胞破裂、溶解,达到高效消毒灭菌的目的。这不仅展现了消毒液的强大威力,更是对健康的有力捍卫,为我们的生活提供坚实的防护屏障。

11.1.3.2 常用消毒液的种类、浓度、配置及浓度测定方法

1. 含氯消毒液

（1）适用范围。适用于餐饮（茶饮）器具、家居用品、环境等方面的消毒处理。

（2）浓度。在各类物品消毒中,常用的消毒液浓度为 0.05%,即每 1000mL 水中含有 500mg 的有效氯。对于排泄物的消毒,消毒液浓度一般为 0.1%,也就是每 1000mL 水中含有 1g 的有效氯。而在针对老年人的隔离措施中,消毒液浓度则为 0.2%,意味着每 1000mL 水中含有 2g 的有效氯。

（3）配置方法。

① 0.05% 的含氯消毒液。首先,用量杯量取 1000mL 自来水,并将其注入塑料容器。接着,放入一片含氯消毒片（每片含 500mg 有效氯）,随后进行充分搅拌,使其均匀分布（亦可选择将 10mL 浓度为 5% 的含氯消毒剂原液加入 1000mL 水中,以达到相同效果）。

② 0.1% 的含氯消毒液。在 1000mL 水中加入 2 片含氯消毒片（每片含 500mg 有效氯）,之后充分混合均匀即可(亦可选择将 20mL 浓度为 5% 的含氯消毒剂原液加入 1000mL 水中,以达到相同效果)。

③ 0.2% 的含氯消毒液。在 1000mL 水中加入 4 片含氯消毒片（每片含 500mg 有效氯）,之后充分混合均匀即可(亦可选择将 40mL 浓度为 5% 的含氯消毒剂原液加入 1000mL 水中,以达到相同效果)。

2. 过氧乙酸消毒液

（1）适用范围。过氧乙酸消毒液适用于各类耐腐蚀物品及环境等的消毒与灭菌处理。

（2）浓度。浓度为 0.2% ～ 1% 的过氧乙酸消毒液适用于物品的浸泡消毒,而 0.2% ～ 2% 的过氧乙酸消毒液则可用于环境喷洒消毒。

（3）配置方法。首先,使用量杯量取 1000mL 自来水倒入塑料容器内,随后加入浓度为 16% 的过氧乙酸原液 33mL,即可配制出 0.5% 的过氧乙酸消毒液。接下来,进行充分搅拌,使之均匀混合,以便后续使用。

3. 量杯的使用

在水平面上放置量杯,养老护理员保持双眼视线与量杯刻度线平行,然后缓慢地将消毒液注入量杯。当液体表面达到所需刻度线时,即刻停止注入。

11.1.3.3 消毒液消毒房间的方法

1. 空气消毒

将适当的消毒液（如过氧化氢溶液）注入气溶胶喷雾器之后,严密关闭门窗。养老护理员须穿戴帽子、口罩及护目镜,连接电源,开启气溶胶喷雾器开关。按照由内至外、自上而下的顺序进行喷雾消毒。喷雾完毕,闭合房门30min,随后开启窗户通风30min。

2. 家具表面擦拭

采用洁净的小毛巾,将其浸泡于0.05%的含氯消毒液中,充分浸泡后拧干,直接擦拭家具表面。对于不耐腐蚀的金属表面,可使用75%的乙醇溶液进行擦拭;对于多孔材料表面,可采用0.1%含氯消毒液进行喷雾。

3. 物品浸泡

在进行消毒处理时,务必佩戴好手套,并将待消毒的物品清洗干净。特别需要强调的是,轴节部位必须彻底清洗干净。清洁后,将物品擦干,然后完全浸入消毒液中。注意在浸泡过程中,需打开物品的轴节或盖套,确保管腔内充满消毒液,浸泡时间为30min。

4. 地面消毒

先将墩布进行清洗并控干,随后将其浸泡于0.05%的含氯消毒液中,待其再次控干后进行拖地操作。对于具有耐腐蚀特性的地面,可选用0.1%的过氧乙酸消毒液拖地,或采用0.2% ~ 0.4%的过氧乙酸消毒液进行喷洒消毒。

11.1.4 任务分析

针对王爷爷的情况,作为养老护理员,首要任务是确保他的居住环境清洁卫生,降低感染风险。养老护理员需要定期对王爷爷的房间进行居室消毒,特别是经常接触的物品和表面,如床头柜、门把手、开关等。同时,保持室内通风,减少病菌滋生。通过实施相应的举措,相信能够降低王爷爷感染事件发生的概率,提高他的生活质量。

11.1.5 任务实施

配置消毒液对老年人居室消毒的操作流程如表11-1所示。

表 11-1 配置消毒液对老年人居室消毒的操作流程

流　程	操 作 要 点	备　注
沟通	(1) 得到老年人的理解与配合。 (2) 介绍操作的目的。 (3) 介绍操作的内容。 (4) 介绍操作的时间	

流　程	操　作　要　点	备　注
评估	(1) 王爷爷,为患有中度阿尔茨海默病的失智老人,近日老人身体机能日益减弱,身体抵抗力下降。 (2) 养老护理员态度和蔼、语言亲切地与老人沟通。对老年人进行综合评估:全身情况(如精神状态、饮食、大小便、睡眠等);局部情况(如肌力、肢体活动度、皮肤情况等);特殊情况(针对本情境可能存在的情况);正确评估老年人的能力,对老年人进行妥善安置。 (3) 向老年人解释为老年人的环境消毒配制消毒液的目的与方法,以取得配合	
准备	(1) 养老护理员:保持衣帽整齐,修剪指甲,洗手,佩戴口罩,并按照要求着装,举止端庄。 (2) 老年人:应安置老人于床上或沙发上,并嘱其勿走动,防滑倒和摔倒。有认知障碍老年人需专人看护。 (3) 环境:环境整洁,光线明亮,温、湿度适宜。 (4) 用物:塑料容器、含氯消毒片(液)、手套、口罩、量杯	
实施	(1) 配置消毒液:根据实际需要,配置适用的消毒液,向脸盆内倒入适量配制好的消毒液待用。 (2) 用物浸泡:戴好手套,将被消毒物品洗净,特别注意细节部位清洗干净,擦干后浸没在消毒液内。注意打开物品的轴节或盖套,管腔内要灌满消毒液,浸泡时间30min。 (3) 家具表面擦拭:选用干净的小毛巾,浸泡在0.05%含氯消毒液中,然后拧干,直接擦拭家具表面。不耐腐蚀的金属表面可采用75%的乙醇溶液擦拭,多孔材料表面可采用0.1%含氯消毒液喷雾。 (4) 地面消毒:先将墩布刷洗干净并控干,然后浸入0.05%含氯消毒液中,控干后拖地,耐腐蚀地面可用0.1%过氧乙酸拖地或0.2%~0.4%过氧乙酸喷洒。 (5) 采样:分别进行空气和物品表面采样,采样后及时送到检验部门进行检验,将检测结果记录在固定本上或贴在本上。检测的结果需要存留2年	
整理	(1) 取出浸泡物品,清水洗涤后晾干。 (2) 剩余消毒液倒入水池。 (3) 开启窗户通风,30min后协助老年人返回房间	
注意事项	由于浓消毒液有刺激性和腐蚀性,所以配制时须戴好口罩、橡胶手套;消毒液对金属有腐蚀作用,对织物有漂白作用,故不宜用于金属制品、有色衣服、油漆家具的消毒;为保证消毒液的消毒效果,消毒液尽量现用现配,保存于密闭容器内,置于阴凉、干燥、通风处	
评价	(1) 给予认可:对患者安置得十分妥当,充分做到体贴且有爱心。 (2) 提出不足:消毒过程存在疏漏,消毒不彻底容易导致感染发生,令老人病情加重,给家庭带来一定的经济负担。 (3) 加以总结及鼓励:相信只要更加耐心细致,就会做得更好,成为优秀的养老护理员	

11.1.6 知识拓展

常用居室消毒方法

1.清洁、消毒、灭菌

（1）清洁。清洁是指清除物体表面有机物、无机物、尘埃、污渍、可见污染物等的过程，涉及使用清水、清洁剂、去污剂等，旨在实现去除和减少病原微生物，但无法杀灭微生物。此类清洁方法适用于各类物体表面，如家具、餐具等，且是物品消毒、灭菌前的必备环节。常见的清洁方式包括用水洗，利用清洁剂或去污剂去污，以及机械去污等。

（2）消毒。消毒是指采用物理或化学方法，对传播媒介上除芽孢以外的所有病原微生物进行清除或杀灭，使其达到无害化处理的过程。具备杀灭传播媒介上微生物并达到消毒目的的制剂被称为消毒剂。

（3）灭菌。灭菌是指采用物理或化学手段，对器械、物品进行全面杀灭或清除，包括致病和非致病微生物，确保达到灭菌保障水平的过程。灭菌保障水平是指在灭菌处理后的产品中，存在活微生物的概率。通常是在处理后的每一百万件物品中，最多只允许有一件物品存在活微生物。

2.常用的居室环境物理消毒法

（1）煮沸消毒法。此法便捷且安全，当温度升至特定高度时，病毒与微生物将被有效消除，成为养老院与家庭常用的消毒手段。煮沸能够使细菌蛋白质发生凝固变性，一般在5～15min内可消灭繁殖体，实现消毒目的。需注意，沸水水面应覆盖所煮物品。将碳酸氢钠与水混合至1%～2%的浓度，可提高沸点至105℃，增强杀菌效能，同时具备去污与防锈功能。该方法主要适用于老年人使用的碗筷、水杯、奶瓶、毛巾、口罩等生活用品，以及部分儿童玩具、食具等。对于耐湿、耐高温的金属、搪瓷、玻璃和橡胶类物品，也可采用此法进行消毒。

（2）日光暴晒法。日光作为一种自然光源，兼具加热和干燥的特性。尤为值得一提的是，阳光中的紫外线具有显著的杀菌效果。

（3）微波消毒法。微波能量能够有效杀死各类微生物，包括细菌繁殖体、真菌、病毒、细菌芽孢和真菌孢子等。微波消毒法广泛应用于老年人食品和餐具的消毒处理领域。

（4）自然通风法。大自然具有消除大气、地表、物体表面和水中有害病原微生物的能力，并将其转化为无害物质。然而，若室内光照和通风条件较差，可能导致病原微生物积聚。通常情况下，通风30min便能降低室内微生物数量并更新空气，定期开启窗户通风具有一定的消毒效果。

（5）紫外线消毒法。紫外线属于电磁波，其有效杀菌波长范围为250～270nm，最佳杀菌波长为253.7nm。在老年人居住的房间，紫外线消毒器是首选的空气消毒设备。

3. 常用的居室环境化学消毒法

（1）冲洗浸泡消毒法。洗手方法宜采用冲洗法，以流动水和肥皂为主要清洁工具，尤其在饭前、便后和接触污染物后。对于不宜采用高温煮沸的物品，可选用浸泡法进行消毒，将物品洗净后擦干，完全浸入消毒液中。浸泡过程中，确保消毒物品全面被覆盖，器械的轴节须保持打开状态。浸泡消毒完成后，需用清水将物品冲洗干净。需要注意的是，化纤织物、绸缎等材质的物品仅能采用化学浸泡消毒法。

（2）喷雾法。喷洒消毒剂时，应采用喷雾器进行均匀操作，使得消毒剂以微小颗粒的形式弥漫于空间，从而实现空气与物品表面的消毒效果。

（3）擦拭法。擦拭法可用于桌椅、墙壁、地面以及皮肤和黏膜的消毒处理。

（4）熏蒸法。

① 食醋熏蒸法。食醋含醋酸等成分，具备一定的杀菌效能，可应用于家庭室内空气消毒。在熏蒸过程中，每 $100m^3$ 空间的食醋用量为 $500 \sim 1000mL$，将食醋置于瓷碗中，以文火慢蒸 30min。熏蒸过程中需确保门窗紧闭。

② 乳酸消毒法。将纯乳酸按照 $12mL/m^3$ 的比例加入等量水，加热后进行熏蒸，可实现病室空气消毒，同时适用于室内物品、空气以及不耐湿、不耐高温物品的消毒。

练习巩固

1. 浸泡消毒物品时，需要持续（   ）min。

    A. 15　　　　　　B. 20　　　　　　C. 25　　　　　　D. 30

2. 消毒家具时，对于不耐腐蚀的金属表面应选用（   ）进行擦拭。

    A. 0.1% 含氯消毒液　　　　　　　　B. 0.05% 含氯消毒液

    C. 0.1% 过氧乙酸　　　　　　　　　D. 75% 的乙醇溶液

3. 消毒液可用于（   ）的消毒。

    A. 金属制品　　　B. 有色衣服　　　C. 油漆家具　　　D. 便器

任务 11.2　紫外线消毒

11.2.1　任务导入

李奶奶，69 岁，3 年前入住长期照护中心。近日因右下腹疼痛，入院后确诊为急性阑尾炎，进行阑尾切除术。手术后 3 日，伤口愈合较好，遂出院返回长期照护中心。为保证居室清洁卫生，你作为她的养老护理员，请你对李奶奶的房间进行紫外线消毒。

11.2.2 任务目标

- 知识目标：熟悉老年人常见感染发生原因；了解紫外线消毒的原理和注意事项。
- 技能目标：能规范地使用紫外线对老年人居室进行消毒，符合相关老年人照护规定的要求。

11.2.3 相关知识

保持居室环境整洁对于老年人健康具有重要意义，它不仅可以降低老年人发病的风险，还能有效减少已患病老年人的并发症发生率。作为老年人生活休息的场所，创造一个干净、舒适的居住环境是养老护理员的职责之一。因此，养老护理员必须认真做好居室的清洁消毒工作。

11.2.3.1 辐射消毒法

辐射消毒法主要通过利用紫外线灯或臭氧的杀菌特性，使菌体蛋白质发生光解和变性，从而导致细菌死亡。常见的实施方式包括日光暴晒法、紫外线消毒法以及臭氧消毒法等。在养老服务机构中，通常采用日光暴晒法和紫外线消毒法进行消毒。

1. 日光暴晒法

将待消毒的物品置于直射阳光下暴晒 6h，并定时翻动，确保物品各表面均能受到日光照射。此方法常应用于床垫、毛毯、书籍等物品的消毒处理。

2. 紫外线消毒法

紫外线具有广泛的杀菌能力，可有效消灭杆菌、真菌、细菌繁殖体以及部分芽孢等微生物，适用于空气、物品表面和液体的消毒处理。紫外线消毒器是基于臭氧紫外线杀菌灯原理制作的，主要包括紫外线空气消毒器、紫外线表面消毒器和紫外线消毒箱三种类型。

11.2.3.2 紫外线消毒方法

1. 空气消毒

紫外线空气消毒器作为首选，其消毒效果稳定可靠，且能在室内有人的情况下正常使用。在室内无人时，可考虑采用室内悬吊式紫外线灯进行消毒，紫外线灯应距离地面 1.8 ~ 2.2m，数量至少为 1 ~ 5W/m³，照射时间不少于30min。

2. 物品表面消毒

便携式紫外线表面消毒器应近距离移动照射，以实现高效消毒。对于小件物品，可置

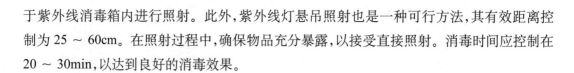

于紫外线消毒箱内进行照射。此外,紫外线灯悬吊照射也是一种可行方法,其有效距离控制为 25 ～ 60cm。在照射过程中,确保物品充分暴露,以接受直接照射。消毒时间应控制在 20 ～ 30min,以达到良好的消毒效果。

3. 液体消毒

在实施水内照射法或水外照射法时,紫外线光源应配备石英玻璃保护罩。同时,水层厚度需控制在 2cm 以内,并根据紫外线辐射强度来调整水流速度。

11.2.3.3 检测紫外线消毒效果

1. 物理检测法

在启动紫外线灯 5min 后,将紫外线辐照计置于待测紫外线灯的正中垂直 1m 处,待仪表稳定后,所显示的数据即为该灯管的辐照强度值。

2. 化学检测法

在开启紫外线灯 5min 后,将紫外线灯强度辐射指示卡放置在紫外线灯正中下垂直 1m 的位置,经过 1min 的照射后,据此判断其辐射强度。

3. 生物检测法

一般情况下,每月进行一次检测,主要通过空气和物品表面的采样,分析细菌菌落数量,以评估消毒效果。紫外线灯管的照射强度有如下要求:普通 30W 直管型新灯的辐照强度应不低于 $90\,\mu W/cm^2$;使用中的辐照强度应不低于 $70\,\mu W/cm^2$;30W 高强度紫外线的新灯辐照强度应不低于 $180\,\mu W/cm^2$。

11.2.4 任务分析

李奶奶手术后回到长期照护中心。为保证其居住环境的清洁卫生,降低感染风险,养老护理员将负责对她的房间进行紫外线消毒。操作过程中注意确保房间内无人,并关闭门窗,避免紫外线对李奶奶造成伤害。使用紫外线消毒灯对房间进行全面照射,特别关注床铺、家具等经常接触的区域。消毒结束后,开窗通风,确保室内空气流通。有效的紫外线消毒措施能降低感染事件的发生,为李奶奶提供一个安全、健康的居住环境。

11.2.5 任务实施

紫外线消毒操作流程如表 11-2 所示。

表 11-2　紫外线消毒操作流程

流　程	操　作　要　点	备　注
沟通	(1) 得到老年人的理解与配合。 (2) 介绍操作的目的。 (3) 介绍操作的内容。 (4) 介绍操作的时间	
评估	(1) 李奶奶处于阑尾切除术后恢复期,为保证居室卫生,须对其房间进行紫外线消毒。 (2) 准确评估老年人的活动能力,使用轮椅或搀扶等方式协助其转移到房间外,以避开紫外线。 (3) 评估房间大小,了解老年人的活动意愿、有无紫外线过敏等,对执意不愿离开房间或因活动不便无法离开房间的老年人,予以屏风挡护及身体部位必要性的遮盖	
准备	(1) 养老护理员:保持衣帽整齐,修剪指甲,洗手,佩戴口罩,并按照要求着装,举止端庄。 (2) 老年人:与老年人沟通解释,了解操作目的,协助老年人暂时离开房间。 (3) 环境:环境保持整洁,光线充足,温、湿度适中,无任何障碍物或宠物,且门窗已关闭。 (4) 用物:抹布、悬挂式紫外线灯 / 移动式紫外线灯、使用登记表、笔、无水乙醇	
实施	(1) 清洁:在消毒前,需要将室内物品进行清洁,清除表面的污垢和灰尘,以提高消毒的效果。使用洁净布料对物品表面进行擦拭。 (2) 安置物品:将物品放置在消毒架上或适宜的平台上,确保物品之间保持一定的距离,以免相互遮挡,从而更有效地利用紫外线照射。 (3) 开灯消毒:打开紫外线灯管,移动式紫外线灯需调整好灯臂位置,启动消毒程序。根据实际需求,选择适当的消毒时长。 (4) 关灯开窗:关闭灯管开关,拔掉电源。移动式紫外线灯还需收好灯管臂。开窗通风 30min 后,再请老年人返回房间	(1) 对于难以清洁的部位,可以使用酒精或消毒液进行擦拭。 (2) 灯管点亮 5 ~ 7min 后开始计时,一般建议消毒时间 30 ~ 60min 较为适宜
整理	(1) 养老护理员用无水酒精擦拭紫外线灯表面。 (2) 记录使用紫外线灯的时间、持续时长等。 (3) 评估任务目的是否达成,以及有无需要改进的方面等	
注意事项	紫外线对人体细胞具有破坏作用,在利用紫外线进行消毒过程中,不仅需关注自身防护,还需高度重视老年人群的防护措施,以防止意外损伤	
评价	(1) 给予认可:老年人居室空气质量达到所需要求。 (2) 提出不足:对老年人的关爱不足。 (3) 加以总结及鼓励:相信在操作过程中,只要加强人文关怀,就会做得更好	

11.2.6 知识拓展

紫外线灯的使用

1. 紫外线灯工作原理

紫外线灯管是人工制造的低压汞石英灯管。在通电状态下,汞原子气化并产生电离,进而释放出波长为253.7nm的紫外线。此种紫外线具有强大的杀菌能力,能有效消灭多种微生物,包括但不限于杆菌、病毒、真菌、细菌繁殖体以及芽孢等。其主要的杀菌机理如下。

(1) 通过对微生物的DNA产生作用,导致菌体DNA丧失转换能力从而死亡。

(2) 破坏菌体蛋白质中的氨基酸,引发菌体蛋白光解变性。

(3) 降低菌体内氧化酶的活性。

(4) 使空气中的氧电离生成具有强烈杀菌效果的臭氧。

由于紫外线辐射能量较低,穿透力弱,其应用主要局限于空气、物体表面和液体消毒。

2. 紫外线灯的使用范围

紫外线灯适用于卧室消毒。它凭借紫外线照射,能有效对被褥、枕巾、卧具以及室内空气进行消毒。在老年人居室中,其杀菌效果尤为显著。此外,紫外线灯同样适用于长期日照不足的客厅、厨房、卫生间等场所,为其提供定时消毒保障。

3. 紫外线灯设备

家用紫外线灯品种繁多,如吸顶式紫外线灯、紫外线车、台灯式紫外线灯等。

4. 紫外线灯消毒范围及消毒时间

紫外线灯广泛应用于室内空气消毒,通常规定每$10m^2$的空间应安装一支30W的紫外线灯管,照射距离不得超过2m,消毒时长为30～60min。

5. 紫外线灯的强度测定方法

(1) 日常检测。紫外线灯的强度测定可通过使用时长记录来判断,其中包括灯管启动时间、每次照射时间、累计照射时间、使用者姓名、灯管清洁时间以及操作人员签名等。若使用时长超过1000h,应更换灯管。紫外线灯使用小时数登记表(示例)如表11-3所示。

表11-3 紫外线灯使用小时数登记表(示例)

日 期	使用小时数	操作者	备 注

（2）照射强度检测。在进行紫外线强度测试时，须将测试设备置于紫外线灯管的正中垂直 1m 的位置，开启灯管并照射 5min 后，根据结果进行判断：新购置的普通 30W 直管型紫外线灯管的辐照强度应不低于 90μW/cm²；而在使用的紫外线灯管中，辐照强度应保持在 70μW/cm² 以上方可视为合格。若检测结果不符合上述标准，则需更换新的紫外线灯管。

6. 紫外线灯的维护方法

（1）保持灯管清洁。每周 1 ~ 2 次使用无水乙醇棉球轻轻擦拭，以去除灰尘和污垢。

（2）定期检测灭菌效果。由于紫外线灯在使用过程中辐照强度会逐渐降低，因此需要定时检测，确保灯管辐照强度不低于 70μW/cm²。检测后应记录检测时间、检测结果，同时检测人员要签名。

7. 紫外线灯对人体的伤害

紫外线在消毒过程中功效显著，但同时也对人体构成潜在危害，尤其是眼部脆弱的组织，如眼角膜。因此，在紫外线照射条件下，务必避免直接注视发光的灯管，以防眼部受伤。若万不得已需要观察，应配备防护眼罩或面罩以确保安全。

（1）对眼睛的伤害。电光性眼炎、结膜炎症、视网膜病变等病症均可能由紫外线照射引发，严重者甚至可能导致白内障，其主要特征包括眼睑红肿、结膜充血、疼痛及异物感，症状表现为视力减退、畏光以及流泪等。

（2）对皮肤的伤害。皮肤过敏、皮肤老化、皮肤肿瘤等均为紫外线照射可能引发的病症，症状表现为红肿、瘙痒、疼痛、红疹等。在紫外线强烈的情况下，可能导致皮肤老化。此外，紫外线还对机体免疫调节产生影响，诱发皮肤癌变，如黑素瘤、皮肤癌等。

练习巩固

1. 合适的紫外线消毒时间为（　　）min。

　　A. 10　　　　　　　B. 15　　　　　　　C. 20　　　　　　　D. 30

2. 使用中的紫外线灯管辐照强度应不小于（　　）μW/cm²。

　　A. 60　　　　　　　B. 70　　　　　　　C. 80　　　　　　　D. 90

3. 当室内温度为 12℃时，为提高紫外线灯消毒效果，以下说法正确的是（　　）。

　　A. 适当延长紫外线灯照射时间　　　B. 开窗通风

　　C. 更换紫外线灯管　　　　　　　　D. 清洁紫外线灯管

项目12 安宁疗护

素养目标

昔有孔子侍亲疾于床前,夜不解带以尽孝道;今有照护者尽心安宁疗护,关怀之至,不在金玉之贵,而在温情之至。安宁疗护是对生命最后旅程的温柔守护,它承载了对生命的尊重与对逝者的关怀。此项目旨在培育学生的共情能力,使其能够敏锐地洞察患者的内心世界,给予老年人及家属深切的精神支持,为提高生命最后阶段的生活质量作出贡献。

任务 12.1 临终心理关怀

12.1.1 任务导入

李奶奶,85 岁,患有晚期肺癌。尽管她已经接受了多次化疗和放疗,但近期病情突然恶化,医生判断她的生命只剩下几个月。李奶奶的老伴已过世,没有子女,平时独居,只有一些远亲偶尔来看望她。随着病情的恶化,李奶奶的生活质量逐渐下降,日常生活也变得困难。为了得到专业的照护,她选择住进医养结合机构。李奶奶一直是一个乐观开朗的人,但自从得知自己的病情后,情绪开始变得消沉,经常独自哭泣。你作为她的养老护理员,请在她的最后阶段给予她心理关怀和支持,帮助她度过这段艰难的时期。

12.1.2 任务目标

- 知识目标:了解临终心理关怀的重要性、基本原则和技巧。
- 技能目标:学会运用心理关怀技巧与临终老人及其家属沟通。

12.1.3 相关知识

12.1.3.1 临终心理关怀

临终心理关怀是指在老人面临生命末期或临终阶段时,为其提供心理、情感和精神方面的支持和关怀。它旨在帮助老人应对身体疾病带来的痛苦、恐惧和焦虑,同时关注他们的心理需求,提高其生活质量,并帮助他们和家人面对死亡和丧失的现实。

12.1.3.2 临终心理关怀的重要性

临终心理关怀对于老人及其家人来说都非常重要。它不仅可以缓解老人的心理压力和焦虑,增强生活满意度,促进家庭关系,帮助老人接受现实,还可以提供心灵慰藉和支持。因此,在照顾临终老人时,我们应该重视并给予他们足够的心理关怀和支持。主要体现在以下几个方面。

1. 缓解心理压力和焦虑

临终阶段是人生中最艰难的时刻之一,面对死亡的临近,老人往往会感到巨大的心理压力和焦虑。通过提供心理关怀和支持,可以帮助老人减轻这些负面情绪,提高他们的心理舒适度。

2. 增强生活满意度

临终心理关怀不仅关注老人的身体健康,还注重满足他们的情感和精神需求。通过与老人建立亲密的关系、倾听他们的心声、关心他们的感受,可以增强他们对生活的满意度,使他们在最后的时光里感受到温暖和关怀。

3. 促进家庭关系

临终心理关怀不仅关注老人,也关注他们的家人。通过支持和指导家人如何与老人沟通、如何应对丧失亲人的痛苦,可以促进家庭成员之间的情感交流和理解,维护良好的家庭关系。

4. 帮助老人接受现实

临终心理关怀可以帮助老人正确看待病情,接受现实,并积极面对死亡的到来。通过提供信息、解答疑问、引导思考等方式,可以帮助老人理解和接受死亡,减少恐惧和抗拒情绪。

5. 提供心灵慰藉

临终心理关怀可以为老人提供心灵上的慰藉和支持。通过陪伴、鼓励、安抚等方式,可以让老人感受到被重视和关爱,帮助他们度过这段艰难的时期。

12.1.3.3 临终心理关怀的基本原则和技巧

1. 建立信任关系

与老人及其家人建立信任关系是关键。养老护理员应展现出耐心、关心和理解的态度,确保老人和家人感受到被重视和尊重。

举例:在与老人初次见面时,养老护理员可以主动介绍自己,并询问老人的姓名和喜好,以展现出关心和尊重。

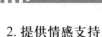

2. 提供情感支持

在面对死亡和丧失的痛苦时，老人和家人都可能感到焦虑和恐惧。养老护理员应提供情感支持，如陪伴、安慰和鼓励，帮助他们缓解心理压力。

举例：在老人感到焦虑或不安时，养老护理员可以给予温暖的拥抱或安慰的话语，如"我知道您害怕，我会一直陪在您身边"。

3. 提供信息和教育

向老人及其家人提供关于疾病、治疗和护理的信息，有助于减少他们对未知的恐惧。同时，根据他们的需求和意愿，尊重他们的决策权。

举例：养老护理员可以定期与老人及其家人分享关于疾病的知识、治疗方案和护理技巧，帮助他们更好地了解和应对病情。

4. 尊重文化和信仰

尊重老人的文化和信仰，避免对其造成伤害。在提供信息和支持时，应考虑到他们的价值观和信仰特点。

举例：在与老人交流时，养老护理员可以询问他们的文化背景和信仰，并在谈话中尊重这些话题，避免触及其敏感之处。

5. 关注家庭关系

家庭成员之间的关系在临终阶段可能会受到影响。养老护理员应关注家庭成员的需求和情感状态，提供适当的支持和指导，促进家庭成员之间的情感交流和理解。

举例：养老护理员可以主动与老人的家人沟通，了解他们的需求和担忧，并给予适当的建议和支持，促进家庭成员之间的和谐关系。

6. 适应变化的需求

老人的需求和状况可能会发生变化。养老护理员应密切关注老人的情感、认知和生理状态，及时调整关怀和支持的策略，以满足老人的变化需求。

举例：当老人的需求发生变化时，养老护理员可以及时调整护理计划，如增加更多的陪伴时间或调整饮食安排，以满足老人的新需求。

7. 自我关怀与团队协作

养老护理员在提供临终心理关怀时也要注意自我关怀，避免过度疲劳和情感耗竭。保持适当的休息和情绪调节，与其他团队成员协作，共同为老人提供全面和专业的关怀与支持。

举例：养老护理员可以在工作之余进行适当的休息和放松活动，与其他团队成员分享经验、资源和信息，共同提升服务质量。

8. 引导正面的生死观

帮助老人和家人正确看待死亡,引导他们接受死亡是生命的一部分的事实。通过分享关于生死哲学的正面观念,帮助他们减少对死亡的恐惧,更加积极地面对生命的最后阶段。

举例:在与老人交流时,养老护理员可以分享一些关于生死哲学的故事或观点,鼓励他们思考生命的价值和意义,帮助他们更加积极地面对死亡。

9. 鼓励积极的心态

鼓励老人保持积极的心态,让他们意识到生命的价值不在于长短,而在于如何度过。通过分享一些积极的生活故事、回忆和经验,帮助他们在生命的最后阶段留下美好的印象。

举例:养老护理员可以与老人一起回忆美好的时光、分享正能量的故事或鼓励他们参与一些有趣的活动,帮助他们保持乐观的心态。

10. 定期沟通与交流

定期与老人及其家人进行沟通与交流,了解他们的需求、担忧和期望。通过有效的沟通,建立稳固的沟通渠道,确保他们能够随时表达自己的感受和问题。

举例:养老护理员可以每周与老人及其家人进行一次左右的沟通与交流,了解他们的近况、关心的问题和需求,并提供适当的支持和建议。

11. 鼓励参与决策

在可能的情况下,鼓励老人参与与其护理和医疗相关的决策过程。这有助于提高他们的自主性和尊严感,让他们感受到自己的价值。

举例:在制订护理计划时,养老护理员可以邀请老人及其家人共同参与决策过程,听取他们的意见和建议,增强他们的自主性和参与感。

12. 尊重隐私和尊严

在提供临终心理关怀的过程中,确保老人的隐私和尊严得到尊重。避免在不适宜的场合谈论敏感话题,维护他们的个人空间和尊严。

举例:在与老人交流时,养老护理员应尊重老人的隐私权和尊严,避免在不适宜的场合谈论敏感话题或对他们的生活进行不必要的干涉。

13. 创造舒适的环境

为老人创造一个舒适的环境,让他们感受到宁静和安宁。调整室内光线、温度和湿度,以及适当的背景音乐或自然声音,有助于缓解他们的紧张情绪。

举例:养老护理员可以调整老人的居住环境,如调节室内光线、调整床铺的舒适度、放置一些绿植或轻柔的音乐等,以营造一个宁静、温馨的氛围。

14. 共同参与活动

组织一些适合老人共同参与的活动,如听音乐、阅读、手工艺等。这有助于增强他们的社交互动和精神寄托,让他们在生命的最后阶段感受到温暖和关爱。

举例:养老护理员可以组织一些适合老人的集体活动,如观看电影、听音乐会或参加手工艺品制作班等,鼓励他们积极参与并与其他老人建立社交联系。

12.1.4 任务分析

李奶奶面临着严重的健康问题,被诊断为患有晚期肺癌,已经接受了多次化疗和放疗,但病情近期突然恶化,生命只剩下几个月。在情感上,她孤独无依,老伴已过世,没有子女,平时独居,只有一些远亲偶尔来看望她。得知自己的病情后,她情绪消沉,经常独自哭泣,面临巨大的心理压力和焦虑。这些问题都使她在生命的最后阶段倍感艰难,需要养老护理员给予她心理关怀和支持,帮助她度过这段艰难时期。

12.1.5 任务实施

对临终老年人进行心理关怀和支持的操作流程如表 12-1 所示。

表 12-1 对临终老年人进行心理关怀和支持的操作流程

流　程	操作要点	备　注
沟通	(1) 与李奶奶建立信任关系,初次与李奶奶接触时,态度要和蔼、亲切,确保她感到舒适和安全。 (2) 了解李奶奶的心理状态,通过开放式问题,了解她目前的情绪、担忧和需求。 (3) 尊重李奶奶的隐私和尊严,在沟通过程中,避免涉及敏感话题,如疾病细节、家庭矛盾等	
评估	(1) 评估李奶奶的认知状况,了解她的记忆、思维能力和日常生活能力,以便更好地提供支持。 (2) 评估李奶奶的情绪状态,观察她的情绪变化,判断是否有焦虑、恐惧和抑郁等负面情绪。 (3) 评估李奶奶的社会支持系统,了解她的远亲和朋友,以便为其提供适宜的心理支持	
准备	(1) 环境:环境安静、舒适,温、湿度适宜,没有过多的干扰,以便老人能够放松并愿意分享她的感受。 (2) 养老护理员:着装整齐,规范洗手,工作态度良好,具备与临终老年人沟通的心理知识和技巧。 (3) 老年人:衣着整洁,平卧在床,盖好盖被,支起床挡。 (4) 用物:纸巾、水杯、垃圾桶。根据评估结果制订的针对李奶奶心理关怀和支持的计划,心理辅导资料,音乐治疗设备等	

续表

流　程	操　作　要　点	备　注
实施	(1) 倾听。在和李奶奶交流时,要全神贯注地倾听她的诉说,避免中断或提前做出判断。通过点头、微笑等方式表示理解。使用开放性问题,如"你觉得怎么样?"或"你有什么特别喜欢的事情吗?"来鼓励李奶奶分享她的想法和感受。即使李奶奶表达的是消极情绪,也要给予积极的肯定,让她感到自己的价值。例如,可以说:"我知道你现在很难过,但你真的很勇敢。" (2) 陪伴。经常与李奶奶交流,让她感到被关注和重视。即使她不说话,只是静静地坐着,也能为她提供一种安慰。如果李奶奶愿意,可以一起进行一些轻松的活动,如听音乐,看风景,玩简单的游戏等,这有助于分散她的注意力,减轻焦虑。 (3) 关怀。在与李奶奶交流时,要真实地表达自己的情感,让她感受到真诚的关心和支持	
整理	记录与李奶奶的交流内容和支持过程,以便回顾和总结;对记录进行分析,找出成功和不足之处,为以后的工作提供参考;将分析结果反馈给相关人员,共同提高心理关怀和支持的质量	
注意事项	(1) 在提供心理支持的同时,确保老人有权利自主选择是否接受支持。 (2) 在交流和记录过程中,要确保不泄露老人的个人信息。 (3) 在为临终老人提供心理关怀和支持的过程中,工作人员也可能会受到情绪上的影响,因此需要关注并适时提供心理支持。 (4) 在为临终老人提供心理关怀和支持时,需要与其他医疗团队（如医生、护士等）密切合作,共同为老人提供全面的照顾	
评价	(1) 给予认可:细致且深入理解老年人的心理需求,通过专业的技巧和方法,有效减轻老年人的心理压力和不适感。 (2) 提出不足:照护老年人的过程中,是否不注意隐私保护,是否有失误,是否有发生安全风险事件,能否耐心解释,能否得体照护老年人等。 (3) 加以总结及鼓励:相信养老护理员只要用心去感受,用爱心去陪伴,一定能够让老年人在生命的最后阶段感受到更多的关爱和尊严	

12.1.6　知识拓展

心理干预在临终关怀中的应用

心理干预在临终关怀中的应用可以帮助老人和家属应对身体、情绪和心理上的困扰,为他们提供支持和安慰。以下是一些具体的做法。

1. 提供情感支持

临终关怀中的心理干预包括与老人和家属建立信任关系,倾听他们的感受和需求,并提供情感上的支持。这可以通过定期的面对面或电话交流来实现,以确保他们感到被理解和关心。

2. 帮助处理丧失和悲伤

面对临终阶段,老人和家属常常经历丧失和悲伤的情绪。心理干预可以包括教授应对技巧,如接受现实、表达情感、寻求社会支持等,以帮助他们更好地处理这些情绪。

3. 提供沟通和支持

临终关怀中的心理干预还可以帮助老人和家属进行有效的沟通。这可能涉及帮助他们表达自己的感受、理解对方的需求,以及制订共同的目标和计划。

4. 提供信息和教育

心理干预可以包括向老人和家属提供关于临终过程、症状和治疗选择的信息。这有助于减少不确定性和焦虑感,并使他们能够做出更明智的决策。

5. 提供灵性支持

对于许多人来说,灵性问题是临终阶段的一个重要方面。心理干预可以包括与老人和家属一起探索他们的信仰、价值观和精神需求,并提供相关的支持和资源。

6. 组织支持小组

心理干预可以包括组织支持小组,让老人和家属有机会与其他人分享经验和情感。这种小组可以提供一个安全的环境,让他们倾诉心声、获得共鸣,并从他人的经验中获得启发和支持。

7. 整合其他专业服务

心理干预在临终关怀中通常与其他专业服务(如医疗护理、疼痛管理等)相结合。心理专业人员可以与其他团队成员合作,确保综合的护理计划能够满足老人和家属的全面需求。

总之,心理干预在临终关怀中的应用是一个多维度的过程,旨在提供全面的支持和关怀。通过情感支持、处理丧失和悲伤、提供沟通支持、提供信息和教育、提供灵性支持、组织支持小组以及整合其他专业服务等方式,心理干预可以帮助老人和家属在临终阶段获得更好的生活质量和身心健康。

练习巩固

1. 下列关于临终心理关怀的目的,描述不正确的是 (   )。

    A. 帮助老人应对身体疾病带来的痛苦、恐惧和焦虑

    B. 提高老人的生活质量

    C. 帮助老人和家人面对死亡和丧失的现实

    D. 关注老人的物质需求

2. 临终心理关怀可以帮助老人减轻以下负面情绪（　　）。

　　A. 心理压力和焦虑　　　　　　B. 生活满意度

　　C. 家庭关系　　　　　　　　　D. 对死亡的恐惧和抗拒情绪

3. 临终心理关怀主要关注老人的（　　）。

　　A. 身体健康　　　　　　　　　B. 情感和精神需求

　　C. 家庭关系　　　　　　　　　D. 物质生活

4. 在进行临终心理关怀时,最有助于建立信任关系的是（　　）。

　　A. 倾听而不打断　　　　　　　B. 提供过多的安慰

　　C. 给予老人过多的关注　　　　D. 表现出不耐烦

5. 在临终关怀中,心理干预的一个重要目的是（　　）。

　　A. 减轻身体疼痛　　　　　　　B. 延缓疾病进展

　　C. 处理老人和家属的心理困扰　D. 提高医疗技术水平

任务 12.2　遗体清洁与更衣

12.2.1　任务导入

王奶奶,86 岁,患帕金森病 10 年,慢性阻塞性肺疾病 20 余年。长期疾病的困扰,使她的晚年生活变得艰难,不仅剥夺了她的行动能力,也使她的生活质量大大降低。2 年前,王奶奶选择入住养老机构,希望在那里得到更好的照料。最近一段时间,王奶奶的身体状况急转直下,她已无法自主进食,日常的呼吸也变得越来越困难,需要全天候的护理和监测。今天上午 10 点,王奶奶在家人和养老院医护人员的陪伴下,安详地离开了人世。你作为她的养老护理员,请为老人进行遗体清洁与更衣,以表达对逝者的尊重。

12.2.2　任务目标

- 知识目标:了解遗体料理的伦理规范;掌握遗体清洁与更衣的基本原则。
- 技能目标:学会正确进行遗体清洁与更衣的操作。

12.2.3　相关知识

12.2.3.1　临终关怀概述

1.临终关怀定义

临终关怀是指对即将面临死亡的患者提供综合性的照顾和支持的过程。它强调尊重、安慰和关怀,旨在确保患者在生命的最后阶段获得尽可能高质量的生活。

2. 临终关怀目的

（1）帮助患者及其家人应对面临的临终阶段，并为他们提供安全和支持。

（2）关注患者的整体需求，包括疼痛管理、情感支持、家庭交流、宗教和精神辅导等。

（3）鼓励与患者建立良好的沟通和信任关系，并通过提供合适的资源和服务来满足他们的需求。

（4）尊重患者的意愿和自主权，包括尊重他们的决策，关注他们的宗教和文化价值观，并确保他们能够以尊严和自由的方式面对死亡。

3. 临终关怀意义

（1）对患者而言，临终关怀可以减轻痛苦和不适感，提供舒适和安详的环境，让他们在生命的最后时光感受到尊重和关怀。

（2）对家人来说，临终关怀提供支持和安慰，帮助他们应对悲伤和失去的情绪，并为他们提供善后安排和悼念的指导。

（3）临终关怀提醒人们关注生命的可贵性和脆弱性，以及在面临的临终阶段时所需要的关怀和支持。通过提倡临终关怀，可以营造一个更加关爱和尊重的社会氛围。

12.2.3.2 遗体料理的伦理规范

（1）尊重死者和逝者的尊严和隐私。在处理遗体时，应该尊重死者的尊严和隐私，不要做出不尊重或侮辱死者的行为。

（2）保持专业和谨慎。处理遗体是一项严肃的工作，需要专业和谨慎的态度。工作人员应该具备相关的专业知识和技能，并遵守相关的操作规程和规范。

（3）遵守法律法规和伦理规范。在处理遗体时，应该遵守相关的法律法规和伦理规范，不得违反法律规定或伦理准则。

（4）保护环境和公共卫生。在处理遗体时，应该注意保护环境和公共卫生，避免对环境和公众造成危害或污染。

（5）合理使用资源。在处理遗体时，应该合理使用资源，避免浪费和不必要的消耗。

（6）尊重家属的意愿和感受。在处理遗体时，应该尊重家属的意愿和感受，与家属保持良好的沟通和合作，提供必要的支持和帮助。

（7）保护个人隐私和信息安全。在处理遗体时，应该保护个人隐私和信息安全，不得泄露个人信息或传播不实信息。

总之，在遗体处理过程中，应该遵循尊重、专业、合规、环保、节约、关爱和保密等原则，确保逝者和家属的权益得到充分保障。

12.2.3.3 遗体清洁与更衣的基本原则

（1）尊重逝者。在为遗体清洁和更衣的过程中，要始终保持对逝者的尊重。操作时要轻柔、细致,避免对遗体造成二次伤害。

（2）保持环境卫生。清洁和更衣应在通风良好、温度适宜、光线柔和的环境中进行,以避免交叉感染和不良的气味。

（3）遵循丧葬礼仪。根据当地的丧葬习俗和礼仪,为逝者进行适当的清洁和更衣。例如,在某些地区,逝者需要用白布覆盖,以示哀悼。

（4）保护家属情绪。在为逝者清洁和更衣的过程中,要考虑到家属的情绪。操作时应避免让家属看到令人不适的场景或闻到不良气味。

（5）注意个人卫生。在清洁和更衣过程中,工作人员应注意个人卫生,勤洗手、戴口罩等。如有需要,应使用适当的防护用品。

（6）尊重家属意愿。在为逝者清洁和更衣的过程中,应尊重家属的意愿和要求。如有特殊要求,应在不影响丧葬礼仪和法律法规的前提下予以满足。

12.2.4　任务分析

王奶奶在家人和医护人员的陪伴下安详地离世,对于她遗体的清洁与更衣是一项必要的任务,这不仅是出于卫生的考虑,更是对逝者的尊重。养老护理员需要在一个安静、肃穆的环境中,轻柔地擦拭遗体后,为老人穿上她生前喜欢的衣物,整理好仪容,让她的遗体形象安详、整洁。

12.2.5　任务实施

为老年人进行遗体清洁与更衣的操作流程如表 12-2 所示。

表 12-2　为老年人进行遗体清洁与更衣的操作流程

流　程	操　作　要　点	备　注
沟通	（1）劝慰家属节哀,解释操作目的和需要配合的事项,根据家属的意愿,将其安置到休息室或者就在旁边休息,陪伴逝者走过最后的时光。 （2）与逝者家属进行沟通,了解家属对逝者清洁与更衣的具体要求,以及是否有特殊的习俗或信仰需要尊重	
评估	（1）检查逝者的生命体征,确认逝者已经去世,评估遗体的清洁程度和更衣的难度。 （2）检查遗体的完整性,如有伤口或引流管等,须告知家属并尊重家属的决定	
准备	（1）环境:温暖,安静,整洁,温、湿度适宜,以保持对逝者的尊重。必要时用屏风或拉帘遮挡。 （2）养老护理员:养老护理员2位,着装整齐,工作态度端庄严肃,洗净双手,戴口罩,穿一次性隔离衣,戴手套。 （3）老年人:核对逝者信息(房间号、床号、姓名、性别、年龄)、死亡原因、死亡时间,检查遗体清洁程度、压疮包扎情况。 （4）用物:毛巾、水盆、暖水瓶、净身用品、一次性护理垫、抽纸、湿巾、纱布、胶布、血管钳、大棉球、剪刀、梳子、寿衣、黑色垃圾袋等	

流　程	操　作　要　点	备　注
实施	(1) 净身。 ① 净身前要行鞠躬礼,以示对逝者的尊敬。 ② 自上而下逐一脱去逝者衣物,净身时用毛巾从上到下擦拭以完成净身,顺序不能颠倒,更不能来回擦拭。 ③ 用专业净身用品对逝者全身进行擦拭清洗,清理口腔、鼻腔、污物、排泄物等,使皮肤干净、无污渍。 (2) 梳理整齐头发。 ① 用血管钳取大棉球,分别塞入口内两侧面颊部、双鼻孔、双耳道、肛门内、阴道内,填塞物避免外露。 ② 全程需要用布进行遮挡,保护逝者隐私,以示尊重。 (3) 穿衣。 ① 先将衬衣、棉衣、外衣一件件套在一起,衬裤、夹裤、棉裤也按里外顺序套在一起。从内到外都捋平整。 ② 从下肢开始,先穿寿袜,再穿下衣,后穿上衣,最后为老人穿上鞋子。整个过程需要两个人配合默契。 (4) 铺褥子被子。 ① 讲究铺金盖银,黄金白银,黄被褥在下,白被褥在上,讲究双铺双盖。 ② 黄被褥在下边,把黄色的褥子铺开,黄色冲下,接着把黄色的单子铺在褥子上面,最后打成卷从逝者的一侧放进去,然后轻翻逝者,从另一侧拉出来,铺平整即可	
整理	(1) 将撤下的遗物及时交还给家属,在得到家属对遗体清洁、更衣无意见后,养老护理员应主动离开,让家属有足够的时间与逝者进行最后的告别仪式。 (2) 养老护理员将脱下来的手套、口罩、一次性隔离衣按医疗垃圾处理。 (3) 洗净双手,记录遗体清洁时间、更衣时间、老人家属反映,以及老人贵重物品名称、数量、家属取走时间,请家属签全名	
注意事项	(1) 在穿衣净身过程中,需要注意保护老人的隐私和尊严,避免不必要的暴露和侵犯。同时也要尊重老人的遗愿和选择,尽可能满足他们的要求。 (2) 在整个过程中,手法需要娴熟,动作需要连贯。 (3) 在操作过程中要保持适当的礼仪和尊重,让逝者在最后的时刻得到应有的关怀和尊重。 (4) 配饰也是重要的一部分,如盖脸布、手绢、腰带、绊脚绳、金银元宝等。这些配饰的作用和寓意各不相同,需要在合适的时间和场合穿戴。 (5) 在处理完遗体后,需要将遗体安置在合适的场所,等待家属或者其他相关人员的处理。在此期间,应该保持适当的温度和湿度,避免遗体受损或者引起其他问题	
评价	(1) 给予认可:细致地清洁遗体,确保了逝者的尊严与体面,同时在整个过程中也充分考虑到了家属的情感需求。态度耐心而温和,为家属提供了情感支持,减轻了他们的痛苦。 (2) 提出不足:是否不注意隐私保护,是否严格地遵守操作规范,避免任何可能的失误或安全风险,能否耐心解释家属的疑问和担忧等。 (3) 加以总结及鼓励:相信养老护理员只要用心去感受,用爱心去陪伴,一定能够让逝者在生命的最后阶段得到更多的关爱和尊重,同时也为家属提供更加温馨、体贴的服务	

12.2.6 知识拓展

1. 老年临终舒适照护

（1）评估与观察要点。

① 评估生命体征、意识状态及合作程度。

② 评估疼痛、呼吸困难、恶心呕吐、尿潴留、睡眠障碍及谵妄等症状。

③ 评估文化习俗、信仰、对死亡的态度及情绪表现。

④ 评估家庭、心理需求及社会支持情况。

（2）护理要点。

① 提供温馨、安静、舒适的环境，保持空气清新，温、湿度及光线要适宜。

② 对症处理疼痛、呼吸困难、咳嗽咳痰、恶心呕吐、口干、腹胀、便秘、尿潴留、发热、睡眠障碍及谵妄等症状。

③ 协助取舒适卧位，着舒适、宽松、穿脱方便的衣着服饰，给予生活护理，满足基本生理需要。

④ 尊重其文化习俗和信仰，主动了解其在生活和饮食方面的禁忌。

⑤ 鼓励其表述内心的恐惧和不安，通过陪伴、倾听、触摸及播放音乐等方法增强安全感，减轻不适。

⑥ 鼓励亲友陪伴并参与生活护理，组织家庭聚会，与老年临终患者共同回忆生命历程。

（3）指导要点。

① 指导亲友参与生活护理的方法。

② 指导老年临终患者及养老护理员缓解不适的方法。

（4）注意事项。

① 尊重老年临终患者的隐私、文化习俗及信仰。

② 充分重视个性化需求。

③ 观察药物的疗效及不良反应。

2. 老年临终哀伤辅导

（1）评估与观察要点。

① 评估哀伤者与老年临终患者的情绪反应及心理需求。

② 评估哀伤者的文化习俗、信仰及对死亡的态度。

③ 评估家庭、心理及社会支持情况。

（2）护理要点。

① 根据哀伤者的文化习俗及信仰，为其提供与老年临终患者告别的空间和机会。

② 根据哀伤者的需求和意愿，指导其参与尸体料理。

③ 鼓励哀伤者表达内心的悲痛情绪,理解和接受哀伤者的情绪及行为反应。

④ 指导亲友之间相互诉说、安慰和支持。

⑤ 必要时为哀伤者提供心理咨询等信息。

⑥ 与哀伤者谈论其对死亡的看法,帮助其正确面对和接受丧亲的事实。

（3）指导要点。

① 指导哀伤者参与尸体料理的方法。

② 教会哀伤者调节自身情绪的技巧。

（4）注意事项。

① 以同理心倾听哀伤者的倾诉。

② 尊重哀伤者的文化习俗及信仰。

练习巩固

1. 在处理遗体时,首要的原则是尊重死者和逝者的（   ）。

    A. 隐私　　　　　　B. 生命权　　　　　C. 尊严　　　　　　D. 财产权

2. 在处理遗体时,工作人员应该（   ）。

    A. 随意处理,以节省时间为首要考虑

    B. 仅关注专业操作,不考虑其他因素

    C. 具备相关的专业知识和技能,并遵守相关的操作规程和规范

    D. 仅遵守法律法规,不考虑伦理规范

3. 在为逝者进行清洁和更衣时,最重要的原则是（   ）。

    A. 保持环境卫生　　　　　　　　　B. 遵循丧葬礼仪

    C. 尊重逝者　　　　　　　　　　　D. 保护家属情绪

4. 在为逝者清洁和更衣过程中,工作人员应注意（   ）。

    A. 保持环境卫生和通风良好

    B. 遵循丧葬礼仪和保护家属情绪

    C. 保护家属情绪和注意个人卫生

    D. 尊重家属意愿和注意个人卫生

5. 在老年临终舒适照护中,（   ）不是评估与观察的要点。

    A. 评估生命体征、意识状态及合作程度

    B. 评估家庭、心理需求及社会支持情况

    C. 评估老年患者的经济状况

    D. 评估文化习俗、信仰、对死亡的态度及情绪表现

项目13 技 能 竞 赛

素养目标

真正职业能力的提升，需要政治站位的提高、基础知识的积累、岗位技能的精进和格局眼界的打开。此项目旨在大力弘扬和践行工匠精神，教育学生用心热爱事业，精益求精技能，一丝不苟工作，突破创新方法。

任务 13.1 竞 赛 理 念

13.1.1 任务目标

- 知识目标：了解国内外竞赛现状，以及技能健康照护类技能竞赛的知识和能力要求，能够理解场景之间工作方式的异同之处。
- 技能目标：能够根据健康照护类技能竞赛的知识和能力要求，将以照护对象为中心的人文关怀理念运用在技能竞赛和日常工作中。

13.1.2 国内竞赛现状

技能人才是支撑中国制造、中国创造的重要力量。加强高技能人才队伍建设，对巩固和发展工人阶级先进性，增强国家核心竞争力和科技创新能力，缓解就业结构性矛盾，推动高质量发展具有重要意义。现阶段国家各部委积极落实技能成才、技能报国相关政策，健康养老相关政府部门分别主办不同工种、不同主题的职业技能竞赛。国家级职业技能竞赛分为一类竞赛和二类竞赛，一类竞赛为跨行业（系统）、跨地区的职业技能竞赛；二类竞赛为单一行业（系统）的职业技能竞赛。职业技能竞赛按照办赛时间来划分的，分为每年赛和单/双年赛；按照举办地域划分的，分为市（区）级、省（市）级和国家级三级竞赛。

13.1.2.1 指导思想

以习近平总书记新时代中国特色社会主义思想为指导，深入贯彻党的十九大和十九届历次全会精神，全面贯彻习近平总书记关于做好新时代人才工作的重要思想，坚持党管人才，立足新发展阶段，贯彻新发展理念，构建新发展格局，推动高质量发展，深入实施新时代人才强国战略,以服务发展、稳定就业为导向,大力弘扬劳模精神、劳动精神、工匠精神,全面实施"技能中国行动",健全技能人才培养、使用、评价、激励制度,构建党委领导、政府主导、政策支持、企业主体、社会参与的高技能人才工作体系,打造一支爱党报国、敬业奉献、技艺精湛、素质优良、规模宏大、结构合理的高技能人才队伍。

13.1.2.2　竞赛组织举例

1. 中华人民共和国职业技能竞赛

中华人民共和国职业技能竞赛是由人力资源和社会保障部举办的国家级一类竞赛,以展示技能人才队伍建设成效,交流推广技能人才培育经验做法为目的,推动各地、各行业健全职业技能竞赛体系,实现以赛促学、以赛促训、以赛促评、以赛促建,不断提升技能竞赛工作水平。大力弘扬劳模精神、劳动精神、工匠精神,营造尊重劳动、尊重知识、尊重人才、尊重创造的良好社会氛围,进一步激励广大劳动者特别是青年一代崇尚技能、学习技能、投身技能、提升技能,走技能成才、技能报国之路。中华人民共和国职业技能竞赛面向全国16 岁以上、法定退休年龄以内的全体技术人员均可报名参赛,竞赛共计 109 个项目(世界技能大赛选拔项目 63 个,国家技能大赛精选项目 46 个),其中与健康养老相关的竞赛项目是世界技能大赛选拔项目的健康与社会照护项目和国家技能大赛精选项目的健康照护项目。

2. 全国职业院校技能大赛

全国职业院校技能大赛是教育部牵头发起、联合 34 家部委和事业组织举办的一项公益性、国际性职业院校师生综合技能竞赛活动,是我国职业教育一项重大制度设计和创新。自2008 年以来已成功举办 15 届,规模不断扩大,水平逐年提升,国内外影响力逐步增强,在引领职业教育"三教"改革、提高技术技能人才培养质量、促进高质量就业、服务经济社会发展、助力中外职业教育交流合作等方面发挥了重要作用,已经成为广大职教师生展示风采、追梦圆梦的重要舞台和中国职业教育的靓丽品牌。全国职业院校技能大赛分为高职组和中职组,分别由来自全国高职院校在校学生、教师和全国中职院校在校学生、教师参与。高职组竞赛项目共计 109 项,中职组竞赛项目共计 60 项,其中与健康养老相关的竞赛项目包括健康养老照护和老年护理与保健等。

3. 全国民政行业职业技能大赛

全国民政行业职业技能大赛是由民政部、人力资源和社会保障部以及全国总工会联合举办的国家级一类竞赛。旨在深入学习贯彻习近平总书记关于民政工作和高技能人才工作的重要论述精神,落实《关于加强新时代高技能人才队伍建设的意见》部署要求,加快推进民政高技能人才队伍建设,服务新时代新征程民政事业高质量发展,助力实施人才强国战略。全国民政行业职业技能大赛参赛选手要求为积极从事相关工作2年以上的在职职工。全国民政行业职业技能大赛共计5个项目,其中与健康养老相关的竞赛项目是养老护理员职业技能竞赛。

13.1.2.3 竞赛奖励

我国现阶段不断加大高技能人才表彰奖励力度,对技能竞赛获奖的选手各级竞赛的奖励政策略有不同,其中对中华人民共和国职业技能竞赛项目获得前5名的选手(团队双人赛项前3名、三人赛项前2名),经核准授予"全国技术能手"称号;对全国职业院校技能大赛获奖的选手和教师进行表彰;对全国民政行业职业技能大赛竞赛项目获得前5名的选手,经核准授予"全国技术能手"称号等。

我国不断完善评选表彰中华技能大奖获得者和全国技术能手制度。国家级荣誉适当向高技能人才倾斜。加大高技能人才在全国劳动模范和先进工作者、国家科学技术奖等相关表彰中的评选力度,积极推荐高技能人才享受政府特殊津贴,对符合条件的高技能人才按规定授予五一劳动奖章、青年五四奖章、青年岗位能手、三八红旗手、巾帼建功标兵等荣誉,提高全社会对技能人才的认可。加强对技能人才的政治引领和政治吸纳,注重做好党委(党组)联系服务高技能人才工作。将高技能人才纳入各地人才分类目录。注重依法依章程推荐高技能人才为人民代表大会代表候选人、政治协商会议委员人选、群团组织代表大会代表或委员会委员候选人。进一步提高高技能人才在职工代表大会中的比例,支持高技能人才参与企业管理。按照有关规定,选拔推荐优秀高技能人才到工会、共青团、妇联等群团组织挂职或兼职。建立高技能人才休假疗养制度,鼓励支持分级开展高技能人才休假疗养、研修交流和节日慰问等活动。

13.1.3 健康养老相关竞赛知识能力要求

现阶段国家健康养老竞赛基于世界技能大赛健康与社会照护的理念,围绕"以照护对象为中心"的照护理念,参照养老护理员、健康照护师、老年人能力评估师、医疗护理员等相关职业技能标准,结合我国养老产业发展现状,贴近真实地还原养老服务场景,涵盖居家、社区、医养机构和医院等养老工作地点,通过与照护对象建立和谐关系,沟通解释评估,制订照护计划,实施专业照护任务,悉心地照护宣教,创新并解决问题和反思照护过程等程序,运用新型智慧康养设备和照护措施,为照护对象提供专业、规范的照护服务,使其照护需求得到满足,促进其身心健康和疾病康复,提高生命质量。竞赛考察选手在真实情境下对标准化病人(SP)扮演的照护对象实施照护的全过程,裁判在旁观察打分。选手需要具备的具体知识能力要求如表13-1所示。

表 13-1 基本知识与能力要求

	具 体 要 求	比重 / %
1	工作组织和管理能力	5
	参赛选手需要知道并理解： (1) 健康、安全、环保和卫生法规、指南、常规和相关文件； (2) 感染的风险及控制理论和方法； (3) 职业制服及个人防护用品的使用方法； (4) 照护物品和材料的选择、正确及安全使用、存放和处置原则； (5) 正确和安全使用药物的理论和方法； (6) 时间管理和合理安排的原则； (7) 利用人体力学原则，工作时节力和自我保护的重要性； (8) 可持续性发展（例如节约使用资源）的重要性以及环保工作惯例； (9) 与其他从业者或 / 和其他人合作的重要性； (10) 加强自身职业持续发展的价值	理论
	参赛选手应够做到： (1) 遵守健康、安全和卫生标准、规则和规章制度； (2) 采用合适的医疗用品和防范措施，防止感染； (3) 鉴别并使用合适的个人防护用品，包括服装、鞋子等； (4) 选择并安全、有效 / 高效地使用和储存各种需要的物品和材料； (5) 根据规范确保药物安全储存和使用； (6) 时间管理； (7) 根据照护对象需要规划、计划工作，优化先后顺序； (8) 采用安全和符合人体力学的节力原则进行操作； (9) 正确处置医疗废弃物； (10) 与其他从业者以及其他团队人员高效合作； (11) 遵从最新的实践标准和法律法规，如安全移动、健康与安全等； (12) 维护环境安全、清洁和便捷，保证照护对象安全	实操
2	沟通和人际交往能力	25
	参赛选手需要知道和理解： (1) 建立和维持照护对象信任的重要性； (2) 遵守照护相关的照护对象信息保密和隐私保护的规定； (3) 在开展照护措施前获得知情同意的重要性及方法； (4) 帮助照护对象从疾病中康复和自我成长，以及伴随疾病不断发展和健康教育的方法与技术； (5) 在健康促进范畴内与照护对象达成共识的方法； (6) 解决误解、矛盾和冲突的方法； (7) 与认知障碍者的沟通和交流的技能与方法，如认知症、听力障碍； (8) 正确书写文书记录的重要性； (9) 与照护对象及团队其他健康相关从业人员的专业互动方法； (10) 共同参与照护的其他同事和专业人员的角色、能力和要求； (11) 建立和维护高效率的工作关系的重要性	理论

续表

具 体 要 求	比重 / %
参赛选手应能够做到： (1) 对照护对象保持专业而敏锐的观察能力； (2) 维护良好的职业素养和专业的行为方式，包括仪容、仪表； (3) 与照护对象沟通中采用正确的方式，建立密切关系，包括开放性的和闭环性的沟通方式； (4) 尊重照护对象的自主权，开展知情同意，个体有权接受或拒绝照护，永远对照护对象诚实； (5) 尊重照护对象的文化和宗教信仰； (6) 使用治疗性的沟通方法，包括主动倾听、提问技巧、非语言沟通技巧，以及恰当的健康教育技能； (7) 采用指导技术，让照护对象学会新的"生活技能"； (8) 以合理的方式与照护对象的家人进行专业和有效的沟通，确保以照护对象的需求为中心； (9) 使用专业的沟通方式与有理解和沟通障碍的照护对象进行交流； (10) 满足照护对象的自主性和需求，与同事、医疗人员、照护对象及其家人协商，确保为照护对象提供正确的照护类型和照护等级； (11) 始终采用有效的语言和书写记录方式与参与照护的同事和其他专业人员沟通； (12) 正确记录照护对象信息，文书格式正确，如"沟通手册"或照护对象住院的护理病历 /病程记录； (13) 在专业讨论中表述和呈现照护对象的情况及具体的案例	实操
3 解决问题、改革和创新的能力	15
参赛选手需要知道并理解： (1) 在健康和照护工作中发生的常见情况； (2) 照护对象的各种症状与引起问题的原因之间的区别； (3) 当照护对象及其家庭成员不愿意就出现的问题进行讨论时，分析其原因以及应对方法； (4) 与照护对象合作、尊重其解决问题的愿望的重要性； (5) 密切、持续观察照护对象的动态变化，及时发现照护对象未能意识到的问题，具有重要意义； (6) 具备提升照护对象生活质量和幸福感的创新照护方法，如提供支持和帮助，让照护对象能够回家后自我照护； (7) 掌握健康和社会照护领域的最新趋势和发展，确保为照护对象提供最优质的服务	理论
参赛选手能够做到： (1) 重视照护对象自身价值，对其性格有浓厚的兴趣和深入的理解，如了解照护对象的兴趣爱好等； (2) 获得照护对象的信心和信任，使他们愿意讨论自己的问题； (3) 帮助照护对象快速识别问题，采用"自我管理"的方法解决问题； (4) 通过仔细观察、反复提问并与照护对象讨论，判断问题的根源因素； (5) 按照照护对象的问题和需求调整照护计划； (6) 在处理照护对象问题的过程中，识别自己专业 / 权限的界限，并转介给合适的同事或者专业人员； (7) 创造、发展并与照护对象协商"新的安全工作方法"来提高照护对象日常生活质量和幸福感，如：照护过程中恰当地使用智能设备解决问题等；识别机会，预先主动提供方法，改善照护对象的照护方式，如选择正确的时间进行讨论，更有效地利用照护对象的生活环境	实操

	具 体 要 求	比重 / %
4	评估需求和构建照护计划的能力	10
	参赛选手需要知道并理解： (1) 生命周期的特点及对发展规律的评价及认知； (2) 疾病的类型、发展阶段、并发症评估及关联的治疗方法； (3) 照护对象的整个生命周期,包括在各种日常生活情景下的健康、社会照护和康复情况； (4) 掌握关于人权歧视和伦理相关法律法规的基本原则； (5) 与照护对象及其家人合作,准确判断和评估照护对象需求的方法； (6) 营养状况和特殊饮食的要求； (7) 评估照护对象及家人相关能力、社会支持的方法； (8) 经济状况考虑,例如家庭经济支出预算限制	理论
	参赛选手应够做到： (1) 仔细评估照护对象的环境和情景,准确判断照护对象的照护需要,识别养老护理员自身角色的权利和需求； (2) 评估日常情况和疾病及相关影响,评估目前心理和社会现状,以及对健康咨询的需求； (3) 评估照护对象及家人对照护相关的认知和可以采取的方法； (4) 评估照护对象现有的和潜在的照护问题以及困扰、不适合风险等； (5) 识别营养状态和需求； (6) 计划如何提供以照护对象为中心的照护； (7) 确保所需的资源能够帮助照护计划的实施； (8) 计划如何支持照护对象从疾病中康复； (9) 评估需求和自身专业能力,适时寻求医疗专业人士帮助	实操
5	管理和提供照护的能力	35
	参赛选手需要知道和理解： (1) 照护对象的整体需求以及所需要的照护能力； (2) 照护对象的行为模式及影响因素； (3) 照护对象的疾病史和相关生活史； (4) 照护不同照护对象及家庭时,合作和灵活处理的重要性； (5) 利用各种方法鼓励照护对象学习新的技能,以提升信心和独立性； (6) 根据自身教育水平,了解相应的解剖、病理、疾病和治疗的知识及方法； (7) 健康相关参数的正常值,如正常血压值； (8) 健康生活方式,以及如何采用积极方式予以促进； (9) 照护对象使用药物的目的和潜在副作用； (10) 潜在的安全风险及危险因素； (11) 识别虚弱、无法过多移动的照护对象存在的风险因素,并掌握促进照护对象活动的方法,以及安全使用移动辅助设备的知识； (12) 将照护对象转介给同事或其他医疗人员的重要性,以及相关专业的角色； (13) 哪些情况需要紧急医疗救助	理论

续表

具 体 要 求	比重 / %
参赛选手应能够做到： (1) 促进和帮助照护对象的生理、社会和心理健康，照护和支持其在疾病过程中康复、自我成长和不断发展； (2) 为照护对象构建积极的、促进健康的环境，提供安全的照护； (3) 帮助照护对象满足清洁卫生的需求，并尊重和保护隐私； (4) 在本专业的实践范畴内，完成相关医疗任务，如急救、伤口护理、呼吸训练； (5) 监测各种健康相关参数，如血压、脉搏、体温、血糖、疼痛、体重，并告知照护对象相关信息； (6) 针对照护对象的常见风险采取预防性措施，如压力性损伤、静脉血栓、肺炎和肢体挛缩； (7) 持续观察照护对象，迅速识别需要关注和医疗处理的新问题，如伤口感染； (8) 准确判断何时需要即刻医疗关注或帮助，采取紧急救护措施； (9) 在实践范畴和法规允许下，推荐和执行恰当的支持措施，改善营养状况； (10) 教育照护对象并促进其采取健康的生活方式，如规律运动、停止吸烟； (11) 在实践范畴和法规允许下，指导照护对象采用各种方式，正确使用、管理和储存常见药物并了解、观察和预防副作用，如抗高血压药物、镇痛药物； (12) 组织健康指导活动和康复锻炼活动，满足照护对象的需求； (13) 评估肌体活动能力，结合自身资源促进移动和行动，提供充分而恰当的移动方法和技术； (14) 通过智慧技术，增加照护对象和从业者的方便性和信息交流的及时性，提升安全和效率； (15) 在照护中考虑和最大程度利用照护对象的自身能力； (16) 积极采取促进照护对象独立性的措施； (17) 实施与文化背景习俗相适应的措施； (18) 合理安排和调整计划，确保照护对象获得足够照护时间，得到充分照护，避免匆忙； (19) 有效和高效地使用各种资源，提升照护对象的生活质量	实操
6　　评价照护结果的能力	10
参赛选手需要知道和理解： (1) 定期回顾和评价照护情况、获取各方（包括照护对象）反馈的重要性； (2) 结合照护对象的现状，预期能够达到的生活质量水平； (3) 改变 / 改善照护状况的可能性，例如可获得的资源； (4) 健康相关产品和服务的最新发展； (5) 如何获得结果并进行评价	理论
参赛选手应能够做到： (1) 通过充分和仔细讨论，理解照护对象的视角和观点； (2) 从照护对象的家庭、同事和相关医疗人员获得更多信息； (3) 知晓如何让照护对象快乐，以及其对"幸福"的定义； (4) 仔细倾听照护对象的任何问题，积极反馈，努力提供解决策略； (5) 判断照护计划对照护对象的帮助程度； (6) 与照护对象及其家人、同事、相关医疗人员协商，就照护计划的修改达成共识； (7) 记录评价的结果； (8) 根据可获得的资源，制订改进的行动计划； (9) 报告和记录可能存在的任何方面的顾虑和问题； (10) 对照护对象的反馈进行反思，并评价自身的工作	实操
总　　分	100

资料来源：根据 WorldSkills Occupational Standard(WSOS) 世赛职业标准修订。

13.1.4 以照护对象为中心的照护理念

健康养老照护行业正在从"制度化"向"人性化"全速迈进,照护逐渐变得"手中有技术,照护有温度"。养老护理员在工作中要给予患者心理及精神层面的关注与尊重,给照护对象传递关怀与希望,发挥最纯粹的人文关怀。关怀是照护的核心,对照护对象实施人文关怀照护是工作者的基本职责。养老护理员应从多方面了解以照护对象为中心的照护理念和要求,实践人文关怀模式,提高人文关怀能力。

在照护工作中,以照护对象为中心的照护理念强调应用照护对象的眼光来看待疾病,全面整体地了解和评估照护对象,例如,照护对象的期望和需求,躯体与精神上的感受及心理与社会方面的感受,照护对象的生活和工作背景等;重视照护对象的遭遇与体验,认可患者及其家人作为治疗和照护团队成员和主角,尊重他们的付出,把照护对象的价值观、需求和偏好融入照护日常中,做到尊重照护对象,理解照护对象,关爱照护对象。

13.1.4.1 培养"换位思考"的照护能力

以照护对象为中心的照护理念核心在于懂得换位思考,当实施照护工作的时候,可以根据以下思路进行思考。

(1) 询问我希望得到怎样的照顾。

(2) 倾听我的心声。

(3) 对我和我的家人有礼貌。

(4) 确保他们不会让我难堪。

(5) 帮助我尽可能保持独立。

(6) 让我在安全的情况下自己做力所能及的事情。

(7) 当我想独处时,不会打扰我。

(8) 没有经过我的允许,不随意和他人分享我的信息。

13.1.4.2 以照护对象为中心的理念的意义

1. 提高照护对象的满意度和信任感

照护对象在医疗环境中容易产生焦虑、多疑、缺乏安全感等情况,养老护理员对其需求的关注和满足,能够让照护对象感到被尊重和理解,从而提高了其满意度和信任感。

2. 提高照护质量和效果

在理念的实践中,随着照护对象的信任和支持,照护工作会开展得更顺利,照护对象也会更加配合,有助于促进治疗的效果。

3. 改善养老护理员与照护对象之间的关系

通过提供高质量的人文关怀,照护对象的满意度上升,与养老护理员的联系紧密,双方能够有互动,有交流,有助于形成一个良好的关系。

4. 提高养老护理员的工作满意度

养老护理员在面对巨大的照护任务压力和挑战时,若有照护对象的正向反馈,其会获得很大的成就感。人性关系的升温,还能提高工作的效率及满足感。

13.1.4.3　践行以照护对象为中心的理念

在技能竞赛中,乃至日常工作中,为了提升照护质量,让照护对象感受到有温度的照护,践行以照护对象为中心的理念尤为重要,其理念应体现的原则有以下几项。

(1) 倡导个性化。每个独立的个体都有其各自的特点,养老护理员应根据个人的文化背景、价值观念、需求、喜好来制订计划。

(2) 促进独立。考虑个体的独立要求和独立程度,从"替患者做"向"教患者自己做"转变,提高照护对象的自理能力,保留生活尊严。

(3) 注重保护隐私。在医疗工作中,不仅保护患者躯体的隐私,还要注重保护个人的隐私信息。

(4) 以合作方式相处。邀请照护对象一起加入照护计划的制订和讨论中,根据照护对象的反馈随时调整,促进双方交流和信任。

(5) 提供选择。让照护对象了解不同的照护方式和选择,其有权选择自己所想要的照护方式。

(6) 维护个人尊严。在任何时候都要努力帮助照护对象维护自己的尊严,尊重照护对象的想法和信仰,不戴"有色眼镜"和刻板印象。

(7) 维护权力。在采取任何干预措施之前,在充分理解和知情选择的基础上征得当事人的同意,确保他们在决策和同意方面的权利得到重视和维护。

13.1.5　标准化病人

标准化病人(standardized patient,SP)是指经过标准化、系统化培训后,能恒定、准确、逼真地表现临床情境下病人的实际疾病状况,从而帮助健康养老护理员识别临床问题的正常人或病人。标准化病人要通过严格规范、系统性的培训,因此标准化病人会恐惧、会发怒、会有不同情感,同时也要表现出疾病的相关症状,模拟病人的神态和语气,尽量还原模拟真实情景。我国探索标准化病人的教学模式相对比较晚,最具标志性的事件是 2011 年我国护理人员在世界技能大赛中的应用。由于健康养老相关竞赛要求选手能够在真实情境下完成比赛,标准化病人应用在竞赛中就是最好的选择。标准化病人在竞赛中的应用能够帮助选

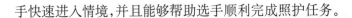

手快速进入情境,并且能够帮助选手顺利完成照护任务。

13.1.5.1 标准化病人的要求

标准化病人需要经过统一培训,具备扮演病人的能力,并且要达到统一标准和要求,具体要求如表 13-2 所示。

表 13-2　标准化病人的要求

扮演病人的能力	表演标准和要求
综合素质良好	具备良好的表演能力、理解能力和记忆能力,以及保证足够的参加培训及比赛的时间;具有吃苦耐劳的精神及坚持和韧性
具有良好的模仿和表演能力,还原真实病人	能够模拟真实老人动作、语气、语音语调以及回答问题的节奏;掌握病例相关的症状和特点,以及心理和社会的各种特征,表现出案例要求相应的感受和体验
能够灵活处理过程中出现的问题	要记住服务过程的内容,如果选手提出的问题在脚本中没有涉及,需要标准化病人按照脚本设计的故事背景自行回答,且对问题提出后的每一位选手提出的类似问题进行统一回答
能够保持公平公正	对待每位选手要本着公平公正的原则,接收统一的信息并进行培训,保证对同一案例表演和配合的一致性,严禁差异化对待任何一位选手
能够控制好自己的情绪	注意表情管理,在选手操作时触碰患侧肢体、不舒服、感觉自己有危险的时候要有表情变化并及时制止选手错误操作

13.1.5.2 标准化病人脚本的设计

标准化病人的脚本就是标准化病人表演的指导文件,是标准化病人的剧本。标准化病人并非可以随意发挥,一切要根据脚本的要求进行表演,配合选手完成相应的照护任务。标准化病人脚本举例如表 13-3 所示。

表 13-3　标准化病人脚本举例

一、基本信息 姓名:王培生 性别:男 年龄:80 岁 床位号及住院号:2 床,123456 职业:小学教师 背景及习惯:认真严肃,一丝不苟,在幸福里养老康复中心 205 室与老伴同住。 既往病史:1 年前突发"脑出血"住院手术治疗,术后肢体功能障碍,左侧肢体偏瘫,右侧肢体活动尚可。 近期情况:女儿全家在外地,昨天同女儿视频得知外孙感染流感,高烧持续不退,因此非常担心,昨天晚上仅睡了两个小时。王培生和老伴的退休金不多,部分生活费由女儿贴补,经常担心会给女儿添麻烦。假设你跟养老护理员顾佳妮很熟悉。 二、准备工作 你坐在桌边看报纸,准备事先预设好的血压值纸条。

续表

三、脚本内容

(1) 打招呼。选手敲门进入，如果需要自我介绍，你回答："我认识你呀，难道你不认识我了吗？"不作自我介绍时则答："小顾你来了呀。"打招呼的时候如果对方叫你王老师，你答应，叫其他称呼你说："你今天有点奇怪，平时都叫我王老师的。"如果选手问你老伴去哪里的问题，你答："没在房间，出去晒太阳了。"

(2) 核对信息。因为你们很熟悉，如果她问你一些你觉得她应该知道的信息，回答："我都在这里住了3年了，难道你不记得了吗？"如果有一些新的开放性问题，应正面回答。

(3) 介绍来访目的。选手如果告诉你医生说你早上血压偏高，你可以表现得很惊讶而且有点焦虑，问："真的吗？我血压最近控制得很好呀！是不是因为我昨天晚上没睡好的原因呀？"如果选手问你为什么没睡好，你说："我的外孙最近高烧不退，我很担心他呀！"选手对你进行心理疏导时你应配合。选手没有进行心理疏导，你应表现出更加焦虑的情绪。

(4) 评估。你表示愿意配合，你可以根据对方的问题回答："温、湿度很舒服。""早上吃的稀饭、鸡蛋和拌菜。""早上起来就上过厕所了。"要让对方确认你没有做过任何影响选手继续操作的行为和动作。你的左侧上下肢肌力均为3级，右侧上下肢肌力均为4级。

(5) 介绍照护任务。选手介绍照护任务并讲解，如果选手介绍任务时具体且清晰，你表示能够听明白。如果你没听懂选手的指令，可以请选手再解释一次。

(6) 开始操作。你能配合选手完成选手要求的所有操作，选手要求你做的动作，你听明白了就配合操作，没听明白就提出来，表示不太理解。如果选手讲到一些专业词语，听不懂可以问对方是什么意思，并继续根据选手指导进行操作。

选手在开始为你测量血压的时候，你问他："小顾，你来这里工作多久了呀？"如果选手进行了回答，你就说："哦哦，挺好的。"如果选手制止你，说测量血压的时候不能讲话，你就不再提问。如果选手没发现这个问题，第二次测血压的时候问你："今天中午我们吃什么呀？"

(7) 情绪疏导及健康教育。选手做健康教育时，你听懂了就回答："我明白了。"听不懂就问："听不明白，可以再说一次吗？"如果选手的健康教育超过3个方面，你可以答："我有点累了。"

操作过程中可以寻找合适时机表达不开心而且叹气，选手察觉到你的低迷情绪时，你就说："我现在真的没用了，看不到外孙，工资又不高，真的是给女儿添了太多麻烦了。"选手如果没有察觉到你的情绪变化，就不说话。

(8) 评价并预约下次。选手询问对她本次服务的评价时，可以给予正面回答，同时预约下次并给予正面回答。

选手准备离开前，如果时间还有剩余，你可以要求选手帮你倒一杯水；如果时间紧张，就结束操作。

(9) 选手解决你的问题后直至离开，你都给予正面回答

13.1.6 竞赛中常见的场景

13.1.6.1 医院场景

医院场景中的照护对象一般病情较为复杂和严重，或处于出院需要继续康复的过渡阶段，由选手根据案例描述和要求对照护对象进行整体评估并采取各种常见干预措施；在整个过程中加强沟通和人文关怀，对照护对象进行健康教育，解答对方的问题和评价照护的效果。整个过程重在考核选手对于住院照护对象的整体照护能力，特别是对疾病相关的专业知识和技能的掌握，以及人文沟通、健康教育、临床应变、灵活创新等综合专业素养。

13.1.6.2 医养结合场景

照护对象长期居住于医养结合机构,无法自理或由家人照顾,一般患有慢性疾病或者处于身心疾病康复期,例如长期卧床、肢体功能障碍、认知障碍、临终状态等,因此入住医养结合机构由专业人员予以照护。由选手根据案例描述和任务要求对照护对象进行整体评估,根据需求完成相应的任务。通过同照护对象构建良好的合作关系,满足照护对象的日常生活需求,缓解疾病带来的痛苦及不适,以及生活自理困难和心理情绪问题,帮助照护对象最大限度利用自己的能力和现存的功能提高生活质量。整个操作过程重点是考核选手对长期居住机构的照护对象的整体照护能力,以及相关专业知识和技能的掌握、人文沟通、健康教育、临床应变、灵活创新等的综合专业素养。

13.1.6.3 家庭照护场景

照护对象处于居家状态,一般患有慢性疾病或者处于身心疾病康复期,要求选手按照要求上门为照护对象提供照护。由选手根据案例描述和任务要求对照护对象进行整体评估,根据需求完成相应的任务,侧重于满足居家期间各种健康需求,特别是自理能力的提升。例如,家庭环境的评估和相应的处置,居家健康生活方式的养成,自我管理和自我照护措施的指导,教会照护对象监测评估病情的技能以及紧急情况的处理和心理支持等;在此过程中加强沟通和人文关怀,对照护对象进行健康教育,解答问题,并评价照护的效果。展示选手对于居家照护对象的整体照护能力,特别是对于照护居家照护对象的专业知识和技能的掌握。

13.1.6.4 社区照护场景

照护对象由于某种原因到访社区日间照护中心,要求解决健康和社会照护相关的问题,或满足日间无人照料带来的需求。根据案例描述和任务要求,对照护对象进行整体评估,根据需求完成相应的日间照护任务,例如,给药、治疗、康复、与健康相关参数的测量等,并对照护对象进行相应治疗方法的指导,例如,口服用药、日常功能监测和锻炼,血糖日常监测和胰岛素注射等、教会照护对象回家后的自我管理等,展示选手对于日间照护中心的照护对象的整体照护能力,掌握相关专业知识和技能。

练习巩固

1. 下列选项中,不属于健康养老竞赛相关能力要求的是 (　　　)。

    A. 评估需求的能力　　　　　　　　　B. 管理和提供照护的能力

    C. 勇于拼搏的能力　　　　　　　　　D. 解决问题和改革创新的能力

2. 下列选项中,以照护对象为中心的理念说法正确的是 ( )。

    A. 把自己当作照护对象　　　　　　B. 用照护对象的眼光看待疾病

    C. 所有事情都要听取照护对象的意见　　D. 要帮助照护对象解决任何问题

3. 作为标准化病人,下列说法中正确的是 ( )。

    A. 可以随意为选手设置障碍

    B. 根据自己的意愿选择是否顺从地配合选手

    C. 要有吃苦耐劳的精神

    D. 比赛中即使出现自身伤害的风险,也要坚持完成比赛

4. 关于竞赛中的家庭场景,下列说法中错误的是 ( )。

    A. 家庭场景中可能会出现家属的扮演者

    B. 家庭场景中要征求照护对象意见后再使用照护对象的个人物品

    C. 家庭场景中可以随意进出照护对象的房间

    D. 家庭场景中也要注意手的清洁

任务 13.2　竞赛文书及评判标准

13.2.1　任务目标

- 知识目标:能够理解竞赛中出现的文书种类、理念以及对应的评分要点。
- 技能目标:能够独立制作健康教育海报,书写照护计划,反思报告和持续改进照护计划。

13.2.2　竞赛中的照护计划

照护计划一般是指针对照护对象的个体健康情况,跨专业团队对照护对象进行全方位个案照护的计划书。现阶段我国健康养老相关职业竞赛中运用的照护计划并非前述的照护计划,而是养老护理员实施照护任务前,针对照护对象情况撰写的实施本次照护任务的计划书,是本次照护任务的工作指南。养老护理员要根据给予的案例描述和实际照护任务的要求进行撰写,主要内容包括实施任务的逻辑、照护任务、达到的预期效果和合理的时间分配等,主要考察选手的工作组织能力和时间分配能力。上述照护计划的考察,在世界技能大赛健康与社会照护赛项、全国职业院校技能大赛健康养老照护赛项中被广泛应用。

书写照护计划要遵循 SMART 原则,即 S (specific,具体的)、M (measurable,可以衡量的)、A (attainable,能够实现的)、R (relevant,相关的)、T (time-based,时间明确),具体要求如表 13-4 所示。

表 13-4 SMART 原则要求

要　素	具　体　要　求
具体的	在制订照护计划时,要用具体的语言清楚地说明要完成的照护任务和目标
可以衡量的	照护计划中的目标要有明确的结果和判断标准,说明如何对实施照护任务的效果进行评判
能够实现的	要科学合理地制订照护任务和任务目标,切忌天马行空,避免设立过高或过低的目标
相关的	制订照护计划要根据照护对象的实际情况,制订与任务相关、促进照护对象健康相关的照护任务和任务目标
时间明确	照护计划中的每项照护任务都要匹配明确的任务实施时间,时间分配要合理和清晰

照护计划最早是随着世界技能大赛健康和社会照护项目引进到国内,在国内经过修订后,出现在教育部全国职业院校技能竞赛高职组的健康与社会照护和健康养老照护等赛项中,具体要求如表 13-5 所示。

表 13-5 竞赛中拟出现的照护计划的评分标准

评 分 要 素	评 分 细 节
照护计划包括所有需要完成的任务	照护计划包括的任务内容完整,符合照护对象情况,重点突出
照护计划包括时间安排和逻辑顺序	根据总体的时间进行具体安排,分配到相应的任务;符合医学健康常识和照护工作程序,条理清晰,层次清晰
清晰描述每个任务需要达到的目标	描述照护者希望通过任务达到的目标;清晰可读,可以理解,无错别字;制定的目标具体可评价,在照护允许的范围内,准确恰当
目标以照护对象为中心及为导向	至少 50% 的目标是以照护对象为中心,以照护对象为主角,体现照护对象可获得的帮助或受益
文件可识别,数量符合要求	写清案例、对象、场景、选手的编号等,字体大小合适,总量控制在一页内

13.2.3 健康教育海报

健康教育是在调研的基础上采用健康信息传播等干预措施促使人群或个体自觉采纳有利于健康的行为和生活方式。海报是通过通俗易懂的图画和丰富的色彩及必要的解释文字等形式简明扼要表明观点的表达形式。理论性的健康教育和活泼性的图案色彩,这二者的有机结合就形成了以健康教育为主题的健康教育海报。健康教育海报具有主题明晰,专业体现,内容丰富,艺术表现力强的特点,将枯燥的健康教育知识通过图画的形式灵活地表现给大众,尤其是有相关健康照护需求的照护对象。提高健康宣教的受众率、接受率、有效率。

13.2.3.1 主题鲜明

健康教育海报要有单一、明确的主题。主题应是大众可以接受和理解的内容,可以是疾病相关知识,比如高血压、糖尿病等相关知识的宣教;也可以是常见康复器具和生活辅助器具等的使用方法,如助行器的使用方法、足踝矫形器的使用方法等;也可以是突发情况的预防和应对,如跌倒的预防、烫伤急救知识等;也可以是健康生活方式的内容,如骨关节炎患者健康生活方式的养成等；一般不会选取过于专业的主题，比如病理学、生物学等专业学科内容，也不会选取带有歧视、过于敏感的主题。

13.2.3.2 表达清晰

健康教育海报的主要表达形式包含文字、图形和色彩三大元素，整体要突出图形的表达，文字作为图形的辅助理解工具。具体要求如表13-6所示。

表 13-6　健康教育海报的要求

要求名称	要 求 内 容
文字要求	文字语言要简明扼要，定义准确，契合图形表达。但文字元素不宜过多，字体大小适中，不能过大影响图形观察，又要确保受众在1m以外能够看清文字内容
图形要求	图形语言要直观地表达出观点，使受众一目了然海报作者想表达的观点，绘画技法上抽象与具象相结合运用，具象表达做到不看文字就能理解意思，抽象表达做到在文字辅助下表达准确
色彩要求	色彩表达鲜明，运用冲突与和谐的色彩突出主题和意境。通常色彩带给人们的心理感知是有着普遍认同的，比如红色代表热情，绿色代表健康，蓝色代表忧郁等。色彩表达既要有丰富的色彩，又要有主题的调性，比如确定红色为主题色调的时候，不过多出现绿色的元素，因为红色和绿色互为补色，色彩表达上会产生分离性，但可以运用多种暖色调如橙色、蓝色等颜色烘托主题颜色

健康教育海报最早随世界技能大赛健康和社会照护项目引进到国内，在国内经过修订后，出现在教育部全国职业院校技能竞赛高职组的健康与社会照护和健康养老照护赛项中，具体要求如表13-7所示。

表 13-7　竞赛中拟出现的健康教育海报的评分标准

评 分 要 素	评 分 细 节
提供合适的健康和疾病相关主题，符合照护对象的实际情况	根据案例描述和任务，选择恰当的健康教育内容，主题为高血压的预防，内容至少包括四个方面
内容清晰可读	作为海报的字体足够大，文字不小于1.5cm，字和图在1m外可以看清，没有错别字
色彩丰富	至少使用4种不同颜色
版面布局合理	恰当选用图、文字或者表格等，美观得体
图画表达的元素多于文字表达的元素，更有吸引力	图或画清晰可理解，形象达意，不产生歧义
简短易懂，可理解	适合照护对象的文化水平和阅读能力，没有专业术语，没有长句子

13.2.4　反思报告

反思报告是指个人对过去某一阶段的工作、学习或生活中发生的事件进行回顾、分析和总结，从而找出进步和不足，进而提出改进方案的反思报告。在健康相关竞赛中的反思报告是指选手在完成某项照护任务后,围绕本次照护任务实施过程中发现的实际问题,总结本次做法中的优缺点,分析优缺点发生的原因,对后续类似照护工作实施进行提高和改进的反思报告。

现阶段健康相关技能竞赛中运用的反思报告理论来自于世界上最著名的反思周期模型——吉布斯的反思周期 (Gibbs' Reflective Cycle)。吉布斯的反思周期是由格雷厄姆·吉布斯于1988年开发的,旨在为从经验中学习提供结构。吉布斯的反思周期可以针对单一的任务进行总结和反思,主要包含6个阶段,即事件描述、感受、评价、分析、结论、行动计划,如图13-1所示。

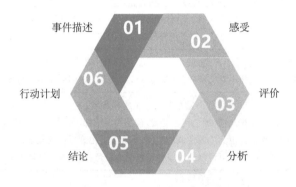

图 13-1　吉布斯反思周期示意图

13.2.4.1　事件描述

清楚地描述任务实施过程中发生的一件具体事情,在这个阶段仅需阐述清楚刚刚发生了什么,感受和结论都不用在这个阶段中进行描述。当进行事件描述的时候,可以根据以下思路进行思考。

(1) 刚刚发生了什么?

(2) 在哪里或在什么时间发生了什么?

(3) 当时有谁在场?

(4) 当时你在做什么?

(5) 发生这件事情的结果是什么?

(6) 你为什么会经历这件事情?

(7) 你预期的结果是什么?

13.2.4.2　感受

在这个阶段里要描述清楚在上述事件发生时,自我的感受是什么,通过自我的感受会对后续事件的发展造成什么样的影响。当描述自我感受的时候,可以根据以下思路进行思考。

(1) 在事件发生的时候你的感受是什么?

(2) 在事件发生前和发生后你的感受是什么?

（3）在事件发生期间你有什么样的思考过程？

（4）在事件发生后你现在的感受是什么？

（5）在事件发生时你觉得其他人的感受是什么？

（6）你觉得事件发生后其他人现在的感受是什么？

13.2.4.3　评价

评价阶段是对在实施任务过程中做过的事情和没做过的事情进行评价，这个阶段要尽量诚实和客观，必须同时站在积极的角度和不足的角度进行分析，即使事件发生过程中都是积极的角度，也要分析到问题的不足。当描述事件评价的时候，可以根据以下思路进行思考。

（1）在事件发生过程中积极的方面有哪些？不足有哪些？

（2）哪些事情会朝积极的方向发展？

（3）哪些事情会朝消极的方向发展？

（4）在事件发生过程中，你或者其他人有没有发挥作用（包括积极的贡献或消极的作用）？

13.2.4.4　分析

分析阶段是自我反思刚刚发生事件的重要环节，通过前面三个阶段已经能够将事件发生的细节描述清楚，所以在分析阶段需要对事件发生的意义进行深入思考，从不同方面想清楚如何做会导致事件发生得更乐观或者更糟糕，并且要找到做法的原因，这个阶段也是自我从专业方面提高的最好时机。当分析事件的时候，可以根据以下思路进行思考。

（1）如何做会让事件进展得更加顺利？

（2）为什么事件会发生糟糕的情况？

（3）是什么导致了事件的发生？

（4）这个事件的发生涵盖了哪些知识和能力？

13.2.4.5　结论

结论阶段是自我总结的阶段，在这个阶段需要自我总结哪些知识技能和注意事项能够改变类似事件的结果，未来遇到类似事件的时候需要做哪些准备，总结必须是对类似事件发生的合理回应。当总结事件的时候，可以根据以下思路进行思考。

（1）我从此次事件中学到了什么？

（2）如何将此次事件积极的做法推广给其他人？

（3）我需要具备什么样的知识和能力才能够改善事件的结果？

（4）除了我在事件发生时做的事情，还有哪些事情我可以做得更好？

13.2.4.6　行动计划

行动计划是指在未来的工作中，如果类似事件发生了，自我应该采取哪些措施会更好地改变事件的结果。行动计划可以是思考如何帮助自己做出不同的行动从而改变事件的结果，有准备地应对下一次类似事件的发生；也可以是仅仅意识到自己的不足，因为在类似事件无法避免的时候，提前心理预期和风险因素宣教也很有帮助。当书写行动计划的时候，可以根据以下思路进行思考。

(1) 如果我面对类似事件，如何能够做得更好？

(2) 为了更好地应对类似事件的发生，我该如何扩展我的知识，提升我的技能？

(3) 我如何确保在下一次遇到类似事件的时候做得更好？

反思报告最早从世界技能大赛健康和社会照护项目中引进到国内，在国内经过修订后，出现在教育部全国职业院校技能竞赛高职组的健康与社会照护和健康养老照护赛项中，具体要求如表 13-8 所示。

表 13-8　竞赛中反思报告的评分标准

评分要素	评 分 细 节
事件的描述	描述在实践过程中的某一引起你思考和情感的学习事件，需要你进行反思，重点包括发生了什么
事件的感受	这一事件发生的时候，你是什么感受？什么心情？怎么想的
事件中的做法	在这一事件发生的时候，你采取了什么样的行动去应对的
好的评价	在整个事件中，好的方面有哪些？好的体验有哪些
不好的评价	在整个事件中，不足的方面有哪些？不好的体验有哪些？出现了什么问题或者困难
分析	为什么会出现这样的好的体验或者不好的问题／困难
结论	针对这一事件进行定性和总结：这一事件对你意味着什么
提升计划	你将采取哪些措施去改进和提升？去克服困难和问题？如果类似的事情再发生一次，你将会有哪些不同的做法和想法

13.2.5　COMET评价体系

13.2.5.1　COMET 的基本概念

COMET 是大规模职业能力测评项目，是英文 competence measurement（职业能力诊断）的简称，被广泛应用在现阶段我国健康养老相关竞赛中，作为持续改进照护计划、健康保健指导书等大型文书书写的评分标准。COMET 发源于德国，是一个职业教育国际比较的研究项目，在多个国家开展了相关测评活动，内涵就是职业教育中的 PISA。它采用大规模能力诊断方法，对被测者的职业能力、职业承诺和职业认同感发展情况进行评价，最终通过三个能力的层次分析，展现八个能力的指标对被测者的职业能力发展状况进行检测并最终给出结果。

COMET 并非评价知识体系，也不是外显的工作技能，而是评价工作过程，测试的是认知潜力，是受测者的综合职业能力（职业能力是指人们从事一个或若干个相近职业所必备的本领，是在真实工作情景中整体化解决综合性职业问题的能力）。具备职业能力的人，可在承担社会、经济和生态责任的前提下参与到技术工作社会发展设计当中；职业能力是理解、反思、评估和完成职业的典型工作任务时所需要的主观认知能力，它不仅是按照指令完成常规性的具体任务时表现出来的技能，而且与素养（人格）的发展密切相关，也是全面发展的目标以及提高创新能力和职业精神的社会发展需求的具体表现。

13.2.5.2 COMET 在竞赛中的应用

COMET 职业能力测评在我国多个竞赛中均有应用，例如，民政部第八届至第十二届全国民政行业职业技能竞赛中的孤残儿童照护员、养老护理员、殡仪服务员等技能竞赛中，教育部全国职业院校技能竞赛高职组养老服务技能、老年护理与保健赛项和健康养老照护赛项，也在相关行业和院校职业技能竞赛中的省级、自治区和直辖市的技能竞赛中频繁出现。

13.2.5.3 COMET 能力模型

COMET 职业成长通过三维模型表现了不同阶段的职业能力要求，内容维度、行动维度和需求维度，通过考查被测者对三个维度知识的综合运用，综合评判被测者的职业能力水平。因此在竞赛中书写相关 COMET 评分标的文书时，文书内容要涵盖三个维度的全部能力要求。COMET 三个维度具体要求如图 13-2 所示。

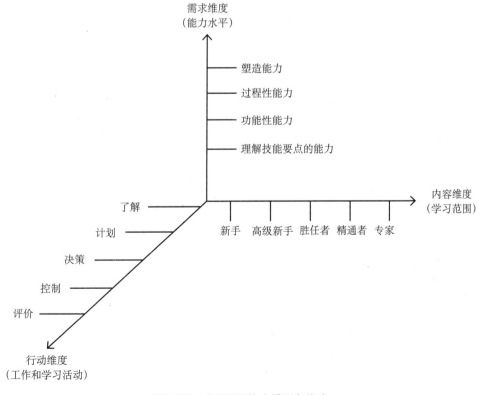

图 13-2　COMET能力模型各维度

资料来源：赵志群，等 . COMET 职业能力测评方法手册 [M]. 北京：高等教育出版社，2018.

1. 内容维度能力要求

内容维度能力要求即达到不同职业成长阶段需要面对并解决的问题。根据德雷福斯模型（Dreyfus model），将一个技能的学习程度类比成阶梯式的模型。由上而下分成专家、精通者（能手）、胜任者（熟手）、高级新手（生手）、新手五个等级，每个等级由下至上进阶需要具备不同的能力，具体能力要求如图 13-3 所示。

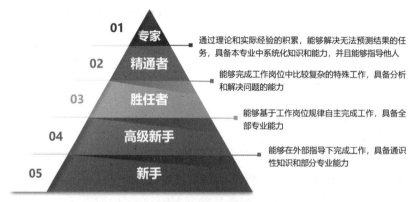

图 13-3　等级进阶能力要求

（1）新手（novice）。新手通常需要明确的指令才能开始工作，因为没有或者只有少量的经验，只能按照明确的规则进行步骤的操作，依靠指令清单，必须按部就班完成相关工作，比如做一道从未做过的菜，需要看菜谱的说明，第一步做什么，第二步做什么等，直到最后烹饪结束。这个阶段不需要太多理解性的操作。

（2）高级新手（advanced beginner），也可以称为生手。这个阶段对工作有一定的经验和认识，能够完成相关基础工作任务，同等地对待工作的各个方面，但是对于每项基础工作任务的相关性、重要性和创新性缺乏认识。生手一般对应助理工作，通过观察和模仿环境中高水平的人来提升自己的技能。生手虽然能够自主完成相应任务，但是缺乏全盘思考能力和设计能力。

（3）胜任者（competent），也可以称为熟手。这个阶段能够独立负责做事情，拥有比较多的技巧和相当多的经验，能听懂专家的抽象观点；能够胜任一个团队中的核心位置；最重要能力是评估问题解决的可能性并且解决实际问题。

（4）精通者（proficient），也可以称为能手。这个阶段能手的经验已经足以提炼一般性的指导方法，对于所处的技术领域具有全局思维，能够整体地解决问题，不断积极寻求更大的概念框架，能认知自己的技能与他人的差异，能透过观察别人去认知自己的错误，通过反省、反馈改善技能，从而提高自己的职业能力水平。

（5）专家（expert）。专家积累了丰富的实践经验和能力水平，一般从事单个专业 10 年，工作时长达 10000 小时就能够成为本专业的专家。专家仅靠经验和直觉就可以完成职业任务的判断和决策，面对创新和未知的任务能够开展深入研究。

2. 行动维度能力要求

行动维度能力要求即典型工作任务中需要具备的完整工作流程。工作流程一般的实施路径包括：明确任务→制订计划→做出决策→实施计划→检查控制→评价反馈。

（1）明确任务。充分获取任务背景等相关信息，详细了解工作任务。

（2）制订计划。针对任务信息，列出多种可能性，并制订多个计划。

（3）做出决策。对多个计划进行分析，解释每个方案的利弊，通过科学和理性的决策能力和决策技术，最终做出最有利的决策。

（4）实施计划。根据决策的方案实施，即狭义上的工作过程；实施过程中调动不同阶段的专业人员共同完成任务。

（5）检查控制。设计检查控制的时间节点和任务进度节点，进行跟踪检查。

（6）评价反馈。通过检查控制，得到评价反馈结果，及时观测和调整任务的实施并做出相应的修正。

3. 能力维度要求

能力维度要求即工作任务中需要具备的能力水平。能力水平一般包括名义能力、功能性能力、过程性能力和整体性能力。具体职业能力的水平级别与评价指标如表13-9所示。

表13-9　职业能力的水平级别与评价指标表

能力名称	能 力 要 求		
名义能力	概念性知识		
功能性能力	直 观 性		功 能 性
过程性能力	持久性	效率/经济性	服务流程和工作过程导向
整体性能力	社会接受度	创新性	保护环境与环境适宜性改进

（1）名义能力。这是职业能力水平的第一层次，需要具备表面的、概念性的知识。按照职业行动能力理论，这些基础知识还不足以用来引导行动。在专业术语的理解方面，仅要求理解以日常口语的形式运用即可。

（2）功能性能力。这是开展专业工作的基础能力，即基本知识和技能，不要求理解其相互之间的关系和对实际工作的意义。主要内容是与情境无关的专业知识以及相应的技能。

（3）过程性能力。职业工作任务与企业的生产流程和工作情境联系密切。完成工作任务时，需要考虑到经济性、顾客导向和过程导向等多方面的要求。这个层次的能力需要具备职业的质量意识和工作过程知识。

（4）整体性能力。本级别要求将工作任务放到整个系统中去认识，不但要注意任务的复杂性，而且要考虑多样化的企业和社会环境条件以及对于工作过程和结果的不同要求。完成工作任务是权衡不同利益与使用给定的技术可能性之间做出的一种妥协。同时要求识别并测量被测者的设计能力,即从社会与可持续发展的角度,对职业工作任务进行反思并发展多种设计的可能性,包括普通文化教育。

持续改进照护计划在国内经过修订后,出现在我国多个赛项当中,包括民政部举办的全国养老护理员职业技能大赛、教育部全国职业院校技能竞赛高职组的养老服务技能和健康养老照护赛项中,其中包括八个维度的一级指标和40个子项目的二级指标,如表13-10所示。

表 13-10　竞赛中拟出现的 COMET 评分标准

评分标准一级指标	评分标准二级指标	得 分			
		完全满足	基本满足	基本没满足	完全没满足
一、直观性	(1) 表述易于工作团队沟通与合作				
	(2) 从专业角度看,表述恰当				
	(3) 整体结构合理,层次分明,条理清晰				
	(4) 使用图、表恰当				
	(5) 表述专业规范				
二、功能性	(6) 对应本案例老人的照护需求				
	(7) 体现养老服务发展新成果				
	(8) 具有养老服务专业实践可行性				
	(9) 使用专业术语,具有相关知识说明支撑				
	(10) 方案内容正确				
三、持久性	(11) 具有长期性,设计了后续照护				
	(12) 考虑了养老护理员与照护对象双方在长期照护中需求变化与任务扩展的可能性				
	(13) 说明了长久照护中可能出现的问题				
	(14) 考虑了服务实施的便利性				
	(15) 分析了方案对所用案例老人的合理性与适宜性价值				
四、经济性	(16) 在效率与经济上合适,被照护对象认可				
	(17) 在时间与人员安排上妥当				
	(18) 提供服务的成本与服务机构基本收益关系合理可行性				
	(19) 考虑为完成工作的后续支出				
	(20) 考虑了职业服务过程的效率				
五、服务流程和工作过程导向	(21) 工作流程和管理适合养老护理员及其机构、照护对象等				
	(22) 按照工作过程设计				
	(23) 考虑了本任务前后及平行任务之间的相关关系,并说明理由				
	(24) 反映出专业核心能力,以及自主决策与行动的能力				
	(25) 考虑了与本专业工作范围相关人员、机构的合作				

续表

评分标准一级指标	评分标准二级指标	得 分			
		完全满足	基本满足	基本没满足	完全没满足
六、社会接受度	(26) 运用了相关法规（如老年人权益保障法、医疗保险、长期照护险、相关卫生法规等）				
	(27) 运用了劳动保护和事故防范相关规定				
	(28) 体现了人性化的工作与组织				
	(29) 提出符合人体工程学的建议				
	(30) 分析了文化、习惯、职业等与科学养老照护的相互影响				
七、保护环境与环境适宜性改进	(31) 考虑了照护废弃物的回收处理与再利用				
	(32) 考虑了降低照护环境引起感染或污染的可能性				
	(33) 考虑了照护用品的环保性、适宜性				
	(34) 考虑了环境保护、节能与提高能源利用率				
	(35) 考虑了照护环境舒适、适宜与美的协调				
八、创造性	(36) 包含超出问题解决常规范畴的内容				
	(37) 提出了不同寻常的内涵，并很有意义				
	(38) 方案的设计思路与质量具有明显创新性				
	(39) 表现出对本个案问题的职业敏感性				
	(40) 充分使用了题目所提供的设计空间				

13.2.6　知识拓展

下面介绍世界技能大赛和健康与社会照护项目。

世界技能大赛是全球地位最高、规模最大、影响力最广的职业技能竞赛,被称为技能领域的"奥林匹克"。世界技能大赛每两年举办一届,目前已经举办完成了47届,中国上海取得了2026年第48届世界技能大赛的举办权。世界技能大赛分为六大竞赛类别和63个项目。我国于2010年加入世界技能大赛组织,2011年首次参加世界技能大赛,共参加6届比赛。所有竞赛项目均为4天的比赛时间,累计竞赛时间为15～22小时,参赛选手通常不超过22周岁,且一生仅能参加一次比赛。

世界技能大赛由世界技能组织举办,世界技能组织的前身是国际职业技能训练组织,是1950年成立的非营利性国际成员组织,总部设在荷兰阿姆斯特丹,目前有53个国家或地区成员。其愿景是用技能的力量改变世界;其使命是提升大众对技能人才的关注,展示技能在国家经济增长、个人成功中的重要地位。

健康与社会照护项目是为促进照护对象的生理和心理健康,养老护理员为其提供护理、疗养、康复等服务,提高照护对象的生活质量的竞赛项目,养老护理员需要通过与照护对象及其家庭成员建立和谐的关系,为他们提供从基础护理到康复服务的全方位照护,以满足他们全方位的照护需求。选手除专业技能以外,还需要具备较高情商和社交能力,因为选手可能需要为照护对象解决一些生活和心理上的问题和挑战。比赛真实地还原居家、日间照料中心、养老机构和医院4个场景,考查选手在不同场景内识别出照护对象的需求并给予科学的照护。

练习巩固

1. 下列选项中,关于书写竞赛中照护计划不正确的是 (   )。

   A. 照护计划的目标要具体

   B. 照护计划包括照护对象未来可能出现的问题

   C. 照护计划列出具体的完成任务所需要的时间

   D. 实施照护过程中,可以根据照护对象需求调整顺序

2. 下列选项中,不属于竞赛中反思报告内容的是 (   )。

   A. 检讨照护任务中的过失

   B. 下次遇到类似情况的行动计划

   C. 描述发生事件的经过

   D. 事件发生当下照护者的感受是什么

3. 关于竞赛中健康教育海报的绘制,下列说法中错误的是 (   )。

   A. 绘制的海报至少要有2种颜色

   B. 海报的元素要以图画为主

   C. 优秀的海报要让照护对象不通过文字就能看出图画表达的意思

   D. 海报的文字要大小适中,不宜过大,但也不能太小

4. 下列选项中,不属于持续改进照护计划评分要素的是 (   )。

   A. 经济性　　　　B. 持久性　　　　C. 直观性　　　　D. 高效性

参 考 文 献

[1] 李小鹰.中华老年医学 [M].北京：人民卫生出版社，2015.

[2] 孙红梅，朱晓菊.老年照护技术 [M].北京：北京理工大学出版社，2021.

[3] 冷发敏，卢国连，刘亚.老年健康与照护 [M].北京：中国人口出版社，2022.

[4] 单伟颖，郭飏.老年人常用照护技术 [M].北京：人民卫生出版社，2021.

[5] 人力资源和社会保障部教材室.老年人能力评估师（三级、二级、一级）——国家职业技能等级认定培训教材 [M].北京：中国劳动社会保障出版社，2022.

[6] 中国营养学会.中国居民膳食指南 [M].北京：人民卫生出版社，2022.

[7] 叶文婷，王荣武.成人纸尿裤使用性能研究 [J].产业用纺织品，2021，39(10)：19-26.

[8] 陈丽丽.造口护理粉联合液体敷料在失禁性皮炎患者护理中的应用效果 [J].中国社区医师，2022，38(24)：153-155.

[9] 王倩.基于 Bass 刷牙法的精细化口腔护理在 ICU 经口气管插管患者中的应用价值分析 [J].实用医药杂志，2020，37(2)：160-163.

[10] 雷东辉，安世昌，温庆芳，等.牙间隙清洁工具改善老年牙周病临床症状的评价 [J].实用口腔医学杂志，2021，37(3)：411-413.

[11] 李小寒，尚少梅.基础护理学 [M].7 版.北京：人民卫生出版社，2022.

[12] 中华护理学会.术中获得性压力性损伤预防团体标准 [S].2023.

[13] 李惠菊，迟玉芳，卜小丽.老年常见病的预防与照护 [M].北京：北京大学医学出版社，2022.

[14] 人力资源和社会保障部教材办公室.养老护理员（中级）——国家职业技能等级认定培训教材 [M].北京：中国劳动社会保障出版社，2020.

[15] 谭美青，姜日进，张志勤.老年人长期照护实用手册 [M].北京：化学工业出版社，2022.

[16] 谭珺.浅谈健康教育宣传海报的设计表达 [J].实用预防医学，2014，20(8)：27-128.

[17] 朱姝娜.探究标准化病人（SP）在教学运用中对提升护理专业学生人文修养的作用 [J].医学科技，2003，17(11)：88-90.

[18] 黄焕健，吕渊，覃少东，等.老年人失禁现状与特点分析 [J].中国老年保健医学，2021，19(4)：9-13.

[19] 赵志群，等.COMET 职业能力测评方法手册 [M].北京：高等教育出版社，2018.

[20] 冯晓丽.老年照护（初级、中级）[M].北京：中国人口出版社，2019.

[21] 黎殷.液体敷料联合银锌霜对失禁性皮炎患者的护理效果 [J].实用临床医药杂志，2020，24(16)：115-116.

[22] 卢浩然，李晨翀，郝彦丰，等.真情陪护一百天 好友胜似亲兄弟 [N].开封日报，2024-03-06(002).